U0038277

中西醫結合

中醫常見

神經科

疾病

診治心法

中醫師 **鄭淑鎂**——著

新北市中醫師公會 發行

◆ 中風、腦水腫、頭部創傷
◆ 腦腫瘤、頭痛、眩暈症
◆ 老人失智、癲癇、巴金森病
◆ 小腦萎縮、運動神經元疾病
◆ 三叉神經痛、顏面神經麻痺
◆ 坐骨神經痛、周期性麻痺

作者簡介

鄭淑鎂 中醫師

民國八十一年中醫師特考及格
遼寧中醫藥大學（腫瘤專科）博士

著作

· 中西醫結合治癌新法
· 危急重症‧難治之病 / 中醫治則與臨床例舉
· 中西醫結合～中醫婦科診治心法
· 中西醫結合～中醫常見內分泌疾病診治心法
· 中西醫結合～新辨證論治學

現任

· 培真中醫診所院長
· 中醫培菁學苑會長
· 台灣中西醫結合國醫大師
· 遼寧中醫藥大學客座教授
· 中華民國中西結合神經醫學會理事長
· 中華民國中醫癌症醫學會副理事長
· 世界中醫藥聯合會糖尿病專委會台灣分會會長
· 世界中醫藥聯合會腫瘤康復專業委員會委員
· 新北市中醫師公會臨床診治研究委員會主委
· 中華民國中醫癌症醫學會專科醫師指導教授
· 中華民國中西結合神經醫學會專科醫師指導教授
· 各大中醫師公會及學會專業課程指導老師
· 法鼓人文社會學院中醫指導講師

作　　者：鄭淑鎂

校　　訂：王國峰

發　　行：新北市中醫師公會

編輯團隊：新北市中醫師公會臨床診治研究委員會

主任委員：鄭淑鎂

編輯委員：洪汝欣、鄭淑鎂、王國峰、周玟安、
　　　　　楊政道、莊梅林、許大千、陳之穎、
　　　　　王志行

社團法人新北市中醫師公會　教學用書

陳建輝理事長　推薦序

從古至今，中醫藥學一直都是中華文化的瑰寶，擁有悠久的歷史和豐富的臨床經驗。近年來，隨著社會進步與科技發展，人們對中醫的需求與信心逐漸增加。為了讓更多的人受益於中醫的智慧，不斷結合西醫知識的寶貴經驗也漸漸浮出檯面，在前三年的新冠風暴中更凸顯了中西結合的重要性。

因此，我非常榮幸能向大家推薦鄭淑鎂醫師所著的《中西醫結合~中醫常見神經科疾病診治心法》一書。這本書不僅彙整了她多年來的臨床經驗和研究成果，更是以結合中西醫療的角度全面詳實地介紹了神經科疾病的診斷和治療。

鄭淑鎂醫師是我們中醫界的佼佼者，擁有扎實的中西醫學知識和豐富的臨床經驗。她熱情研究神經科疾病，在臨床實踐中結合多種治療方法，探索出了獨特的診治心法。這本書不僅可以幫助醫學專業人士深入了解神經科疾病的臨床特點和治療方法，同時也能為患者提供一個寶貴的參考和指南。

在這本書中，您將看到鄭淑鎂醫師不僅借鑒了中醫經典理論和方劑的應用，同時也緊跟時代的步伐，融入了西方醫學的觀點和技術。這種中西結合的方式，讓患者在獲得治療的同時，也能夠感受到中醫藥對身心綜合調理之強項。

值得一提的是，鄭淑鎂醫師在書中針對不同的神經科疾病進行了醫案的分析和診治方法的探索。無論是中風、巴金森症、癲癇等常見疾病，還是更加複雜的神經肌肉疾病、免疫系統損傷等症狀，都能在書中找到相對應的診斷指南和治療建議。

　　為此，我要向鄭淑鎂醫師致上最高的敬意，她在診忙及公會繁雜事務下，仍堅持著書立說驅動中醫前進。她將豐富的臨床經驗和深厚的醫學知識融會貫通，希望能透過這本書的推出，將她的研究成果和治療心法傳遞給更多的醫學專業人士和患者。

　　最後，我誠摯地推薦鄭淑鎂醫師的《中西醫結合~中醫常見神經科疾病診治心法》一書，相信它將為您帶來嶄新的視野和啟示，同時也為中西醫結合的發展貢獻一份力量。

新北市中醫師公會

陳建輝 理事長

中華民國112年10月31日

作者序

神經系統疾病範圍甚廣，自嬰幼兒發育遲緩或各種原因導致腦損傷，乃至老年人的中風、退化、失智，甚至涵蓋腫瘤、精神、內分泌、免疫、感染、外傷……等各領域，中醫師在門診中參與治療的機會極多，若能及時準確醫治，對於減少病人及其家庭、社會的負擔，皆有莫大助益。

國內外出版的神經學書籍很多，但身為臨床的中醫師，最迫切需要的應是：
如何探究疾病的深淺~
如何將醫理病理化繁為簡~
如何將繁複的神經生理及病理轉化成中醫的辨證思維~
如何能統整出有效且可反覆實踐的治則與處方~
又如何能掌握疾病的來時路與去時程……。

用藥如用兵，中醫治療是戰略與戰術兼備。本書著重於中西醫學病因病機病理的推演、治療思路的探究，以及臨床病案的實踐，並歸納出各疾病的治療綱領，循序漸進且脈絡分明，將浩瀚艱深，令中醫師視為畏途的神經醫學，轉化成易理解及掌握的門診專長。

本書共分二十四章，內容涵蓋各種腦中樞、脊髓神經、周邊神經、神經肌肉、自主神經、神經免疫……等疾病，從各種危急重症到門診常見神經學

疾病，各階段中醫介入的處置，或純中醫治療，或中西醫合療，或西醫遇瓶頸後的補救治療。

本書適合初入神經學領域的中醫師作為入門讀物，更適合資深中醫師作為肘後參考或教學應用。

「至重惟人命，最難卻是醫」，洞察病源，詳施藥餌，是中醫最講究且最難之處，治療各種疾病，須區分病因、病機、證型、體質、中醫治療處境……等，但也因為中醫獨到的鑑別論治，才能在當代以西醫為主流的環境下，另闢蹊徑，出奇制勝。

研讀本書，須反覆熟悉，切勿囫圇吞棗，並加入「新辨證論治學」一書的思考訓練，最後可望達到妙法在心，活變不滯，實乃中醫傳承之幸，病人之福也。

誠摯感謝王國峰醫師，其德術兼備，專業且細心，承蒙鼎力襄助校訂。

本書撰寫倉促，後學見識疏淺，尚有許多須補遺之處，懇請海內外博雅大醫，賜予詳覽指正。

培真中醫診所

中醫師 鄭淑鎂

序於恩慈園

中華民國112年10月6日

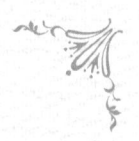

～明醫箴～

今之明醫，心存仁義。博覽群書，精通道藝。
洞曉陰陽，明知運氣。藥辨溫涼，脈分表裡。
治用補瀉，病審虛實。因病制方，對症投劑。
妙法在心，活變不滯。不徇虛名，惟期博濟。
不計其功，不謀其利。不論貧富，藥施一例。
起死回生，恩同天地。如此名醫，芳垂萬世。

～警醫箴～

至重惟人命，最難卻是醫。病源須洞察，藥餌要詳施。
當奏萬全效，莫趁十年時。死生關係大，惟有上天知。
叮嚀同志者，濟世務如斯。

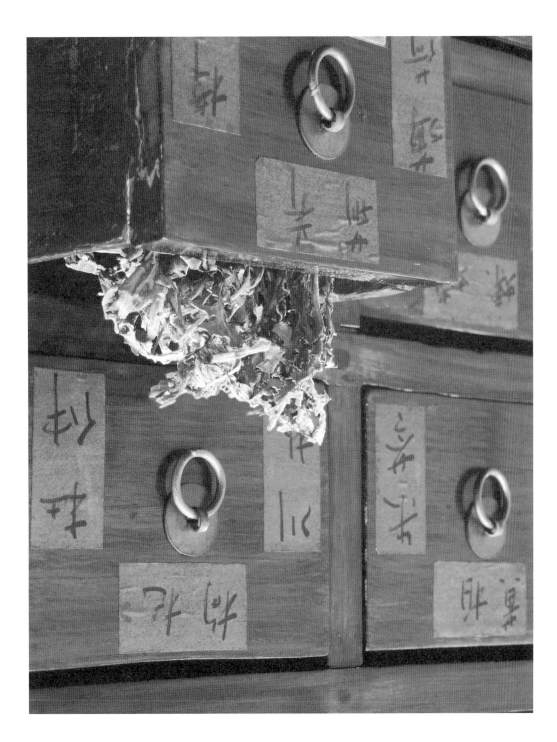

Contents

Chapter

1

出血性中風

出血性中風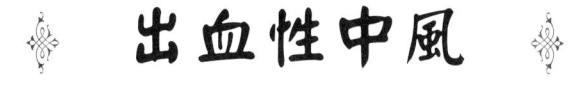

概述

出血性中風是係因腦內的血管病變、破裂出血所引起，造成該血管無法供應其腦組織區域，以及出血形成血塊壓迫周邊腦組織及血管，導致腦細胞壞死。發病年齡多介於50~70歲之間，起病急驟，是致死率和致殘率很高的疾病。

本病大多是高血壓性腦出血，即高血壓合併小動脈病變，血管在血壓驟升時破裂所致。

臨床常形成不同程度的腦內血腫，有時穿破腦實質，形成繼發性腦室內出血，和（或）蛛網膜下腔出血。

主要臨床表現為頭痛、嘔吐、意識障礙、偏癱、感覺障礙、偏盲等，依據出血部位而有不同的相應體徵。

本病隸屬中醫的「撲擊」、「偏枯」、「薄厥」、「大厥」、「卒中」等範疇。

疾病介紹

病因病機

■ 中醫病因病機

・氣血虧虛，臟腑陰陽失調，加上憂思惱怒，或勞累過度，以致氣血運行受阻。

・臟腑陰陽失調→肝腎陰虛→肝陽上亢→肝風內動→痰瘀上蒙清竅。

■ 西醫病因

・長期高血壓導致動脈硬化，在一些經常承受高壓的部位，特別是供應深部腦組織的穿通支（如大腦中動脈的豆紋動脈（lenticulostriate arteries）、椎—基底動

脈的旁正中動脈（paramedian arteries），與主幹呈直角分出，易形成微動脈瘤且破裂造成腦出血。

- 動脈粥樣硬化，其血管壁變性，血壓升高時易破裂出血。
- 其他因素如動靜脈畸形、動脈瘤破裂、腦動脈炎血管壁壞死、腦瘤出血、血液病併發腦出血。

■ **病理**

- 血腫因不同病期而呈不同的狀態，如凝固、液化、或囊腔形成。
- 形成囊腔的血腫，稱為中風囊腫，其囊壁有大量的吞噬細胞。
- 急性期血腫周圍腦水腫明顯，大腦半球的體積增大，向對側移位並形成腦疝，壓迫腦幹，繼而腦幹出血，為腦出血的主要致死原因。

臨床表現

■ **頭痛**

- 起初頭痛位於出血部位，之後為全頭痛。
- 如果出血滲入腦室或蛛網膜下腔，表現劇烈頭痛。

■ **嘔吐**

- 嘔吐，或噴射狀嘔吐。嚴重者常合併消化道出血。

■ **頭暈、眩暈**

- 小腦出血或第四腦室出血者，頭暈、眩暈常是首發症狀。
- 如果伴有劇烈頭痛，但無意識障礙者，為單純小腦出血合併蛛網膜下腔出血。

■ **偏癱**

- 腦出血最常見的症狀。

■ **遍身感覺障礙**

- 內囊（internal capsule）部位出血最常見的症狀。

■ **偏盲**

- 殼核（putamen）、外囊（external capsule）出血者，常出現對側偏盲。
- 偏盲亦常由於腦出血或腦水腫，壓迫視放射所致。

- 在急性期過後，部分患者可能自行改善。

■ 失語

- 優勢半球殼核、外囊出血，常出現失語症。
- 重症腦出血，出現完全性失語。
- 多數為運動性失語，少數為感覺性失語。

■ 腦膜刺激徵

- 基底核區出血滲入腦室，易發生腦膜刺激徵。
- 深度昏迷者，腦膜刺激徵消失。

■ 意識障礙

- 依腦出血的部位、出血量、出血速度，而有不同程度的意識障礙。
- 輕者嗜睡、昏睡，嚴重者深度昏迷。

■ 眼底視乳突水腫

- 提示嚴重腦水腫、顱內壓增高，預後不良。

併發症

■ 消化道出血

- 消化道出血是腦出血的嚴重併發症，發生率和死亡率均高。
- 嘔血發生在腦出血後一周之內，便血發生在7~15日。

■ 肺部併發症

- 腦出血後1~5日，肺部感染是主要危險併發症，死亡率很高。

■ 心臟併發症

- 腦出血病人常併發心肌梗塞（腦心綜合徵）。
- 因短期內使用大量脫水藥物，可引起急性左心功能不全和急性肺水腫。

中醫治療思路

腦出血 / 分期治療

■ 急性期

· 主要治療目標

> 降腦壓、消腦水腫、抗癲癇、止血及預防再出血、預防腦血管痙攣，為主要治療目標。

> 急性期處於昏迷，偏癱，意識障礙的狀態，合併高顱內壓，高血壓，高血糖，交感神經亢奮，腦中有大量的病理產物及代謝廢物阻滯（如凝血酶、血紅蛋白、血小板、白血球、血漿蛋白，自由基、乳酸……），同時有進行性的續發性腦損傷。

> 此時腦神經、腎上腺、交感神經、內分泌、免疫、新陳代謝……，皆處於高亢奮、高耗氧、高紊亂的狀態，這些狀態更可能加重高顱內壓、癲癇、再出血、血管痙攣後續發性腦損傷。

> 治療處方須能改善當前症象，預防續發性腦損傷，達到降低腦壓、減少耗氧、移除病理性產物及代謝廢物、增加腦部血氧供應、糾正自主神經功能。

· 臨床表現

> 病人普遍表現面紅熱脹脫屑，發熱汗出不解或汗出如油、痰鳴氣促，神昏譫語、躁擾抽搐，胸肋滿脹，腹如覆盤且便秘，舌質紅絳苔黃膩，脈急實洪大或沈實大。

> 但依腦出血的嚴重程度、年齡、正氣強弱，仍有表裏三焦實熱、虛實夾雜、虛亢同見等不同表現。

· 治則治法

> 以疏肝+清熱+化瘀+化痰+利濕+通腑，為主要治則。

> 如大柴胡湯+黃連、黃柏、丹參、沒藥、茯苓、澤瀉、大黃。

> 氣虛血瘀者，加黃耆、當歸，補氣養血。

> 腎虛陽亢者，改以建瓴湯+杜仲、黃連、黃柏、丹參、沒藥、茯苓、澤瀉、大黃。

■ 緩解期

- 此階段屬氣虛+痰瘀+餘熱未盡階段。
- 以補氣養血（補腎）+化瘀+化痰+清熱治療，修復腦損傷，同時清除代謝廢物。
  > 如補陽還五湯+黃芩、黃柏、茯苓、陳皮、半夏、丹參、大黃。
- 若仍有邪正相爭（脈弦、胸悶、眠難），以補氣養血+疏肝+清熱+化痰治療。
  > 如補陽還五湯+黃芩、黃柏、柴胡、白芍、丹參、陳皮。
- 若屬脾胃氣虛（痰厥頭痛、痞脹、頭暈），以補氣健脾+化瘀+補腎治療。
  > 如半夏白尤天麻湯+黃耆、丹參、黃柏、炒杜仲、少量桂附。

■ 萎縮退化期

- 待所有神經亢進退卻後，會進入萎縮退化期，此時神疲倦怠，且較不易化燥。
- 以大補肝脾腎陽處方治療，促進神經再生及修復。
  > 如聖愈湯、或補陽還五湯，加炒杜仲、熟地黃、乾薑、附子、玉桂子、黃柏。
  > 黃耆重用，或再加人參。薑附桂重用，須加清熱藥反制。
  > 使用大劑補氣溫陽藥時，考慮加茯苓利濕，以防因補氣溫陽藥擴張血管、增加
    血流量帶來的水氣（或津液）滯留。

腦出血／急性期高顱內壓

■ 表裏三焦實熱型

- 神昏，意濁，痰涎壅盛，黏稠不易咳出，汗出如油，胸肋滿脹，腹硬滿大實
  痛，二便閉，面膚紫黑或瘀紫，兩手握固，口噤不食，眼瞼痙攣，眼壓高，血
  壓高，脈急實洪大或沈實。
- 治療：以大柴胡湯加方，令大便通暢，一日瀉下3~5次。
  > 如大柴胡湯+黃連、黃柏、丹參、沒藥、茯苓、澤瀉、大黃。
  > 處方劑量皆須重用。

■ 肝陽上亢型

- 喘急痰音大，汗出如油或大下不止，眼瞪大外凸，舌紅絳外吐不收，唇黑瘀
  腫，面紅腫大，頸動脈怒張跳動，但病人無便秘，無胸肋滿脹痞鞕。
- 治療：以建瓴湯為主方，降逆平肝。

> 如建瓴湯+杜仲、黃連、黃柏、丹參、沒藥、茯苓、澤瀉、大黃。

■ **熱毒熾盛型**

- 高燒不退，口臭，痰涎黏膩，目赤舌赤，譫語，頭暈，嘔吐，口乾舌燥，或癲癇抽搐，或嗜臥昏睡，或狂躁不眠，登高妄走。但病人較無胸肋滿硬實痛，無便秘宿屎，或僅輕便秘，並且尿利通暢。
- 治療：以黃連解毒湯加方為主。
  > 如黃芩、黃連、黃柏、丹參、沒藥、茯苓、澤瀉、陳皮、大黃。

■ **氣虛血瘀型**

- 面浮水腫，神識昏蒙，頭痛，眩暈，嘔吐，嗜臥，虛弱乏力，語聲低微，喘息，涎多清稀，尿少，脈沈細弱。
- 治療：以補陽還五湯合併五苓散為主。
  > 如黃耆、當歸、丹參、川芎、沒藥、黃芩、黃連、茯苓、澤瀉、陳皮。

腦出血 / 辨證治療

■ **中經絡**

- 氣虛血瘀
  > 手足麻木，肌膚不仁，突發生口眼歪斜，語言不利，半身不遂，肢體拘急，關節痠痛。舌淡白，脈浮弦或弦細。
  > 補氣活血+補腎+清熱養陰。
  > 以補陽還五湯、聖愈湯、黃耆五物湯等為主方，加清熱涼血藥、補腎藥，預防風邪化燥上亢。
- 肝腎陰虛→肝陽上亢→肝風內動
  > 平素頭暈頭痛，耳鳴目眩，腰膝痠軟，突發生口眼歪斜，語言不利，半身不遂。舌紅苔黃，脈弦細數或弦滑。
  > 補腎滋陰化瘀，引火歸元。
  > 何首烏、生杜仲、黃連、黃柏、川芎、丹參、白芍，少量桂附引火歸元。何首烏、生杜仲、黃柏，皆須重用。

■ **中臟腑**

- 閉證

  > 口噤目張，氣高息粗，兩手握固，躁擾不寧或昏迷，口眼歪斜，半身不遂，顏面潮紅，便秘。唇舌紅苔黃膩，脈弦滑數。

  > 疏肝+清熱+化痰+化瘀+利濕+通便。

  > 大柴胡湯，加丹參、沒藥、黃連、黃柏、茯苓、澤瀉、大黃。

- 脫證

  <陽脫>

  > 猝倒後昏迷，目合口開，鼻鼾息微，手撒肢冷，汗多不止，二便自遺，肢體軟癱，舌淡白瘦萎，脈微欲絕。

  > 大補氣血+大補陽。回陽救逆。

  > 參附湯加方。人參、黃耆、當歸、乾薑、附子、玉桂子。

  <陰脫>

  > 猝倒後昏迷，面赤足冷，舌萎瘦薄紅絳，脈極弱或浮大無根。

  > 大補氣血+大補腎陰腎陽。

  > 人參、黃耆、熟地黃、當歸、黃芩、黃柏、丹參、炒杜仲、乾薑、附子、玉桂子。

病案介紹

案1 老人腦幹出血

女性，89歲。

腦幹出血性中風，昏睡，腦壓高，頭痛，嘔吐，眩暈。

意識紊亂，有痛覺，輕知人，腹壓稍硬，便秘，納呆。

一診

處方 **水煎劑**

柴胡4錢　白芍4錢　枳實4錢　陳皮5錢　大黃1錢　黃芩5錢　黃連1.5錢　半夏4錢　丹參5

錢 川芎3錢 乾薑1錢 大棗5錢 茯苓4錢 澤瀉4錢 黃耆10錢　4帖（帖/日）

二診

處方 水煎劑

柴胡4錢 桂枝5錢 白芍3錢 陳皮8錢 砂仁4錢 大黃1錢 黃芩5錢 黃連1.5錢 丹參5
錢 川芎3錢 茯苓4錢 澤瀉4錢 黃耆15錢　5帖（帖/日）

三診

處方 水煎劑

柴胡4錢 桂枝5錢 白芍3錢 陳皮8錢 砂仁4錢 大黃1錢 黃芩5錢 黃連1.5錢 丹參5
錢 川芎3錢 茯苓4錢 黃耆20錢　5帖（帖/日）

註：1~3診共服中藥14帖，順利出院，回到中醫門診，右側較無力，時倦怠，命名
　　鈍。
　　再服5帖（共19帖），神經功能改善多，接續調理。

〈治療思路〉

- 本案年事已高，且腦出血量較少，屬氣虛血瘀合併腦壓高的狀態。
- 以補氣養血＋疏肝＋清熱＋化瘀＋化痰＋利濕，快速降腦壓且同時改善諸症象。
- 黃耆劑量漸進加重，之後並加入桂枝，加速腦神經修復。

案2 昏厥後頭挫

77歲女性。101/4/19昏厥後頭挫。檢＝出血性中風、顱內血腫，預鑽顱術。

右側偏癱，大眩暈，頭大痛，嘔吐，視糊，神識昏蒙。至5/9再檢瘀血仍無吸收。

初診 101/5/12

右側肢體無力，臥床，頭痛不能稍轉側，嘔吐，意識混亂。

煩躁，嗜睡，面瘀紅浮腫，腹脹滿，數日不大便，舌紅苔厚，脈弦數。

BUN=22，Cr=1.45，eGFR=37。過去病史：痛風。

處方 水煎劑

乳香3錢 沒藥3錢 桃仁4錢 赤芍5錢 澤瀉8錢 茯苓8錢 柴胡5錢 黃芩8錢 半夏4錢
枳實5錢 生薑3片 大棗5錢 麻黃1.5錢 生大黃1錢　4帖（帖/日）

註：以上處方服4帖後，神清可自述，頭痛減，轉頭輕盈，食增。

二診 101/5/16

神清可自述，頭痛減，轉頭輕盈，食增，便溏。

口乾，視糊，手腳麻，無力，倦怠，脈弦弱數。

處方 水煎劑

同一診方，去大黃　5帖（帖/日）

三診 101/5/21

患者神清，症狀改善多。

處方 水煎劑

同二診方，黃芩改為5錢　7帖（帖/日）

四診~八診 101/5/28~7/11

體力差，雙手麻，時暈，血壓升高，上樓喘。

處方 水煎劑

乳香3錢　沒藥3錢　桃仁4錢　赤芍3錢　澤瀉8錢　蒼朮8錢　柴胡5錢　黃芩4錢　半夏4錢 枳實5錢　生薑3片　麻黃1.5錢　黃耆15錢　（帖/日）（自初診起共服56帖）

九診 101/7/25

頭痛大減，視物清楚，血壓改善，體力可。

7/20 MR=血塊已全吸收/三總神經外科。

處方 水煎劑

黃耆20錢　當歸3錢　川芎3錢　天麻5錢　沒藥3錢　黃芩5錢　半夏4錢　蒼朮4錢　熟地5 錢　枳實5錢　大棗5錢　7帖（帖/日）（自初診起共服63帖）

十診~十三診 101/8/11~12/12

頭部挫傷全善，體虛調理。視糊，倦怠，頭暈，上三樓喘，多淚。

處方 水煎劑

同九診方　共28帖（帖/日）

註：病人共服中藥105帖，無創傷後遺症。

　　身體輕健，反應思考敏捷，出入皆自行開車，常四處旅遊。

於86歲時，因肺癌來診治，思緒清晰活動力佳。

〈治療思路〉

- 以疏肝+通竅+清熱+化瘀+利濕通腑治療。
- 離經之血必屬瘀，頭部挫傷後之腦出血及續發性腦壓高，以清熱+化瘀+利濕通腑，溶除血塊、降低發炎、清除代謝廢物，以疏肝理氣緩解挫傷後交感神經紊亂。

案 3　腦出血 / 高熱不退

女性，84歲。病史：巴金森氏病。

一診 94/1/25

自發性左中大腦動脈出血/住院。腦壓高，昏迷，鼻飼，導尿，反覆發燒/39度，二便常。

處方 水煎劑

柴胡4錢 白芍3錢 黃芩5錢 半夏4錢 甘草3錢 乾薑1.5錢 丹參8錢 川芎4錢 黃耆10錢 青蒿8錢 地骨皮8錢 大黃1錢 陳皮8錢 茯苓4錢 澤瀉4錢　3帖（帖/日）

二診 94/1/28

低熱/37.6度。

處方 水煎劑

黃耆20錢 當歸4錢 丹參8錢 川芎4錢 白芍4錢 黃芩5錢 青蒿5錢 地骨皮5錢 大黃1錢 茯苓4錢 澤瀉4錢 陳皮8錢　3帖（帖/日）

三診 94/2/2

已清醒，便秘，熱已退。

處方 水煎劑

同二診方，大黃改3錢　8帖（帖/日）

四診 94/2/15

夜間躁動，褥瘡，舌紅，便秘。

| 處方 | 水煎劑 |

半夏4錢 天麻5錢 陳皮8錢 黃柏5錢 青蒿5錢 地骨皮5錢 大黃5錢 黃耆15錢 丹參5錢 何首烏5錢 炒杜仲8錢 14帖（帖/日）

〈治療思路〉

- 本案以疏肝+清熱養陰+化瘀+補氣+利濕+通腑治療。
- 腦動脈出血後高熱不退，係因下視丘體溫調節中樞紊亂所致，須以疏肝+清熱+養陰緩解。
- 二診，加重黃耆，促進腦損傷修復，並維持老年中風後生命徵象。
- 四診，夜間躁動，減少黃耆劑量，並加入何首烏、炒杜仲補腎，穩定神經內分泌軸線。

案 4 腦出血 / 虛亢同現

男性，79歲。病史：結核菌感染，心臟支架，慢性鼻竇炎，氣喘，胃潰瘍。

105/6/1

（105/5/20）嗜臥暈厥後急診，檢=腦出血/近左中大腦（9cc）。

左半側乏力，記憶困難，畏寒熱，飢飽不舒，嗆咳，反應呆滯，面紅脹。

BP=150/85，服降血壓藥、脈優、帝拔癲、軟便劑。

唇舌紅絳，脈弦緊。

| 處方 | 水煎劑 |

丹參8錢 沒藥4錢 生地黃5錢 當歸4錢 白芍4錢 川芎4錢 黃芩5錢 黃連3錢 陳皮8錢 砂仁4錢 茯苓4錢 澤瀉4錢 炒杜仲8錢 7帖（帖/日）

105/6/8

進步，能接電話，短期記憶差，大便日1行，痰多。

| 處方 | 水煎劑 |

丹參8錢 沒藥4錢 生地黃5錢 當歸4錢 白芍4錢 川芎4錢 黃芩5錢 黃連3錢 陳皮8錢 砂仁4錢 黃耆8錢 7帖（帖/日）

105/6/15

進步，入眠難/眠淺，溏便。

處方 水煎劑

柴胡4錢 白芍3錢 丹參8錢 黃芩5錢 黃連1.5錢 黃耆15錢 陳皮8錢 砂仁4錢 何首烏5錢 山茱萸4錢 炒杜仲8錢 14帖（帖/日）

105/6/29

神清，反應、記憶進步，能即時回答問題，大便日1~2行，右手顫，倦怠，眠納可。

處方 水煎劑

同6/15方 14帖（帖/日）

註：以上處方加減，接續調理。

至105/8/24，手顫改善，神清，表情反應佳，行走正常。停帝拔癲。

〈治療思路〉

· 病人原本體虛，腦出血後面紅脹、唇舌紅絳，脈弦緊，屬腎虛夾亢。
· 初診以補腎+清熱+化瘀+利濕治療，可改善腦出血症象，並穩定神經內分泌軸線，預防續發性腦損傷。
· 二診以後亢燥減，漸進加入黃耆劑量，加速修復腦損傷。

案5 出血性中風後遺

女性，60歲。107/5/11右腦出血性中風。

初診 107/5/30

左側乏力軟癱，倦乏，面紅，咳嗽痰黃，右臀跌挫處痠痛。

服降壓藥/降血脂藥（皆中風後始服），睡眠、胃納、二便皆正常。

Acglu=195，HbA1c=8.6，eGFR=67

舌質暗紅/下瘀，脈弦弱。

處方 水煎劑

柴胡4錢 白芍3錢 陳皮8錢 半夏4錢 丹參8錢 黃芩5錢 黃連3錢 黃柏5錢 黃耆10錢 生杜仲8錢 茯苓4錢 澤瀉4錢 大黃1錢 7帖（帖/日）

1
出血性中風

25

二診 107/6/6

進步，反應改善，項強，咳嗽痰哽/久，大便日1行。

處方 水煎劑

柴胡4錢 白芍3錢 陳皮8錢 丹參8錢 黃芩5錢 黃連1.5錢 黃柏5錢 黃耆15錢 當歸4錢 生杜仲8錢 茯苓4錢 大黃1錢 乾薑1錢 附子1錢 14帖（帖/日）

三診 107/6/20

處方 水煎劑

同二診方 7帖（帖/日）

四診 107/6/27

自行走路，咳嗽改善，acglu=120

處方 水煎劑

柴胡4錢 白芍3錢 陳皮8錢 丹參8錢 黃芩5錢 黃連1.5錢 黃柏5錢 黃耆15錢 當歸4錢 生杜仲8錢 川芎4錢 大黃1錢 14帖（帖/日）

〈治療思路〉

· 本案以疏肝+清熱+化瘀+補氣養血+補腎治療。
· 中醫治療介入初期餘熱未清（面紅、黃痰）、因出血壓迫周邊腦組織造成輕度腦水腫（半側軟癱），加重清熱利濕藥。
· 之後漸進減少清熱利濕藥，漸進增加補氣藥，加強修復。

案 6 出血性中風 / 中經絡

男性，49歲。高血壓病史。

（111/3/4）北醫H.=ICU/10cm血塊/出血性中風。

一診 111/4/6

左半身乏力，左手足麻，說話吃力，易嗆咳，右手寫字困難。

虛弱倦怠，眠難易醒，大便/日1行。

中風之前血壓無控制BP=200以上，目前服降血壓西藥。

舌質淡暗紅/下瘀，脈弦弱。

處方 水煎劑

柴胡4錢 白芍3錢 黃芩4錢 黃柏4錢 丹參8錢 茯苓4錢 陳皮8錢 黃耆15錢 何首烏5錢 炒杜仲8錢 7帖（帖/日）

二診 111/4/13

活動能力有進步。

處方 水煎劑

柴胡4錢 白芍3錢 黃芩5錢 丹參8錢 沒藥4錢 陳皮5錢 砂仁5錢 黃耆15錢 何首烏8錢 炒杜仲8錢 7帖（帖/日）

三診 111/4/20

活動能力改善多。

處方 水煎劑

柴胡4錢 白芍3錢 黃芩5錢 丹參10錢 沒藥4錢 陳皮5錢 砂仁5錢 黃耆15錢 何首烏5錢 炒杜仲8錢 7帖（帖/日）

四診 111/4/27

行動持續進步。

處方 水煎劑

黃柏5錢 丹參8錢 陳皮5錢 砂仁5錢 黃耆15錢 何首烏5錢 山茱萸4錢 炒杜仲8錢 骨碎補8錢 14帖（帖/日）

五診 111/5/11

行動正常，失眠，夜尿2次/有量。

處方 水煎劑

黃連1.5錢 黃柏5錢 柴胡4錢 白芍3錢 川芎5錢 陳皮5錢 砂仁5錢 黃耆10錢 何首烏8錢 山茱萸4錢 炒杜仲8錢 附子1錢 玉桂子1.5錢 14帖（帖/日）

註：以上處方服完後，行動反應完全改善，回復職場工作（計程車司機），改科學藥粉調理。

〈治療思路〉

・一診以疏肝+清熱+化瘀+利濕+補氣+補腎治療。

> <u>疏肝+清熱</u>+化瘀+利濕，改善中風後神經亢奮，清除代謝廢物。

> <u>補氣+補腎</u>，修復腦細胞，穩定神經內分泌軸線。

· 之後漸進減少清熱、利濕藥，漸進加入溫陽藥。

經世致中畫

2

Chapter

缺血性中風

概述

缺血性中風又稱腦梗塞，是指腦組織局部動脈血流灌注減少，或突然血流完全中斷，停止供血供氧，引起該供血區的腦組織壞死、軟化（Encephalomalacia）。臨床可見梗塞相應部位的體徵，如偏癱、偏盲、感覺障礙等。大面積梗塞會引發高顱內壓、甚至腦疝及昏迷。

本病相當於中醫：「偏枯」、「風痱」、「半身不遂」、「但臂不遂」等範疇。

疾病介紹

病因病機

■ 中醫病因病機

- ‧肝腎陰虛，肝陽上亢，化火升風，終至肝風內動，上犯於腦。
- ‧痰阻於內，陽氣不得宣洩，痰瘀互結，鬱而生熱化風。
- ‧正氣虛弱，氣虛運行不暢，痰阻腦絡。
- ‧本病發生必有正氣虛衰，如陰虛、陽虛、氣虛、血虛等。

■ 西醫病因

- ‧腦血栓
  - ＞病因：常見病因為動脈粥狀硬化，其他可能原因有動脈壁發炎、先天血管畸形、真性紅血球增多症、高血凝體質狀態……等。
  - ＞動脈粥狀硬化引起的腦血栓易合併高血壓。本病是建立在血管壁病變的基礎上，加上血液黏稠度增高，和血流動力改變（如高血壓、低血壓、心臟功能障礙）所致。

- 分水嶺腦梗塞（Watershed cerebral infarctions）
  > 是指腦內相鄰的較大血管供應區之間（即邊緣帶）侷限性缺血（好發於前大腦動脈及中大腦動脈交界處），出現相應的神經功能障礙。
  > 引起分水嶺腦梗塞的病因，可能是：全身低血壓、頸動脈狹窄或閉塞、微栓塞或微小栓子（microemboli）。
- 小洞性梗塞（Lacunar infarction）
  > 長期高血壓導致小動脈硬化引起的一種微梗塞。
  > 是指位於腦幹和大腦深部的小動脈梗塞。
  > 晚期因微小的軟化灶內的壞死組織被清除後，遺留下失去組織的小空腔，故稱小洞。
  > 主要見於深部穿透動脈（penetrating arteries）供血區。
- 腦栓塞
  > 係指來自身體各部位的栓子，經頸動脈或椎動脈進入顱內，阻塞腦部血管。
  > 依栓子來源，可區分心源性、非心源性、來源不明等三類。
  > 心源性，如風濕性心臟病、細菌性心內膜炎、心肌梗塞的附壁血栓、心臟手術併發症等。
  > 非心源性，如身體大動脈粥樣硬化斑塊和附著物脫落、發炎性膿栓、骨折併發的脂肪栓塞、人工氣胸或氣腹的空氣栓、癌栓、蟲卵栓、異物栓……等。

■ 病理
- 腦動脈梗塞6小時以內，腦組織損傷尚屬可逆。
- 壞死期
  > 腦動脈梗塞8~48小時，缺血最嚴重的部位的腦組織會發生軟化、腫脹、變軟、灰白質界線不清。
  > 若病變範圍大，腦組織高度腫脹時，可向對側位移，甚至形成腦疝。
  > 鏡檢下組織結構不清，神經細胞及神經膠質細胞損壞，微血管輕度擴張，周圍可見液體或紅血球滲出。
- 軟化期
  > 腦動脈梗塞2~3天後，特別是7~14天，腦組織開始液化，水腫明顯，病變區明顯變軟，神經細胞消失，吞噬細胞大量出現，星形細胞增生。
- 恢復期

> 腦梗塞3~4周後，液化的壞死組織被吞噬和移走，膠質增生，小病灶形成膠質
  瘢痕（glial scar），大病灶形成中風囊。此恢復期可持續1~2年。

臨床表現

■ 動脈硬化性腦梗塞

· 症狀與體徵
> 一般在50歲以後發病，常伴有血壓高，多在睡眠中發病。
> 部分病人先有頭昏、頭痛、眩暈、肢體麻木、無力等TIA的前驅症狀。
> 大面積腦梗塞或基底動脈梗塞，則有意識障礙，甚至腦疝等危重症狀。
> 局部神經學表徵（Focal neurologic signs），視腦血管梗塞的部位及範圍而定。
· 臨床分型
> 進展型：
  -- 侷限性腦缺血症狀逐漸加重，可持續數日。
> 緩慢進展型：
  -- 起病後1~2周期間，症狀由輕變重，甚至完全偏癱、昏迷、腦疝。
> 大面積梗塞型：
  -- 伴有明顯腦水腫、顱內壓增高，病人表現頭痛、嘔吐、偏癱、意識障礙、昏
     迷等臨床表現。
  -- 本病多發生在頸內動脈或中大腦動脈主幹等的急性腦血栓。
> 可逆性缺血性神經功能缺損（Reversible ischemic neurologic deficit，RIND）
  -- 患者症狀及體徵持續超過24小時，但在2~3周內完全恢復，不留後遺症。
  -- 多發生於大腦半球的半卵圓中心（centrum semiovale），與側枝循環迅速救
     援代償有關。

■ 分水嶺梗塞

· 症狀與體徵
> 多數有高血壓病史，部分患者有TIA、糖尿病、冠心病史。
> 依梗塞部位不同而表現相應的神經損害症狀，可有偏癱、單癱、失語、意識、
  精神、智能障礙。
· 臨床分型

> 前分水嶺梗塞

　-- 梗塞發生在大腦前與中動脈皮層支之間的分水嶺區。

　-- 表現以上肢為主的偏癱和遍身感覺障礙，可有情感障礙、強握反射、局部癲癇發作、運動性失語（左腦損傷）。雙側病變可有四肢癱瘓和智能障礙。

> 後分水嶺梗塞

　-- 梗塞發生在大腦中與後動脈皮層支的邊緣帶。

　-- 表現以偏盲最常見。其他表現如對側感覺障礙、偏輕癱、情感障礙。左腦損傷可有辨別缺陷症（agnosia）及感覺性失語。

> 皮質下分水嶺梗塞

　-- 梗塞發生在大腦中動脈皮層支與深穿支的邊緣帶，基底核區與側腦室旁。

　-- 依梗塞區域不同，可能表現如類巴金森氏症、偏癱、感覺障礙、構音障礙。

> 小腦分水嶺梗塞

　-- 可引起輕度共濟失調。

■ 小洞性梗塞

・症狀與體徵

> 可能不出現臨床症狀，或者症狀較輕。

・臨床分型

> 單純運動障礙

　-- 僅有輕偏癱。

　-- 發生在內囊或腦幹。

> 構音困難及手笨拙症候群（Dysarthria and clumsy hand syndrome）

　-- 構音障礙，吞嚥困難，對側輕度中樞性面及舌癱，手部精細動作困難，指鼻試驗不穩。

　-- 發生在橋腦基底部或內囊前支及膝部。

> 單純感覺障礙

　-- 病變對側遍身感覺障礙。

　-- 發生在丘腦腹後外側核。

> 共濟失調性偏癱

　-- 共濟失調和無力，下肢重於上肢，伴有錐體路徑徵候（pyramidal tract signs）。

-- 多發生在橋腦。

■ 腦栓塞

・症狀與體徵
> 依栓塞部位、栓子性質、嚴重程度，可能表現意識障礙、神經功能缺損、癲癇
發作…等。
> 心源性栓塞，還會表現心慌、胸悶、呼吸困難等。
> 感染性栓子，則有發熱及感染症狀，若為膿栓則有高顱內壓的症狀。

中醫治療思路

急性期治療

■ 標本兼治

・中醫治療缺血性中風，須同時考慮發病前的體質狀態及發病後的損傷狀態。
・發病前的體質狀態
> 可能是粥狀動脈硬化、高血壓、高血脂、血管老化……，證型可能處於氣血兩
虛、肝腎陰虛、氣滯血瘀、腎虛陽亢、痰濕瘀熱等狀態。
・發病後的損傷狀態
> 可能表現表裏三焦實熱、肝陽上亢、肝風內動、氣虛血瘀、痰濁壅塞、腎虛
肝鬱等證象，合併腦壓高、交感神經亢進、代謝廢物阻滯等腦部急性損傷表
現。
・治療處方
> 須能降腦壓、緩解交感神經亢進、改善腦部血氧供應、預防續發性損傷、清除
代謝廢物、穩定神經內分泌軸線……。
> 方可達到促進清醒、改善癲癇、預防血管痙攣及再次梗塞或出血。

■ 基本治則

・以疏肝+清熱+化瘀+化痰+利濕+通腑為基本治則。

> 疏肝：柴胡、白芍，緩解交感神經亢進。

> 清熱：黃芩、黃連、黃柏，視情況擇用，降低梗塞後腦細胞發炎，預防續發性腦損傷。

> 化瘀：丹參、沒藥、川芎，溶除血栓，促進血循。

> 化痰：陳皮、半夏、萊菔子、枳實……，擇用，清除黏液性代謝廢物，改善神經傳導。

> 利濕：茯苓、澤瀉、車錢子，擇用，協助降腦壓，改善腦水腫。

> 通腑：大黃、桃核承氣湯、三承氣湯，擇用，協助降腦壓，清除代謝廢物。

■ **加入臨床表現處置**

· 表裏三焦實熱證

> 表現亢躁、煩熱、面赤、頭面腫脹、體僵、頭暈、頭痛、嘔吐、痰黃黏稠、便秘、腹脹硬滿。

> 以疏肝+清熱+化瘀+化痰+利濕+通腑基本治則為主。

> 處方皆須大劑（清熱、化瘀、疏肝、利濕、通腑）。

· 肝腎陰虛→肝陽上亢→肝風內動

> 中老年後，平素血壓高（腎虛陽亢），復因情緒、或勞累，誘發本病。

> 表現面熱紅赤、亢躁、煩熱，但脈虛無力。

> 以補氣養血+補腎+基本治則。

> 如黃耆、當歸、熟地黃、炒杜仲、柴胡、白芍、黃芩、茯苓、丹參、陳皮。

· 氣滯血瘀

> 適用平素肝氣鬱結且有血瘀症象，或血脂偏高，腦梗塞但腦壓不高者。

> 以基本治則處方，加重清熱化瘀藥。

· 氣虛血瘀

> 腦出血後，表現氣虛乏力症象。

> 以補氣養血為主方，加入基本治則。

> 如黃耆、人參、當歸、丹參、川芎、柴胡、白芍、黃芩、茯苓、陳皮。

> 黃耆劑量加重，甚至加入人參。

> 視情況加入補腎及溫陽藥，如熟地黃、山茱萸、炒杜仲、附子、玉桂子。

緩解期治療

- **氣虛血瘀**

  - 補氣養血+化瘀+補腎
    > 如黃耆、當歸、川芎、丹參、熟地黃、炒杜仲、黃芩。

- **氣虛痰熱**

  - 補氣活血+清熱+化痰
    > 如黃耆、當歸、川芎、丹參、黃芩、竹茹、葛根、陳皮、半夏、萊菔子。

- **脾胃氣虛**

  - 健脾補氣+補腎+化瘀
    > 如半夏白朮天麻湯+黃耆、黃柏、丹參、炒杜仲、少量（乾薑、附子、玉桂子）。

- **腎虛陽亢**

  - 補腎+化瘀+清熱潛陽+平肝
    > 如熟地黃、炒杜仲、白芍、丹參、黃柏、懷牛膝。

- **肝腎陰虛**

  - 補腎+疏肝+清熱養陰+引火歸元
    > 如生地黃、生杜仲、柴胡、白芍、丹參、黃柏、少量（桂附）。

病案介紹

案 1 輕度梗塞性中風

男性，67歲。輕度梗塞性中風，2周。

右側手麻無力，足不靈活。

平日喜肉食/過鹹。睡眠、胃納、二便常。

舌質暗紅/下瘀深，脈弦弱。

處方 水煎劑

黃耆20錢 丹參8錢 川芎4錢 當歸4錢 桃仁4錢 黃芩5錢 茯苓4錢 陳皮8錢 炒杜仲8錢 （帖/日）

註：以上處方續服28帖，恢復正常活動功能，停服中藥。

〈治療思路〉

・以補氣養血+化瘀+補腎，修復中風後腦神經損傷。

案2 青壯年急性腦梗塞

男性，35歲。急性梗塞性中風/右殼核。

左半側癱，輪椅，知覺差，張力強，語謇塞。

入眠難，便秘。喜食燒烤油炸肉品/不吃蔬果。

菸客，曾吸毒3年。

舌質暗紅/下瘀，脈弦弱數。

處方 水煎劑

黃耆20錢 丹參5錢 川芎4錢 當歸4錢 桂枝5錢 黃芩5錢 柴胡4錢 白芍3錢 乾薑1.5 附子1.5錢 陳皮8錢 大黃1.5錢 （帖/日）

註：以上處方續服21帖，語清，可持杖自行步入診間。

　　續服3個月，左手可抬肩，可伸直，手掌及肘關節張力改善。

〈治療思路〉

・以補氣活血+疏肝+清熱，改善急性腦梗塞後的缺血缺氧狀態、降低腦細胞發炎，以及急性期的交感神經亢進。

・酌加少量溫陽藥及桂枝，擴張末稍血管，協助補氣養血藥修復神經。

・加少量大黃通便，同時可溶除代謝廢物及化瘀。

案3 腦梗塞 / 舉筷及寫字難

男性，77歲。左腦梗塞性中風。

右手輕癱，行走正常，語謇塞，舉筷及寫字難（須剪菜）。

癢咳多年，頻尿，胃納及二便常。舌質暗紅，脈弦。

處方 水煎劑

黃耆20錢 黃芩5錢 丹參4錢 當歸4錢 川芎4錢 桂枝5錢 何首烏5錢 炒杜仲8錢 乾薑1.5錢 附子1.5錢 陳皮8錢 （帖/日）

註：以上處方續服14帖，說話較清楚，瘡咳改善。
　　續服19帖。可舉筷，不必剪菜。
　　續服33帖，寫字佳。

〈治療思路〉

‧以補氣活血+補腎溫陽，改善中風後神經損傷。

案4 腦梗塞+類巴金森氏症+舞蹈症

女性，82歲。高血壓病史。

腦梗塞，右癱，輪椅，表達困難，反應呆滯。

類巴金森氏症，舞蹈症，震顫及扭曲動作頻繁，左前額不明腦腫瘤2.8cm/無手術。

項強，足腫，體僵，秘或溏，口乾，胃納可。

舌質淡暗紅/下瘀深，脈弦。

處方 水煎劑

黃耆15錢 黃芩5錢 黃柏4錢 丹參8錢 川芎4錢 當歸4錢 陳皮8錢 骨碎補8錢 炒杜仲8錢 大黃1錢 （帖/日）

註：以上處方續服79帖，動作及反應佳，震顫及扭曲動作皆改善，以助行器行走，活動可自理。

〈治療思路〉

‧以補氣養血+化瘀+補腎，成功治療腦梗塞及腦退化症。

‧重用丹參、骨碎補，可抑制腫瘤，同時治療因血瘀導致腦退化的類巴金森及舞蹈症。

案5 大面積腦梗塞/ICU

男性，77歲。高血壓病史。（106/7/22）=右腦中動脈梗塞性中風。

106/7/28

昏迷，ICU，三管，左側癱瘓，有痛覺及光覺反應，發熱，皮疹，全身腫脹，大便可，脈弦緊數。

處方 水煎劑

柴胡4錢 白芍3錢 黃芩5錢 黃連1.5錢 黃柏5錢 陳皮8錢 半夏4錢 砂仁4錢 丹參8錢 黃耆10錢 茯苓8錢 澤瀉8錢 麻黃1.5錢 3帖（帖/日）

106/7/31

有反應，右手可徐動寫字，黃痰多，無發熱，仍皮疹，大便日多行。

處方 水煎劑

柴胡4錢 白芍3錢 黃芩5錢 黃連1.5錢 黃柏5錢 連翹4錢 陳皮8錢 半夏4錢 砂仁4錢 丹參8錢 黃耆15錢 茯苓8錢 澤瀉8錢 麻黃1.5錢 乾薑1.5錢 3帖（帖/日）

106/8/4

腫脹退，多溏便，黃痰。可隨口令張眼張口，左側=足可稍動/手有深度痛覺反應。右手寫字表達=（咽灼熱、右頭痛、腹痛、心乏力）。

處方 水煎劑

柴胡4錢 白芍3錢 黃芩5錢 黃連1.5錢 黃柏5錢 連翹4錢 陳皮8錢 半夏4錢 砂仁4錢 丹參8錢 黃耆20錢 茯苓4錢 澤瀉4錢 麻黃1.5錢 乾薑1.5錢 3帖（帖/日）

106/8/7

昨夜起發熱，黃稠痰，心區痛，心搏快，右頭痛。

處方 水煎劑

柴胡4錢 白芍3錢 桂枝5錢 黃芩5錢 黃連1.5錢 黃柏5錢 連翹4錢 陳皮8錢 半夏4錢 砂仁4錢 丹參8錢 黃耆20錢 麻黃1.5錢 乾薑1錢 附子1錢 4帖（帖/日）

106/8/18

（106/8/11）=胃出血/禁食3日，胸腹癲癇，左手痛覺增，配方乳多溏便。
Hb=7.6，輸血，咳頻，痰多。

處方 水煎劑

柴胡4錢 白芍3錢 黃芩4錢 半夏4錢 甘草3錢 乾薑1.5錢 大棗5錢 黃連1.5錢 黃耆

15錢 陳皮8錢 砂仁4錢 萊菔子8錢　7帖（帖/日）

106/8/25

清醒，日夜顛倒，微咳，已3日無大便。

[處方] 水煎劑

柴胡4錢 白芍3錢 黃芩4錢 黃連1.5錢 黃柏4錢 半夏4錢 甘草3錢 大棗5錢 黃耆15
錢 丹參5錢 陳皮8錢 砂仁4錢 乾薑1錢 附子1錢 大黃1錢　8帖（帖/日）

106/9/4

能吞嚥進食，說話較清楚，表達清楚。

[處方] 水煎劑

柴胡4錢 白芍3錢 黃芩4錢 黃柏4錢 半夏4錢 甘草3錢 大棗5錢 黃耆20錢 丹參5
錢 陳皮8錢 砂仁4錢 乾薑1錢 附子1錢 大黃1.5錢　7帖（帖/日）

〈治療思路〉

· 大面積腦梗塞急性期腦壓高，且全身處於發炎、交感神經亢進階段，以疏肝+清
　熱+化瘀+通利二便為主要治則，協助降腦壓、改善感染、緩解神經亢躁、清除
　血瘀及代謝產物、預防再出血。加麻黃通竅醒腦，促進神經傳導。
· 之後隨著發炎及腦壓穩定改善，漸進減少清熱及利濕藥，漸進增加補氣及溫陽
　藥，加強修復腦神經細胞。
· 本案接續調養，之後改以補腎+補氣養血+疏肝理氣處方。

案6 反覆小中風

女性，72歲。病史：糖尿病，高血壓，心臟病/冠狀動脈先天性狹窄。
近2年反覆梗塞性小中風多次，檢=腦血管多處梗塞。
左側軟癱乏力，眩暈，行偏，口齒不清，常跌倒，倦怠。
舌質淡暗紅/下瘀，脈弦弱。

[處方] 水煎劑

黃耆15錢 丹參8錢 川芎4錢 當歸4錢 黃柏5錢 何首烏8錢 炒杜仲8錢 附子1錢 玉
桂子1.5錢 陳皮8錢 （帖/日）

註：以上處方，囑咐續服100帖，行動正常，追蹤5年，未再發生中風。

〈治療思路〉

· 本案以<u>補氣養血+化瘀+補腎引火歸元</u>治療，改善腦細胞神經損傷，並預防再次
　中風。
· 囑咐病人須持續服完100帖，方可達到腎不虛，肝不橫逆，氣血充養，陰平陽秘
　狀態。

Chapter

3

短暫性腦缺血發作
（TIA）

短暫性腦缺血發作(TIA)

概述

短暫性腦缺血發作（Transient ischemic attack，TIA），是腦局部短暫性血流受阻或中斷，產生短暫性神經系統症狀和體徵，持續數分鐘或數小時，24小時內完全恢復，不留後遺症，但可反覆發作。TIA發作越頻繁，發生中風的危險性越大。

疾病介紹

病因病機

■ 中醫病因病機

・肝陽上亢

> 飲食勞倦或稟賦不足，導致肝腎陰虛、肝陽上亢，伴隨急躁易怒，頭重痛，腰腿乏力肢麻，煩熱眠難，多夢健忘。

・痰濁中阻

> 脾虛濕熱痰濁蒙蔽清陽，伴隨頭暈目眩，語言謇澀，痞悶嘔吐。

・氣虛血瘀

> 勞倦耗損或老衰，氣血虛弱，脈絡瘀阻，運行不暢。

■ 西醫病因病理

以下因素可能導致TIA的發生：

・血管微小栓子，血小板聚集性增高，盜血現象，心輸出量降低，腦血管痙攣，高凝血狀態，外傷，頸部動脈受壓迫，高脂血症，顱內動脈炎，低氧血症，頸椎病，血壓過低……等。

臨床表現

根據缺血部位與範圍的不同，而有不同的臨床表現。

■ **頸內動脈系統TIA**

・大腦中動脈TIA

> 對側肢體無力或輕偏癱，感覺障礙或異常，同側偏盲，感覺性或運動性失語。

・大腦前動脈TIA

> 對側下肢無力和精神症狀。

・頸內動脈TIA

> 症狀與大腦中動脈TIA相似，但有一過性視力障礙。

■ **椎–基底動脈系統TIA**

・多見於頸椎病變。症狀包括腦幹、小腦、枕葉、內耳症狀。

・常見發作性眩暈，伴隨噁心嘔吐及平衡障礙，頭後仰時症狀加重。

・早期易有頭痛，頭痛部位在頸部、枕部、顳部，具有搏動、脹痛、針刺樣痛，並向顳部及眼眶放射。

・可能併發短暫性頸項僵直、視野缺損、眩暈、耳鳴、吞嚥困難、言語障礙等。

・短暫性複視，聽力下降，聲嘶。

・小腦症狀：短暫性肌張力降低，協調不能，震顫，眼震，頓挫性語言/掃描式語言（Scanning speech），共濟失調，傾倒發作。

・視野缺損：短暫性眼前發霧和閃光。

■ **邊緣系統TIA**

・發作時突然不能記憶。

・範圍包括下視丘、視丘前端、扣帶迴及海馬迴、杏仁核、眶額皮質、穹窿等。

中醫治療思路

中醫治療須考慮病人的發病機制、體質、證型。本病虛實夾雜，以虛為主，但容易夾雜因虛致實之症及病理產物阻滯氣機。

本虛

■ 病因

· 本虛方面，如心臟搏動力弱、營養不良、貧血、肝衰、腎衰、低蛋白血症、低血壓、低血氧、低血糖、離子異常、大病之後、藥物……等因素，會導致大腦血液的低灌流。

■ 中醫證型

· 可見氣血兩虛、肝脾腎陽虛、肝腎陰虛、心脾兩虛、心肺氣虛、脾虛氣弱。

■ 處方治療

· 氣血兩虛
  > 以補氣養血施治。
  > 如補陽還五湯、聖愈湯，重用黃耆15~20錢。
  > 注意補氣後是否有水氣瀦留，考慮加入茯苓。
· 腎陽虛（肝脾腎陽虛）
  > 以大補陽法（補肝脾腎+溫陽）施治。
  > 處方如熟地或何首烏、山茱萸、炒杜仲、當歸、黃耆、陳皮、砂仁、黃柏、乾薑、附子、玉桂子。
  > 黃耆重用，薑附桂用3~5錢，黃柏或其他清熱藥預防化燥。
· 肝腎陰虛
  > 以補肝腎之陰+補氣+少量桂附引火歸元。
  > 如熟地黃或何首烏、炒杜仲、黃柏、黃耆、附子、玉桂子。
  > 黃耆用8~15錢，桂附劑量用1~1.5錢。
· 心脾兩虛
  > 以健脾養血安神施治。
  > 如歸脾湯，增加人參或黃耆劑量。

- 心肺氣虛

  > 以補氣養血+和解表裡（或解表）+宣肺。

  > 如柴胡、桂枝、白芍、黃耆、當歸、陳皮、黃芩，加溫陽藥（薑附）、或補腎藥（熟地黃、山茱萸、炒杜仲）。

- 脾虛氣弱

  > 以健脾補氣施治。

  > 如半夏白朮天麻湯，加重黃耆劑量（15~20錢）。

因虛致實

■ 病因

- 因虛致實者，如血管內皮因慢性損傷導致血小板聚集。
- 或體虛內分泌應激性代償，令交感神經亢奮，導致血管痙攣（腎虛→肝陽上亢→肝風內動）。
- 或頸動脈老化狹窄，或情緒過度刺激緊張……等。

■ 中醫治療

- 血管內皮損傷導致血小板聚集

  > 屬氣血兩虛夾瘀，以補氣養血化瘀施治。

  > 如聖愈湯，加丹參。

- 內分泌應激導致肝陽上亢

  > 以補腎補氣+疏肝緩肝施治。

  > 如何首烏、山茱萸、炒杜仲、黃耆、柴胡、白芍、大棗、黃柏。

  > 不宜以重鎮平肝類（如建瓴湯）施治，恐會導致腦部低灌流，更增加TIA發生機率。

- 頸動脈老化狹窄

  > 以補氣養血化瘀（如補陽還五湯）、或補氣健脾化瘀（如半夏白朮天麻湯）施治。

  > 並加入葛根4錢、羌活3錢、川芎4~8錢、丹參用5~8錢。

病理產物

■ 病因病理

- 病理產物包括：高血凝狀態、高脂血症、免疫複合體、顱內動脈炎TIA後，以及各種因素導致全身或顱內缺血、或缺氧、或發炎，所產生的血瘀、痰濁、水飲諸症象。
- 各種病因之TIA，都可能合併血瘀、痰濁、水飲之病理產物。

■ 影響

- 血瘀、痰濁、水飲之病理產物若無清除，會阻滯神經傳導及藥物或營養吸收，影響治療效果。

■ 處置

- 清除血瘀、痰濁、水飲之病理產物，須視寒熱虛實給予相應處方，並考慮病理產物之標症的急慢性。
- 急性期（熱性期或寒凝期），以清除病理產物為主。
- 慢性期以治療疾病本身為主。

   <血瘀>
   > 可能貫穿所有型態的TIA病人，只是程度問題。
   > 任何缺氧、缺血、發炎的長期或短期狀態，都可能形成血瘀。所以必加入活血化瘀藥。
   > 其中血液流變學異常、或免疫複合體因素，會產生嚴重的血瘀，阻滯其他藥物的吸收，須加入大劑量活血化瘀藥。
   > 血瘀證但看舌象或皮膚，若舌下瘀脈明顯，或肌膚甲錯、血枯膚晦，即可斷定明顯血瘀。

   <痰濁>
   > 各種原因導致淋巴回流不良、細胞內外液、血漿滲透壓、血管通透損傷……，遇熱焦熬，或因反覆抽吸引流，或常服利尿劑等，形成黏稠濁厚之痰濁，會阻礙神經傳導及血流。
   > 以理氣化痰之藥，如陳皮、砂仁、半夏、枳實、枳殼、葛根、萊菔子、銀杏葉……等，再視證型加入或補氣、或溫陽、或清熱、或化瘀……諸藥。
   > 銀杏葉對於淋巴回流不良，或反覆濃縮形成之黏液性痰濁，可分解其所形成之

　硬化蛋白。

> 須依形成之病因，給予主要治則的處方，再加上理氣化痰之品。

<水飲>

> 急性發炎所產生之淋巴液增生，或因虛寒所形成之水氣，但凡質清水稀者，皆是水飲。

> 如心衰、腎衰、肝衰、低蛋白血症、低血壓、低血氧所導致的TIA，以大補氣血或脾腎兩補+溫陽+利濕施治。

> 如腦動脈炎、免疫因素所導致的TIA，以清熱+利濕+疏肝+通腑施治。

舌象 / 脈象

■ 舌象

・胖大有齒痕，屬氣虛或陽虛。

・瘦薄舌，屬腎虛或血枯。

・無苔鏡面舌，屬腎陰陽兩虛。

・舌暗有瘀，屬氣虛+血瘀。

・舌下脈瘀深或怒張，屬大瘀。

■ 脈象

・但見細、弱、遲，重按無力（無根），屬氣虛血虛、脾虛、腎虛。

・但見洪、大、滑、數，重按有力，屬熱證、實證。

・但見弦脈，考慮疏肝，視實證或虛證給予相應之處方。

病案介紹

案 1 孕婦反覆 TIA

女性，32歲。

一診 100/11/14

妊娠26周，本周發生TIA=5次，周體腫脹，喘滿，頭暈痛，腹木硬/午後尤甚，腰痛顯。

處方 水煎劑

黃耆20錢 當歸4錢 白朮5錢 黃芩5錢 炒杜仲8錢 乾薑5錢 附子5錢 玉桂子5錢 陳皮5錢 砂仁4錢 茯苓5錢 澤瀉5錢 7帖（帖/日）

二診 100/11/21
本周發生TIA=1次（11/15日），仍腰痛顯，胃腹脹氣。

處方 水煎劑

黃耆20錢 當歸4錢 白朮5錢 黃芩5錢 炒杜仲8錢 乾薑5錢 附子5錢 玉桂子5錢 陳皮8錢 砂仁8錢 茯苓5錢 （帖/日）

註：二診之後無再發生TIA，續調至39周順產。

〈治療思路〉
・本案以補氣養血+補腎溫陽+理氣利濕施治。
・妊娠6個月以後，孕婦的心臟負擔增加，頻繁發生TIA，係屬心陽虛導致腦部低灌流及低血氧所致，須以大補氣血、大補腎陽處方，積極挽救改善，否則易發生胎兒生長遲滯或早產，或母親中風的危症。
・孕婦的生理屬腎虛，加杜仲合併薑附桂，溫陽補腎，穩定生殖軸，協助安胎。
・心陽虛必有水濕代謝產物，加白朮、茯苓，協助健脾利濕。
・加陳皮、砂仁理氣，協助推動諸藥。

案 2 TIA+ 行路偏斜 + 大眩暈

女性，77歲。高血壓/十多年，常發生TIA。
終日頭暈，行路偏斜，常發大眩暈/嘔吐。
心臟瓣膜脫垂，心悸，虛弱乏力，平時腰痠顯，易抽筋。
納可，眠可，大便日1行，溲少，下肢水氣。
舌質偏暗紅/下瘀，脈弦弱。

處方 水煎劑

黃耆15錢 熟地黃5錢 丹參4錢 當歸4錢 川芎4錢 茯苓4錢 陳皮8錢 砂仁4錢 炒杜仲8錢 黃柏5錢 附子1.5錢 玉桂子3錢 （帖/日）

註：以上處方續服7周（49帖）後，諸症改善，但行快仍易頭暈心悸，未曾再發作
　　TIA。

〈治療思路〉

• 以聖愈湯精神，改善腦部血氧，則TIA及頭暈頭痛可獲緩解。

• 心臟瓣膜脫垂、心悸、虛弱、腰痠甚，屬心腎陽虛，加杜仲補腎、桂附溫陽，
　協助補氣養血藥推動藥力，並穩定神經內分泌軸線，腎氣不虛，則虛陽無以浮
　越，無上盛下虛之患，對血壓及行路平衡有莫大助益。

• 佐茯苓健脾利濕，合補氣溫陽藥氣化，改善水腫及溲少。

案3 經崩性 TIA

女性，33歲。月經期間易發作TIA。

檢＝肌腺症/肌腺瘤3cm，左側巧克力囊腫3cm，Hb=8.5，高CA125（近期無測/2年前
158）。

逢經期間：經間痛甚（經前悶痛/經後刺痛），經量過多（持續2~3日）/瘀多，手足
麻且無力，喘急，常發生TIA。

平日虛倦乏力，頭暈頭痛，納差痞脹，腰痠，眠難，乾渴，腰腹乾癢，大便溏/日
2~3行。

舌質淡暗紅/下瘀，脈弦細弱。

處方　水煎劑

熟地黃5錢 山茱萸4錢 炒杜仲8錢 黃耆15錢 黃芩8錢 丹參8錢 柴胡4錢 白芍3錢
乾薑1.5錢 陳皮8錢 砂仁4錢 （帖/日）

註：以上處方接續調理。
　　共服24帖後，再次月經，經量正常，諸症較輕減。
　　共服72帖後，諸症改善，停服中藥，未再發生TIA。

〈治療思路〉

• 本案病患因肌腺症經血過多，導致腦部血氧低灌流，復因體虛（腎虛），經
　間前列腺素分泌較多（肝鬱氣滯），末梢血管收縮，加重頭暈頭痛手麻喘急諸
　症，亦可能阻礙腦血流，故在月經期間常發生TIA。治療思路須考慮上病下取，

以調經及改善出血過多為主。

- 肌腺症出血過多的治療，須從二方面同時著手。一是以補腎補氣，從調控黃體素→約制雌激素，同時改善子宮收縮力，則可降低經血過量。另一須直接治療肌腺症，以大劑黃芩、丹參、骨碎補清熱化瘀，抑制子宮內膜過度增生，同時改善經痛、膚癢及舌質暗瘀。
- 柴胡、白芍疏肝，協助補腎藥穩定內分泌軸線，調節前列腺素，改善睡眠。
- 乾薑、陳皮、砂仁，溫陽理氣消滯，改善腸胃諸症，協助藥力吸收。

案 4 TIA+ 反應遲鈍

女性，39歲。二日前突暈厥急診。

視黑，虛弱須攙扶，頭麻，手麻，四肢痿軟，精神恍惚，定格神滯，注意力不集中，記憶差，詞不達意，腹脹氣，寒熱不適。

平日常感冒，頭痛項強，面白無華，消瘦。

舌質淡紅，脈弦弱。

處方　水煎劑

柴胡4錢 桂枝5錢 白芍3錢 黃芩5錢 陳皮8錢 砂仁4錢 黃耆20錢 當歸4 何首烏5錢 炒杜仲8錢 乾薑1錢 附子1錢 （帖/日）

註：以上處方接續調理。

　　持續服藥4個月後，諸症改善，減服中藥。

〈治療思路〉

- 以大劑黃耆加當歸，補氣養血，改善腦部血氧低灌流。
- 加首烏、杜仲補腎，穩定神經內分泌軸線，避免因體虛引發交感神經過度啟動，導致上盛下虛諸症。
- 以柴胡桂枝湯精神改善容易感冒、寒熱不調，並協助穩定神經及內分泌。

案 5 心因性 TIA

女性，68歲。近日發生數次TIA（青少年時期常發生）。

心搏乏力，頭暈頭痛，行路喘悶，易感冒/易久咳，視力模糊，睡眠及胃納可。

舌質瘦薄暗紅，脈弦弱。

處方 水煎劑

熟地黃5錢 山茱萸4錢 炒杜仲8錢 黃柏5錢 陳皮8錢 砂仁4錢 黃耆15錢 丹參4錢
當歸4錢 川芎3錢 乾薑1錢 附子1錢 玉桂子1.5錢 （帖/日）

註：以上處方接續服15周（105帖），之後改科學藥粉調理，諸症改善，心搏有
　　力，視力善，少感冒且少咳，追蹤5年未再發生TIA。

〈治療思路〉

・以補陽還五湯精神改善心搏乏力及腦部低灌流。

・加入補腎陰藥及少量桂附引火歸元，可協助補氣養血藥，陰平陽秘心腎相交，
　避免因單純給予補氣養血藥，導致胸悶、心悸、焦躁、睡臥不安諸症。

・加少量乾薑協助補氣藥修復氣管黏膜，改善感冒久咳。

案 6 腎陽虛 TIA

男性，78歲。常發生TIA。

發作TIA時：眩暈，四肢知覺差，嘔吐，暈厥，高血壓，頭面紅脹，手足逆冷。

胃納可，二便常，無水氣。舌質瘦紅，脈細弱。

處方 水煎劑

黃耆20錢 丹參4錢 當歸4錢 川芎4錢 黃芩5錢 乾薑3錢 附子3錢 玉桂子5錢 陳皮
8錢 炒杜仲8錢 （帖/日）

註：以上處方服7帖後，諸症改善多。
　　接續調理數周，無再發生TIA。

〈治療思路〉

・本案病人高齡多次發病，有諸多後遺症，且頭面脹紅及高血壓，舌瘦紅，脈細
　弱，屬心腎陽虛。

・以大劑黃耆補氣，加補血、補腎、溫陽諸藥，改善修復損傷。加黃芩5錢預防化
　燥。

案 7 TIA＋急性高血壓＋低鉀＋癢疹

女性，69歲。注射新冠肺炎疫苗後，發病毒疣及蕁麻疹。

（112/1/14）因頭痛後暈厥，急診住院，檢查＝小中風＋急性高血壓＋鉀離子低下。

檢PLT=535k，K=2.6（補鉀），ALT=68

初診 112/2/15

常發紅疹塊，血枯膚晦暗，倦怠，咽乾痛，體燥熱，燥渴，血壓忽高低。

消瘦，睡眠胃納二便正常，無飢餓感。舌質瘦薄暗紅/下瘀，脈浮弦。

處方 水煎劑

何首烏8錢 炒杜仲4錢 生杜仲4錢 柴胡4錢 白芍3錢 黃耆8錢 黃連1.5錢 黃柏5錢 青蒿5錢 丹參5錢 陳皮8錢 砂仁4錢 7帖（帖/日）

二診 112/3/3

諸症進步，BP=110/70（無服西藥）。

處方 水煎劑

同上方 14帖（帖/日）

三診 112/3/17

血壓改善，膚癢改善，無咽乾痛及燥熱。

處方 水煎劑

何首烏8錢 炒杜仲8錢 柴胡4錢 白芍3錢 黃連1.5錢 黃柏5錢 丹參5錢 黃耆8錢 陳皮8錢 砂仁4錢 玉桂子1.5錢 大棗5錢 14帖（帖/日）

〈治療思路〉

· 本案以補腎＋疏肝緩肝＋清熱養陰＋化瘀，治療諸病症。

· 以補腎（加少量補氣）疏肝，穩定神經內分泌軸線，緩解並預防再次急性高血壓。

· 黃連、黃柏、青蒿、丹參，清熱養陰化瘀，改善燥熱、乾渴、反覆性膚癢、咽乾痛等諸症。

· 陳皮、砂仁協助消化吸收。

· 一及二診，生、炒杜仲同用，避免專用炒杜仲燥熱誘發皮膚癢，或專用生杜仲補腎無力且血壓降太低。

・三診，膚癢燥熱咽乾痛等症改善後，專用炒杜仲，再加入玉桂子，加強補腎固本，腎氣足則虛陽有根不浮越，從而改善高血壓及血管痙攣，穩定細胞離子，從根本避免再發作TIA。

Chapter

4

腦水腫
（高顱內壓）

腦水腫（高顱內壓）

概述

腦水腫係指各種原因，造成腦組織的細胞內或細胞外的水分增多，而使腦的體積和重量增加。腦水腫是中樞神經損傷的綜合病症，廣泛出現在各種腦部的直接損傷及繼發於內臟或整體損傷之後。

臨床表現有頭痛、眩暈、嘔吐、視神經乳突水腫、煩躁、意識混亂、癲癇發作、甚至昏迷……等。

腦水腫控制不良，局部損傷可見失語、偏癱、偏盲……等症狀。全面性損傷，將進展至高顱內壓、腦疝脫、腦細胞損傷及液化，終將危及生命。

中醫將腦水腫臨床證型區分：表裏三焦實熱、膀胱水蓄、痰飲為病、熱毒熾盛、肝陽上亢、氣虛血瘀、血蓄等，分別處以不同的方法治療，有良好的效果。

疾病介紹

病因病理

■ 病因

· 因各種直接或間接急慢性損傷，導致腦部發炎、缺氧、缺血。

· 如腦感染、炎症、中毒、頭部創傷、頭部或身體急性大出血、腦動脈瘤破裂、低血壓、低血糖、腦血管栓塞、出血、梗塞、腦瘤、腦膿瘍、腦寄生蟲、肝性腦病、肺性腦病、腎性腦病、妊娠中毒、水電解質平衡紊亂、敗血性腦病、腦腫瘤栓塞或輻射後遺、血液疾病、高血壓性腦病、高血糖性腦病……等，都會發生腦水腫。

■ **病理機轉**

· 腦細胞代謝障礙及電解質失衡

> 腦細胞缺氧，會產生代謝降低及電解質紊亂，細胞內外的能量、酶、廢物無法交換。

> 鉀離子游離出細胞外，大量的鈉離子、氯離子進入細胞內，形成氯化鈉，造成細胞內水分子增加而腫脹。

> 大量的鈣離子進入細胞內，破壞蛋白質與脂質，引起小動脈痙攣，更惡化腦細胞水腫。

· 血腦屏障（Blood-brain barrier，BBB）

> 損害大腦組織缺氧、缺血，或動脈壓過高，會使腦內毛細血管壁的通透性增加，損害血腦屏障，使腦組織液體明顯增多。

· 微血管自動調節機制損害

> 腦內微細動脈與微細靜脈，受神經及血管活性物質的自動調節，維持一定的壓力平衡。

> 腦血流灌注壓（Cerebral perfusion pressure，CPP）下降到60 mmHg或升高至160 mmHg，或腦部受到傷害，會使自動調節機制受損，發生腦水腫。

· 顱內靜脈壓增高

> 顱內靜脈壓增高，會使腦組織的靜脈回流吸收障礙，腦脊髓液（Cerebrospinal fluid，CSF）潴留在腦內，同時腦脊髓液又不斷製造，當水腦症形成時，CSF只能往細胞外流動，即引發腦水腫。

腦水腫的分類

■ **血管源性腦水腫**（Vasogenic cerebral edema）

· 血腦屏障破損，體液從通透性增加的微血管滲漏到細胞外間隙，這些細胞外液，會慢慢被吸收流入腦室內，和腦脊髓液混合。

■ **細胞毒性腦水腫**（Cytotoxic cerebral edema）

· 細胞的新陳代謝及離子產生紊亂障礙，造成腦細胞內腫脹。

■ **間質性腦水腫**（Interstitial cerebral edema）

- 又稱阻塞性水腦症（Obstructive hydrocephalus）。
- 脈絡叢（Choroid plexus）每天分泌CSF約500 ml，CSF流經腦室系統，並由第四腦室的馬讓迪（Magendie）氏孔及路施卡（Luschka）氏孔進入蛛網膜下腔，被再吸收，流入靜脈系統內。
- 當這些通路任何地方堵塞，CSF吸收受阻，或CSF製造過多，如脈絡叢乳頭瘤（Choroid plexus papilloma）或腦部內發炎，都會造成平衡失序，形成間質性腦水腫。

■ 滲透壓性腦水腫（Osmotic cerebral edema）
- 因滲透壓降低造成細胞內水腫，水腫液主要聚集於膠質細胞，細胞外間隙正常，血腦屏障亦未破壞。此見於急性水中毒（Water intoxication）。

腦水腫的病情進展

依腦水腫發生的範圍及輕重程度區分，若病情惡化進展，可發生以下的病變：

■ 神經功能損傷
- 局部腦水腫惡化，可使腦損傷病灶之相應部位神經功能受損，如失語、偏盲、偏癱等。

■ 腦液化（Liquefaction）
- 又稱腦溶解，即腦細胞變性壞死。
- 當腦細胞持續缺氧缺血6小時，腦組織尚未有形態上改變。持續48小時，腦組織變得色淡、軟而腫脹。第2~10天，腦組織變得膠狀且易碎。第10天~3周之間，腦組織逐漸自行溶解液化，最後剩下一液體腔室空間。

■ 高顱內壓（Intracranial hypertension）
- 由於顱腔內的空間固定，腦水腫未即時改善，顱內壓隨即升高。
- 臨床表現見頭痛、眩暈、視神經乳突水腫、癲癇發作、意識紊亂、煩躁、脈搏減緩、呼吸加深……等顱內壓增高的症候群。
- 同時高顱內壓亦更惡化腦水腫，二者惡性循環，終引致腦疝。

■ 腦疝（Brain herniation）

- 當顱內壓極度增高時，腦組織便向壓力小的地方移位而形成腦疝。
- 腦疝發生前期，病人的高顱內壓症狀加重。
- 腦疝形成期間，初期腦幹尚能有一短暫時間代償性維持生命，到後期腦幹因受擠壓嚴重損害，轉變成呼吸衰竭，體溫降低，瞳孔散大，光反射消失，血壓下降、脈搏細弱，最後呼吸停止。

臨床表現

腦水腫的臨床症狀即顱內壓增高的症狀：

■ 西醫觀察

- 頭痛
  > 早晨比較嚴重，頭部轉動、彎腰或屈膝症狀惡化。
- 嘔吐
  > 因高顱內壓刺激延髓嘔吐中樞，症狀的輕重程度與頭痛平行。
- 視乳突水腫
  > 顱內壓增高時，壓迫視神經鞘和靜脈回流梗阻，發生視神經盤及視乳突水腫。
  > 但在急性高顱內壓時，也可能不發生視乳突水腫。
  頭痛、嘔吐、視神經乳突水腫，常被稱為高顱內壓三大症。
- 眩暈
  > 頭暈，體位不穩，病人常不願轉動頭部。
- 癲癇發作
  > 一部分病人會發生。
- 意識狀態
  > 早期出現表情淡漠、反應遲鈍、煩躁、不安、易怒，動作遲緩，呵欠。
  > 病情發展嚴重時，則出現意識障礙而至昏迷。
- 生命體徵
  > 初期延髓代償，症狀見脈搏減緩，血壓增高，呼吸深而慢。
  > 後期中樞性循環衰竭，血壓下降，脈搏細緩，漸漸呼吸衰竭。
- 其他體徵
  > 失語、偏癱、偏盲、瞳孔擴大……等。

- 顱骨改變
  > 嬰幼兒則見骨縫分離、頭顱增大。

■ 中醫觀察

中醫觀察病人除了有頭痛、眩暈、嘔吐外，尚有其他臨床表現：

- 熱象
  > 高熱不退，或面腫紅赤但熱不高，或寒熱往來。
- 色象
  > 膚赤面赤，或面腫膚腫，或面膚瘀紫甚則紫黑。
- 五官
  > 眼或開或閉，開者眼瞼痙攣，眼腫，眼紅多眵，或瞪大外凸。閉者硬緊不能開
  　張。
  > 口或開或閉，閉者牙關緊合，口噤不食。開者萎緩不收。
  > 唇厚瘀黑，或舌絳外吐，甚者舌卷焦黑，口臭，氣粗，呼吸聲大。
- 汗象
  > 汗出如油，或額汗如珠或大汗如雨。
- 息及痰
  > 喘急氣粗，痰涎壅盛或黏膩不出，痰音拽鋸或喉中水雞聲、涎多不收。
- 神識
  > 憂鬱、低潮、表現淡漠、反應遲緩、呆滯語遲、抽搐、癲癇、幻聽、幻視、煩
  　躁易怒、言聲粗大、妄言禍福、發狂見鬼、高叫漫罵。
- 胸腹症狀
  > 胸肋滿脹，連臍腹皆硬，腹如覆盤且大實痛。
  > 或胸肋滿，腹不硬不痛，但喘急夾飲（如腹水，胸肋膜積水，心包積水等）。
- 二便
  > 代償性的腹瀉、尿失禁，或關格二便皆閉，或大便通暢但尿閉。
- 脈動
  > 脈急實洪大或沈實遲大或沈細弱遲。
- 肢體
  > 急性期發作為兩手握固或開鬆。握固則手足項背腰腿皆拘急僵緊，開鬆則全身
  　癱軟無力如初生兒。

> 慢性期發作為動作遲緩、肢體功能喪失麻痺、振搖辮地、搐搦、肢體偏癱、咀嚼困難、含水外溢…等。

不同病因引起腦水腫的臨床表現

依腦水腫的起病緩驟，可分為急性腦水腫及慢性腦水腫。

· 急性腦水腫產生的病因包括：各種急性腦感染、中毒、急性大出血、高血壓腦病、高熱中暑、顱腦外傷、各種代謝性腦病。

· 慢性腦水腫最常見於顱內佔位性病變如腦瘤，腦膿瘍，腦寄生蟲病等。

依腦水腫產生的病因亦可分為原發性腦水腫及繼發性腦水腫：

■ 原發性腦水腫

病因在顱腔內所引起之腦水腫。

· 感染性腦水腫

> 有感染病因，如病毒性腦炎，各種腦膜炎，流行性腦炎，百日咳腦病…等。

> 臨床表現：高熱、頭痛劇烈、嘔吐頻繁、躁動抽搐、頸項強直。

> 嚴重者：昏迷、去大腦強直反應、Babinski徵，甚至呼吸衰竭。

· 頭部挫傷性腦水腫

> 頭部挫傷數小時後即可發生腦水腫，視挫傷的程度可出現局部性腦水腫或瀰漫性腦水腫。

> 局部性腦水腫依損傷的不同部位產生相應之神經損傷如失語、偏盲、偏癱等。

> 瀰漫性腦水腫多出現高顱內壓甚至腦疝。

· 腦血管疾病引起的腦水腫

> 如大面積的腦栓塞、大病灶的腦出血、顱內靜脈竇血栓形成。

> 臨床依不同病灶損傷而有不同的神經損害體徵，如失語、偏盲、偏癱等。

> 並常出現高顱內壓甚至腦疝。

· 急性中毒性腦病引起的腦水腫

> 因毒素作用於中樞神經系統產生腦損傷而引起的腦水腫。

> 臨床上見有毒蛇神經中毒、巴比妥中毒、鉛中毒、一氧化碳中毒等。

> 臨床表現：劇烈頭痛、嘔吐、躁動不安、譫語、抽搐、癲癇發作、昏迷等。

- 高血壓性腦病之腦水腫
  > 當血壓過度升高時，腦內的小動脈廣泛性痙攣，腦血管阻力增加，腦血流減緩，微細血管內壓增高，通透性損害，致血管內液體及蛋白質滲透出血管外而引發急性腦水腫。
  > 臨床表現：血壓顯著升高BP=200/120甚至BP=240/140，同時伴有劇烈頭痛，噴射性嘔吐，眼底出血或視神經乳突水腫，失語，眩暈，偏癱，意識障礙等。
- 顱內佔位性病變之腦水腫
  > 顱內佔位性病變如腦腫瘤，腦膿瘍，腦血腫，腦寄生蟲病等，因腫塊效應壓迫腦組織及阻礙腦脊髓液循環。臨床上有急性或慢性顱內壓增高之病徵。
- 癲癇誘發之腦水腫
  > 癲癇持續性發作，可因呼吸障礙引起腦組織缺氧。
  > 亦會造成腦內水與電解質紊亂及酸中毒而引發腦水腫。
  > 臨床表現：意識障礙，若發作時間過長或出現嘔吐現象，則應考慮腦水腫產生。
- 高熱中暑性腦水腫
  > 持續性的高熱，若機體無法散熱調節體溫，會出現腦組織代謝紊亂，致腦部充血水腫及神經細胞水腫。
  > 臨床表現：體溫顯著升高（41℃），高熱無汗，脈搏增快，呼吸喘促，口燥渴，頭痛，頭暈，嘔吐，譫妄，精神錯亂，抽搐，癲癇發作，甚至昏迷。
- 腦腫瘤栓塞、放療後遺之腦水腫
  > 腦腫瘤經化學藥物栓塞治療或輻射治療（如X光刀、γ刀等），都可能產生急性或慢性腦水腫及腦細胞灼傷、腦膜沾黏、腦脊髓液回流不良等。
  > 其腦神經功能損傷或者在治療時即產生，或者在治療後數月甚至數年產生，神經細胞及纖維往往萎縮、退化、硬化、結痂、空洞而有不同程度之功能障礙。

■ **繼發性腦水腫**

病因在顱腔以外引起之全身性功能障礙而波及中樞神經之腦水腫。

- 缺氧、缺血性引起的腦水腫
  > 如心跳驟停，過度低血壓，急性大出血致腦缺血，溺水窒息缺氧，嚴重電擊呼吸停止，吸入梗阻引起窒息……等，會引起腦細胞內水腫而致急性腦水腫。

> 臨床表現為兩眼外突、面色發紺，瞳孔放大，光反射遲鈍等。

· 代謝障礙性腦水腫

> 肝性腦病，肺性腦病，尿毒性腦病，糖尿病性腦病，妊娠毒血，血液疾病，敗血性腦病…等各種代謝性腦病，均可能出現嚴重的腦水腫。

> 臨床表現：頭痛，倦怠乏力，煩躁不安，精神紊亂，振顫，肢體抽動，嘔吐，眩暈，昏睡等，並伴有原發疾病的體徵。

· 水與電解質紊亂性腦水腫

> 水中毒，酮酸中毒，高鈉或低鈉等引起的水與電解質紊亂，均能引起腦水腫。

> 臨床表現：頭痛，嘔吐，抽搐，昏迷，譫妄等症狀。

· 藥源性腦病之腦水腫

> 某些藥物引起腦組織過敏性中毒反應，增加細胞內滲透壓，或引起脈絡叢分泌過多腦脊髓液，或阻礙腦血液回流及致腦組織缺氧。

> 如抗生素、荷爾蒙、VitA、 VitD，心血管藥物、解熱鎮痛劑等都可能產生腦水腫。

> 臨床表現：頭痛、嘔吐、眩暈、煩躁、抑鬱、疲倦等，依服用時間長短與劑量而有不同程度表現。

中醫治療思路

中醫辨證治療

依臨床表現的證型，給予不同的治療處方：

■ 表裏三焦實熱型

· 神昏，意濁，痰涎壅盛，黏稠不易咳出，汗出如油，胸肋滿脹，腹硬滿大實痛，二便閉，面膚紫黑或瘀紫，兩手握固，口噤不食，眼瞼痙攣，眼壓高，血壓高，脈急實洪大或沈實。

· 治療：以大柴胡湯或合併五苓散為重，令大便通暢，一日瀉下3~5次。

- **水蓄膀胱型**
  - 有眩暈、頭痛、嘔吐、意識改變等腦壓高的症狀，病人大便通暢，但小便不利，無胸肋滿脹腹滿實痛，但合併有腹水，肋膜積水或心包囊積水或全身水腫。
  - 治療：以五苓散為主方，依症狀加減。

- **痰飲為病型**
  - 病人有高顱內壓之頭痛、嘔吐、眩暈、癲癇發作意識呆滯或急躁易怒，大汗、面腫等臨床表現，又病人的氣管分泌物多，或黃黏稠不易咳出，或喉中水雞聲，或痰聲如金拽鋸。
  - 治療：依寒痰或痰熱治療。痰熱以溫膽湯或滌痰湯加白芥子、萊菔子治之。寒痰以麻黃附子細辛湯、理中湯、真武湯、小青龍湯等依症狀治療。

- **肝陽上亢型**
  - 喘急痰音大，汗出如油或大下不止，眼瞪大外凸，舌紅絳外吐不收，唇黑瘀腫，面紅腫大，頸動脈怒張跳動，但病人無便秘，無胸肋滿脹痞鞭。
  - 治療：以建瓴湯為主方，降逆平肝。

- **熱毒熾盛型**
  - 高燒不退，口臭，痰涎黏膩，目赤舌赤， 語，頭暈，嘔吐，口乾舌燥，或癲癇抽搐，或嗜臥昏睡，或狂躁不眠，登高妄走。但病人較無胸肋滿硬實痛，無便秘宿屎，或僅輕便秘，並且尿利通暢。
  - 治療：以黃連解毒湯加減為主。

- **瘀熱型**
  - 症狀：腦挫傷引起的腦水腫及高顱內壓者屬之。
  - 治療：以丹沒四物湯加涼血通便藥治之。

- **氣虛血瘀型**
  - 面浮水腫，神識昏蒙，頭痛，眩暈，嘔吐，嗜臥，虛弱乏力，語聲低微，喘息，涎多清稀，尿少，脈沈細弱。
  - 治療：以補陽還五湯合併五苓散為主。

- **陽明裏實或血蓄型**

- 面腫瘀紫，汗出如油，神昏呆滯，肢體僵硬，體味與口氣濃臭，患者小腹劇烈疼痛，觸之少腹有索狀物；或腹如覆盤硬滿痛，腸子不蠕動而便秘如羊屎或全不大便者。
- 治療：以桃仁承氣湯、或抵擋湯、或三承氣湯、或大黃治療，通便溶血。

慢性腦水腫之中醫治療

各種病因引起的慢性或輕度腦水腫，中醫治療須優先考慮去除原發因素。

■ 臨床證型

- 表實證者，以大柴胡湯或黃連解毒湯合併五苓散治療。
- 血壓高屬肝陽上亢者，以建瓴湯合併五苓散治療。
- 血壓過低屬氣虛血瘀者，以補陽還五湯加茯苓、澤瀉治療。
- 慢性血腫屬瘀熱瘀阻者，以丹沒四物湯合併五苓散治療。
- 顱內腫瘤視寒瘀或熱瘀，分別以芩連丹 四物湯加茯苓、澤瀉或補陽還五湯加茯苓、澤瀉治療。
- 腦脊髓液回流不良，屬寒痰或痰熱，寒痰者以半夏白朮天麻湯加吳茱萸、人參治之。痰熱以溫膽湯合併五苓散治療。
- 腦壓正常，情緒紊亂，寒熱往來或低熱者，屬少陽證以柴苓湯治之。
- 腦腫瘤栓塞後遺，初栓完而無注射類固醇者，屬實熱期，以大柴胡湯加重天麻、茯苓、澤瀉、川七。
- 腦腫瘤經輻射治療或化療後遺之腦細胞水腫，可以小柴胡湯加補陽還五湯加重茯苓、澤瀉；或以半夏白朮天麻湯加補陽還五湯治療。

■ 注意事項

- 各證候處方皆須考慮加入活血化瘀、通便利尿、通竅等藥。如乳香、沒藥、川七、丹參、大黃、卜硝、麻黃、細辛等。
- 須維持二便通利，令大便一日數次，病情改善速度較快。
- 未服中藥前，即注射大劑量甘露醇或類固醇，或久服類固醇，中醫屬腎陽虛，在辨證處方上加入人參、黃耆、乾薑、附子、玉桂子，可預防腦細胞快速萎縮退化。
- 腦水腫症狀穩定改善後，應迅速在辨證處方上加入黃耆、人參、乾薑、附子、肉桂等，或以十全大補湯、補陽還五湯等處方治療，修復受損腦細胞。

中醫降腦壓的方法

■ 化痰飲法

- 西方醫學所謂不正常的水分或分泌物，或是細菌、病毒，或腫瘤細胞分泌所產生之毒素或代謝廢物，或這些代謝廢物阻塞CSF滲出與回收功能，都可能阻斷神經傳導或阻礙血流，影響電解質平衡造成腦水腫及高顱內壓。
- 這些不正常水分或分泌物可能為水狀，亦可能黏稠狀，在中醫稱痰飲為病，區分為寒痰與熱痰，或兼血瘀或兼氣虛，而此類病患之氣管恰亦多夾痰，其痰或黏膩黃稠，或水狀清稀，以中醫化痰飲法治療，可明顯改善腦神經病變，隨著痰飲減少，神識即漸清醒。
- 代表方：溫膽湯、半夏白朮天麻湯……等。

■ 活血化瘀法

- 腦神經細胞挫傷，或腦血管栓塞、溢血，或血管瘤破裂，或血栓沈積，膠質細胞增生，玻璃樣沈澱、硬化、萎縮，腫瘤化放療後之纖維變性，手術燒灼後粘連結痂，以中醫之活血化瘀法可改善。
- 中醫的活血化瘀不同於西醫的尿激酶或胞漿素，可能造成腦部血管再破裂的缺點。
- 許多活血化瘀藥具有多向調解作用，備活血、化瘀、生新血、止血多重藥效，如丹參、川七、蒲黃、乳香、沒藥、當歸……等。

■ 淡滲利濕法

- 淡滲利濕法對於腦水腫併發全身水腫、低蛋白血症、腹水、胸肋膜積水、心包膜積水等有改善整體症狀之良好療效。
- 淡滲利濕法有別於利尿劑，不會造成鈉鉀等電解質紊亂。
- 代表方：五苓散加方。

■ 通便降壓法

- 中醫之通便降壓不同於西醫之輕瀉法。
- 中醫以大黃、桃仁、卜硝、枳實、厚朴等藥，除了通便外，更有溶膽、利膽與溶除腦與脊髓神經細胞各種代謝廢物，並能抑制腫瘤細胞血管新生，溶除血栓、水腫之阻滯，使腦細胞儘速恢復功能。
- 代表方：大柴胡湯、桃核承氣湯、抵擋湯等。

■ 重鎮平肝法

- 中醫之重鎮安神、平肝降壓法，適用於無便秘，且無胸肋滿脹硬痛，但病人平素為本態性高血壓，或平時眠少，情緒緊張亢奮的病人，其發生高顱內壓常合併有高血糖或甲亢或其他腦及內分泌過亢。
- 病人表現面紅膚赤，頭脹大、音粗、目脹瞪凸、大汗如油如雨、痰音拽鋸、全腫脹…等實證表現，但二便通利，無胸腹症。
- 代表方：建瓴湯、白虎湯、柴胡龍骨牡蠣湯等。

■ 清熱解毒法

- 適用高膽固醇，高中性脂肪，高尿酸血症，高AST、ALT，高血糖……等。
- 對腦血管，腦細胞之發炎、水腫、血管、上皮細胞異常增生，腦感染、腦創傷造成之腦部損傷，腦腫瘤栓塞造成之化學性灼傷，腦與內臟內分泌過度亢進，皆有良效。
- 臨床上但見實熱證，大便秘或不秘，皆適用。
- 代表方：黃連解毒湯。

■ 補氣活血化瘀法

- 適用腦神經細胞之修復，低血壓，低血氧，低蛋白血症，心臟衰竭等的功能促進，或使用過類固醇、甘露醇而以正常辨證治療仍效不彰的病症。
- 代表方：補陽還五湯。
- 若見陽虛者，應在此原則上加入人參、乾薑、附子、肉桂等補陽強心藥。

■ 通竅法

- 在腦神經病變中之各方，須考慮酌加通竅醒腦藥物，以口服或經鼻腔、耳朵、皮膚刺激神經，以達到清醒之目的。臨床藥物常用麻黃、細辛、皂莢、冰片……等。

病案介紹

案1 表裏三焦實熱型 / 腦挫傷後昏迷＋腦水腫

18歲男性。三日前騎機車載女友車禍，頭部創傷昏迷送ICU觀察，其女友當場無生命跡象。

初診 100/7/16

昏迷，鼻飼，有痛覺及光覺反應。頭面嚴重瘀腫，全身性水腫，頭痛，眩暈，嘔吐，發熱，肌膚紅熱脫屑，腹脹硬滿，便秘，意識混亂，躁擾，癲癇發作。顱骨骨裂，髖骨骨折，兩膝瘀腫。舌質暗紅，脈弦緊數。

處方 水煎劑

黃芩8錢 黃連5錢 黃柏8錢 澤瀉8錢 茯苓8錢 桃仁8錢 紅花4錢 枳實5錢 厚朴5錢 柴胡6錢 白芍4錢 半夏4錢 生薑3大片 大棗5錢 大黃3錢 （帖/日）

註：以上處方服6帖後清醒，接續調理。（後續治療參見本書頭部創傷篇）

〈治療思路〉

- 以大劑疏肝降逆+清熱+化瘀+利濕+通腑治療。
- 化瘀+利濕+通腑，快速清除因挫傷導致腦部的各種病理性產物。黃芩、黃連、黃柏清熱，降低發炎。柴胡、白芍、大棗、枳實、厚朴，疏肝緩肝理氣降逆，緩解交感神經亢進。
- 以上諸法協力，清除代謝廢物的同時，截斷神經發炎及續發性傷害，促進恢復神經傳導及修復機制。

案2 肝鬱痰熱型 / 出血性中風→腦水腫

77歲女性。101/4/19昏厥後頭挫。

檢查=出血性中風、顱內血腫，預鑽顱手術清除。

右側癱，大眩暈，頭大痛，嘔吐，視糊，神識昏蒙。

至101/5/9複檢=瘀血仍無吸收。

初診 101/5/12

右側肢體無力，臥床，頭痛不能稍轉側，嘔吐，意識混亂。

煩躁，嗜睡，面瘀紅浮腫，腹脹滿，數日不大便，舌紅苔厚，脈弦數。

BUN=22，Cr=1.45，eGFR=37。過去病史：痛風。

水煎劑

柴胡5錢 黃芩8錢 赤芍5錢 半夏4錢 枳實5錢 生薑3大片 大棗5錢 麻黃1.5錢 乳香3錢 沒藥3錢 桃仁4錢 澤瀉8錢 茯苓8錢 生大黃1錢 4帖（帖/日）

註：以上處方服4帖後，神清可自述，頭痛減，轉頭輕盈，食增。（後續治療參見本書眩暈篇）

〈治療思路〉

· 以疏肝+通竅+清熱+化瘀+利濕通腑治療。

· 離經之血必屬瘀，頭部挫傷後之腦出血及續發性腦壓高，以清熱+化瘀+利濕通腑，溶除血塊，降低發炎，清除代謝廢物，以疏肝理氣緩解挫傷後交感神經紊亂。

案3 陽亢瘀熱型 / 顱咽管腫瘤

女性，36歲，顱咽管腫瘤，侵犯腦下垂體後葉及下視丘，尿崩症西藥控制。

因腫瘤與正常組織融合粘連，西醫不能手術或放療，轉求中醫治療。

失眠，安眠劑多年，劑量增加，仍終夜難眠，藥物性夢遊，大便3日1行，燥渴。

頭脹痛甚，頻吐，眩暈，目睛脹痛，面浮腫，行偏斜，頸以下乏力，焦躁易怒，語意不清，血壓高，血糖高，舌質暗紅瘀，脈弦緊。

水煎劑

黃芩8~10錢 黃連5~8錢 黃柏8錢 大黃3~6錢 懷牛膝8錢 代赭石8錢 白芍5錢 乳香4錢 沒藥4錢 丹參10~20錢 陳皮8錢 半夏4錢 茯苓4~8錢 澤瀉4~8錢 水蛭丸3g 地鱉丸3g（帖/日）

註：以上處方接續治療，漸進平安。（後續治療參見本書腦腫瘤篇）

〈治療思路〉

· 以平肝重鎮+清熱+化瘀+利濕+通便治療，改善因腦腫瘤所導致的腦水腫及陽亢熱瘀諸症。

腦水腫（高顱內壓）

- 顱咽管腫瘤位於下視丘及垂體，會導致內分泌及神經亢奮，故以懷牛膝、代赭石、白芍、半夏，平肝重鎮，協助清熱化瘀及利濕通便諸藥，改善陽亢瘀熱性之高顱內壓。

案 4 缺血缺氧性（陽虛型）/化療後併發心衰及腦水腫

男，68歲。縱膈腔生殖細胞癌。

化療後昏厥，吸短喘急，胸腔積液，頭面及全身水腫，低血壓，低血氧，低血鈉，心衰，腎衰。WBC=2500，Hb=9.5，ALB=1.9，BUN=35，Cr=2.8，Na=126

處方 水煎劑

黃耆20錢 當歸4錢 丹參4錢 川芎4錢 白朮5錢 茯苓10錢 澤瀉10錢 麻黃3錢 葶藶子8錢 黃芩5錢 乾薑5錢 附子5錢 玉桂子3錢 人參5錢 川七3錢（加鹽1錢服）（帖/日）

註：以上處方服7帖後諸症大減，神清，順利出院，接續調理。

〈治療思路〉

- 以大劑補氣+活血+利濕+溫陽+醒腦通竅，強力改善化療後的心衰、腎衰、缺血缺氧性腦水腫。
- 此際須大劑參耆及薑附桂回陽救逆，心腎腦的衰竭方能挽回。
- 麻黃醒腦通竅。葶藶子協助清除胸腔及腦部的黏痰積液。茯苓、澤瀉搭配補氣溫陽藥，得以氣化利濕，消減腦水腫。
- 因體虛無力化燥，故少量黃芩反制即可。

案 5 缺血缺氧性（陽虛型）/洗腎後低血氧性腦水腫

女性，52歲。某次透析後血壓降至60/40，面浮腫，喜悲，頭痛，眩暈，嘔吐，神滯，吸短，近無脈，腹大痛，便秘。

處方 水煎劑

黃耆20錢 當歸4錢 丹參4錢 川芎4錢 乾薑5錢 附子5錢 玉桂子3錢 黃芩4錢 茯苓8錢 澤瀉8錢 半夏4錢 枳實4錢 厚朴4錢 大棗8錢 芒硝3錢 大黃1錢 人參5錢（帖/日）

註：以上處方服5帖後諸症改善，接續調理。

〈治療思路〉

- 以大劑補氣+活血+利濕+溫陽+理氣+通便，改善因透析導致低血氧性腦水腫。
- 虛弱神滯合併腹大痛及便秘，須預防腸道不蠕動，因缺血缺氧導致壞死，故以溫瀉法施治。
- 本案處方強力上疏下通，重點在於補氣溫陽，同時清除病理產物，改善急性腦損傷及腹痛急症。

案6 氣虛痰熱型 / 腦動脈瘤破裂後昏迷 + 腦水腫

男性，55歲。腦動脈瘤破裂，ICU=55日。

昏迷，反應差，呼吸器，鼻飼，低熱盜汗，多白黏稠痰，光反射（＋），痛反應（＋），右癱，胸以上浮腫，腹軟，便秘，脈弦數帶芤。

處方　水煎劑

黃耆15錢　丹參4錢　川芎4錢　陳皮8錢　半夏4錢　竹茹5錢　黃芩8錢　青蒿8錢　茯苓8錢　澤瀉8錢　大黃1錢　麻黃2錢　川七3錢　（帖/日）

註：以上處方服14帖後，漸進清醒，接續調理。

〈治療思路〉

- 以補氣活血+清熱+化痰+利濕+通便治療。
- 本案屬氣虛餘熱未盡階段，腦部急待修復，但處於慢性發炎階段，且尚有病理產物阻滯傳導（痰濕瘀）。
- 以黃耆補氣、麻黃醒腦開竅，共同修復腦神經損傷。黃芩、青蒿，清熱養陰，改善餘熱未盡的慢性發炎階段。活血利濕化痰通便諸藥，清除病理性產物，改善神經傳導。

案7 氣虛痰熱型 / 腦動脈瘤破裂後昏迷 + 腦水腫

女性，57歲。左額葉寡樹突惡性腫瘤，三期。

102/11手術，103/11復發，復手術並放療，預計放療後化療。放療期間配合中醫治療。

體胖，腹大，虛弱，神滯，行暈，無華，舌暗紅，舌下瘀深，脈弦弱帶滑。

〈放療期間中醫處方〉

處方　水煎劑

車前子4~8錢　澤瀉8錢　柴胡4錢　黃芩5錢　黃連3錢　半夏4錢　陳皮8錢　丹參8~10錢　沒藥4錢　桃仁4錢　大黃1~3錢　黃耆10~15錢　（帖/日）

〈治療思路〉

- 以補氣+疏肝+清熱+化瘀+利濕+通腑治療。
- 放療期間正氣損傷，故在治療腦腫瘤之疏肝+清熱化瘀+利濕通腑治則下，加黃耆扶正。

案 8 氣虛血瘀型 / 腦膜瘤壓迫→腦水腫

女性，95歲。一月前突發生左半身漸無力癱軟，急診住院。

檢查=右側腦膜瘤，腦水腫，顱內壓升高，無西醫治療。

來院就診：

左半身乏力癱軟，頭暈，頭痛，噁心嘔吐，呆滯，意識紊亂，唇麻顫，納差，流涎，眠難。舌暗紅下瘀深，脈弦滑。

處方　水煎劑

黃芩4錢　黃連1.5錢　黃柏4錢　丹參8錢　沒藥4錢　茯苓5錢　澤瀉5錢　骨碎補8錢　黃耆10錢　柴胡4錢　白芍3錢　陳皮5錢　砂仁5錢　（帖/日）

註：服14帖後諸症改善，神清，左半身有力，去杖，不噁，納增，接續調理。

〈治療思路〉

- 以補氣+疏肝+清熱+化瘀+利濕治療。
- 清熱及化瘀藥，抑制腦腫瘤增殖。茯苓、澤瀉利濕改善腦水腫。腦腫瘤性邪正相爭（神經緊張），以柴胡、白芍疏肝緩解。老年人正氣虛弱，加黃耆協助損傷的神經修復。

案 9 氣虛瘀熱型 / 腦幹腫瘤壓迫→腦水腫

48歲，女性。腦挫傷史/34歲。

腦幹良性腫瘤10cm，脈弦細遲（50/分）。

頭暈脹悶痛，行路偏斜，軟癱乏力，精神恍惚，語無倫次，

易嘔吐嗆咳，多汗，疲倦，尿失禁，便秘，舌瘦紅瘀紫。

處方 水煎劑

乳香4錢 沒藥4錢 半夏4錢 天麻5錢 黃芩5錢 黃連3錢 黃柏5錢 茯苓5錢 澤瀉5錢
陳皮8錢 砂仁4錢 大黃3錢 黃耆15錢 （帖/日）

註：以上處方續服7周（49帖），說話反應正常，行路穩且有力，尿失禁改善，脈
　　拍70/分。後續轉赴神經外科手術。

〈治療思路〉

‧以補氣+清熱+化瘀+利濕+通便治療。

‧清熱化瘀藥抑制腫瘤增生。理氣化痰加利濕通便，清除腫瘤性腦水腫產生的病
　理產物。

‧黃耆、天麻，協助修復腦損傷。

案 10 腦部發炎性 / 抗生素過敏→腦水腫

女，65歲。因左膝挫傷髕骨破裂，注射抗生素發生急性過敏症。

立即性昏迷，加護病房，呼吸器，鼻飼，四肢脫疽紫暗，面腫體脹，發熱，痰稠，
體僵，尿少，便秘，腹脹硬滿。WBC↑、ESR↑、GLU↑、CRP↑

昏迷當日即加入中醫治療。

處方 水煎劑

柴胡6錢 枳實5錢 厚朴5錢 赤芍5錢 半夏4錢 生薑4片 甘草3錢 大棗4錢 黃芩8錢
黃連8錢 黃柏8錢 茯苓8錢 澤瀉8錢 大黃3錢 （帖/日）

〈治療思路〉

‧以大劑疏肝理氣+清熱+利濕+通便治療。

‧大劑清熱及利濕通便，強力清除病理性產物，糾正免疫性腦炎。

‧柴胡、枳實、厚朴、半夏、甘草、大棗，疏肝理氣，緩解交感神經亢奮，預防
　續發性傷害。

Chapter

5

頭部創傷

頭部創傷

概述

頭部創傷導致的腦損傷，區分原發性腦損傷及繼發性腦損傷。原發性腦損傷包括腦震盪、腦挫裂傷、腦幹損傷、丘腦下部損傷……等。繼發性腦損傷包括顱內血腫及腦水腫。

頭部創傷後，常遺留腦震盪、顱腦外傷後綜合徵，表現頭暈、頭痛、健忘、失眠、情緒不穩、乏力虛弱等症狀。

中醫介入治療，不論在急性期、緩解期、萎縮退化期，皆有良效。

疾病介紹

頭部創傷的機制

■ 直接損傷

・加速性損傷

> 腦部由靜止狀態轉為極大速度的運動，如被車追撞。

> 損傷部位常與暴力作用部位一致。

・減速性損傷

> 腦部由運動狀態撞擊在靜止的物體上，如運動者創傷。

> 損傷部位可在著力點的附近，或著力點的對衝部位。

・擠壓損傷

> 兩個方向不同的力量同時作用於頭部。

> 如擠壓傷所致腦挫傷及顱底骨折。

■ 間接損傷

暴力通過身體其他部分，經過傳導再作用於頭部，而引起間接損傷。如：

- 從高處跌下時，足或臀先著地，經脊柱傳導達至顱底，造成顱底骨折與顱腦損傷。
- 胸部挫傷，導致胸腔壓力驟然增高，經上腔靜脈傳至顱外及顱內血管，造成破裂而顱腦出血。
- 外力作用於軀體上，致軀體突然加速或減速，導致頸部揮鞭症（whiplash syndrome）。

頭部創傷常見體徵

■ 意識狀態

- 輕度昏迷
  > 意識朦朧，能躲避疼痛刺激，可執行簡單命令，但比較緩慢，能回答問題，但不一定準確。
- 中度昏迷
  > 躁動不安，或嗜睡，痛覺反應遲鈍，尿失禁，咳嗽及角膜反射及吞嚥反射仍存在。
- 重度昏迷
  > 任何刺激都無反應。肌張力消失或極度增強，呼吸不規則。

■ 瞳孔

- 雙側瞳孔
  > 散大，光反應消失：腦有嚴重損傷，預後極差。
  > 縮小：多因蛛網膜下腔出血，刺激動眼神經。
  > 如針尖樣，光反應消失：橋腦損傷。
- 單側瞳孔
  > 散大：動眼神經直接受創（併發眼球固定或外斜）。
  > 緩慢進行性瞳孔散大：進展性顱內血腫或腦疝，應立即開顱手術搶救。
  > 兩側瞳孔不相等，光反應遲鈍，意識差：中腦損傷。
  > 兩側瞳孔不相等，但兩側對光反應均靈活：頸交感神經節損傷。

■ 眼球運動

眼球運動由第3、4、6對顱神經支配,額中回後部及腦幹的內側縱束與眼球運動也有關。

- 雙眼同向凝視
  - > 額中回後部受刺激:雙眼向病灶對側凝視。
  - > 額中回後部損壞:雙眼向病病灶側凝視。
  - > 橋腦損傷:雙眼向健側凝視。
- 雙眼運動不協調
  - > 眼球分離:腦幹損傷。
- 眼球震顫
  - > 垂直或旋轉性:腦幹上端損傷。
  - > 水平性震顫:小腦損傷。

■ 躁動

- 本來清醒,突然煩躁不安,甚至意識模糊
  - > 病情轉惡,顱內血腫,須立即搶救。
- 本來昏迷安靜,出現躁動
  - > 病情好轉,或昏迷病人對頭痛或膀胱脹尿有感覺。

■ 頭痛

- 可能原因
  - > 頭部軟組織損傷,骨折,蛛網膜下腔出血,腦血管功能紊亂,顱內壓升高。
- 症狀
  - > 常見:全頭性脹痛,多在受傷後數日發生。
  - > 頭痛伴有嗜睡、頸硬、轉動加劇:外傷性蛛網膜下腔出血。
  - > 頭痛持續加重,由清醒進入嗜睡或昏迷:顱內血腫或腦疝形成,須立即搶救。
  - > 意識清醒,頭痛與頭的體位高低有關:顱內低壓的表現。

■ 嘔吐

- 為顱內壓增高的表現。
- 如同時伴有意識障礙,應有顱內血腫形成。

■ **肢體活動障礙**

· 單癱

　> 少見，須與周圍神經損傷鑑別。

· 偏癱

　> 腦挫傷後立即偏癱：腦組織有原發性損傷。

　> 腦幹損傷：顱神經與肢體呈交叉性癱瘓。

　> 挫傷後期再出現癱瘓：繼發性腦損傷，如顱內血腫、高顱內壓。

· 截癱

　> 更少見，頂部上矢狀竇部位有損傷，並伴有意識障礙。

■ **肌張力改變**

· 四肢張力消失，下頜下垂，預後極差。

· 四肢強直，角弓反張：去大腦強直症，中腦嚴重損害，預後不良。

■ **頸項僵直**

· 顱內出血，刺激腦膜。

· 頸肌扭傷，頸椎脫位或骨折。

· 重度昏迷病人，反應遲鈍可不表現。

■ **五官出血**

· 顱底有骨折。

· 出血洶湧不止：顱內或顱底靜脈竇（或靜脈叢）破裂，預後極差。

■ **癲癇發作**

· 因顱內出血，或血腫壓迫，或骨折碎片，或異物，刺激大腦皮層所致。

■ **生命徵象**

· 持續性脈細弱頻數，血壓低，呼吸淺弱慢：腦幹嚴重損傷。

· 若病人清醒，生命徵象恢復，又再度惡化：顱內壓升高，多為血腫或腦水腫。

腦震盪

■ **定義**

· 頭部創傷後，腦部軟組織受到震盪搖晃後，發生立即性中樞神經功能障礙，但

神經系統檢查及腦脊髓液正常。

■ 臨床症狀

・意識障礙

> 可能一時神智恍惚，或神智完全喪失。

> 意識障礙持續時間短或長（數秒鐘至數小時）。

> 意識清醒後可能完全正常，或表現不同程度的遲鈍。

> 清醒後常有順行性或逆行性的遺忘現象。

・頭痛

> 脹痛或鈍痛，會因用腦、疲倦、緊張、震動、強光、頭部活動……而加重。

・頭暈

> 與頭痛同時存在。震動或體位活動時加劇。

> 昏沉、不清醒、頭罩悶感，但四周物體無旋轉。

・噁心嘔吐

> 多見，持續數日。

・其他

> 注意力不能集中，思慮遲緩，失眠多夢，記憶減退。

> 情緒不穩定，易激動、手足逆冷、輕微震顫、易疲勞、多汗、心慌心悸。

顱腦外傷後綜合徵

■ 定義

・頭部創傷急性期之後，病人長期出現身體不適、神經衰弱現象，持續數月至數年。但無神經系統損傷體徵。

・自顱腦挫傷起，三個月後症狀尚未痊癒，而神經系統檢查正常者。

■ 病因病機

・腦皮質功能紊亂

> 頭顱外傷後腦水腫，腦點狀出血，及小的軟化灶。

> 腦實質產生退行性病變，興奮及抑制的平衡失調。

・局部腦血流量減少

> 顱腦損傷可產生腦實質出血、水腫、神經壞死、溶解。

> 腦內小血管腔狹窄，甚至閉塞。

> 損傷區腦組織的微血管內有散在的微血栓，腔內血小板聚集，微血管減少或消失。

- 腦代謝功能受抑制

> 損傷腦組織釋放有害物質，如血栓素、鈣離子、自由基、興奮性氨基酸等。

> 進一步加重腦血循環障礙，同時抑制腦的代謝功能。

- 其他

> 自主神經功能紊亂，免疫功能降低，精神因素……等。

■ 臨床表現

- 頭痛

> 最常見，脹痛或搏動性痛，或輕或重。

> 勞動、氣候變化、噪音、震動、用腦過度等因素加重。

- 頭暈

> 頭暈與體位改變、勞累等關係密切。

- 其他

> 耳鳴、心悸、疲倦、多汗、陽痿、畏風、畏光。

> 失眠、記憶力減退、注意力不集中、頸項痠痛、食慾減退。

> 情緒不穩、人格改變、消極悲觀、抑鬱寡歡。

中醫治療思路

病情評估

■ 損傷嚴重程度評估

- 參考西醫的評估指標，客觀評估損傷程度。

> 神經學檢查、意識狀態、瞳孔反射、疼痛刺激、是否有顱底骨折。

> 腦膜刺激反應、張力狀態、反射狀態、肢體癱瘓程度、生命徵象……等。

■ 實驗數據診斷

· 參考西醫實驗數據，診斷病人的生命條件。

> 生命徵象：體溫、血壓、血氧、心搏、呼吸次數及型態、尿量

> 血液常規，生化檢查

> AST、ALT、Albumin、Acglu

> BUN、Creatinine、BUA、eGFR

> 血清Na^+、K^+、Ca^{2+}、Mg^{2+}

> 尿液檢查

> 其他診斷：X光、CT、MR、超音波、腦電圖……。

■ 頭部創傷的病理反應

· 交感神經系統活化

> 疾病引起的壓力反應，使交感神經活化，刺激腎上腺系統，引起全身性過度興奮。

> 亢奮期：體溫、血糖、乳酸、血脂、皮質醇（cortisol）等異常增高，導致心搏過速，心臟負荷增加。

> 之後進入急速衰減。

· 應激反應的續發性傷害

> 病理：細胞發炎、缺血、缺氧，谷氨酸、凝血酶、血漿蛋白、血小板、白血球、介白質、干擾素、前列腺素等過度釋放，交感神經－腎上腺髓質系統（Sympathetic-adrenal-medullary system）的過度興奮。

> 導致體溫、血糖、乳酸、血脂、皮質醇（cortisol）異常增高，血液流變學、血小板黏附與聚集功能異常。

· 代謝廢物的阻滯

· 創傷性發炎誘導興奮性谷氨酸、凝血酶、血漿蛋白、血小板、白血球、介白質、干擾素、前列腺素、血糖、乳酸、血脂、皮質醇過度釋放或異常增高，血小板黏附與聚集功能異常。

> 病理性代謝廢物，阻滯並干擾組織器官的修復。

■ 中醫基本體徵診斷

· 中醫從五色、五官、五部與基本體徵著手。

- 藉由觀察：面色、皮膚、神識、肌肉、表情、痰液……，以診斷疾病的深淺虛實。
  > 熱象、神識、呼吸氣息，色象，汗象。
  > 肌肉、牙關、目睛、肢體。
  > 二便、腹壓。
  > 痰液、引流液、淋巴液。
  > 唇舌象、脈象……。
- 請參考《新辨證論治學/第二篇：中西醫結合診斷與辨證論治》

腦挫傷急性期

■ 優先處置

- 高顱內壓、腦出血、癲癇。
- 須優先降腦壓及治療創傷所造成的顱內出血、血腫、腦水腫、腦細胞壞死發炎等現象。

■ 治療策略

- 降腦壓、消腦水腫
- 降低發炎
- 治療及預防顱內出血
- 緩和交感神經亢害
- 降低續發性傷害
- 清除代謝廢物

分期論治

■ 腦挫傷急性期

- 表裡三焦實熱證
  > 神昏意濁，痰涎壅盛黏稠，汗出如油。
  > 頭痛，眩暈，嘔吐，發熱。

> 胸肋滿脹，腹硬滿大實痛，二便閉。

> 面膚紫瘀，兩手握固，眼瞼痙攣。

> 口噤，血壓高，脈急實洪大或沈實大。

· 治則

> 清熱+和解+通竅+化瘀+利濕+化痰+通腑。

· 處方舉例

> 大柴苓湯加方。

> 大柴胡湯加茯苓、澤瀉、黃連、黃柏、乳香、沒藥、丹參、麻黃。

■ **腦挫傷緩解期（腦壓穩定後）**

· 寒熱虛實夾雜

> 以急性期處方原則，漸進性加減。

> 漸進減少：清熱、化瘀、利濕、通腑……等藥。

> 漸進加入：補氣、補血、溫陽……等藥。

· 處方舉例

> 小柴胡湯合聖愈湯。

> 溫膽湯合補陽還五湯。

> 皆仍需加入清熱、化瘀、利濕、通腑……等藥。

■ **腦挫傷修復期**

· 氣血兩虛、腎陰虛、腎陽虛

> 大補氣血陰陽。

> 以修復神經損傷為主。

· 處方舉例

> 香砂六君子湯、補陽還五湯、十全大補湯、右歸飲、左歸飲。

病案介紹

案1 腦挫傷後昏迷

18歲男性。三日前騎機車載女友車禍，頭部創傷昏迷送ICU觀察，其女友當場無生命

跡象。

初診 100/7/16

昏迷，鼻飼，有痛覺及光覺反應。頭面嚴重瘀腫，全身性水腫，頭痛，眩暈，嘔吐，發熱，肌膚紅熱脫屑，腹脹硬滿，便秘，意識混亂，躁擾，癲癇發作。顳骨骨裂，髖骨骨折，兩膝瘀腫。舌質暗紅，脈弦緊數。

處方 **水煎劑**

黃芩8錢 黃連5錢 黃柏8錢 澤瀉8錢 茯苓8錢 桃仁8錢 紅花4錢 枳實5錢 厚朴5錢 柴胡6錢 白芍4錢 半夏4錢 生薑3大片 大棗5錢 大黃3錢　2帖（帖/日）

二診 100/7/18

頭痛，眩暈，嘔吐，意識混亂，躁擾，嗜睡，便秘。

處方 **水煎劑**

黃芩8錢 黃連5錢 黃柏8錢 澤瀉8錢 茯苓8錢 乳香3錢 沒藥3錢 桃仁5錢 赤芍5錢 枳實5錢 厚朴5錢 柴胡6錢 半夏5錢 生薑3片 大棗5錢 大黃5錢　2帖（帖/日）

三診 100/7/20

處方 **水煎劑**

同二診方　2帖（帖/日）

四診 100/7/22

神清，得知女友歿，躁擾，悲傷，大便日1行。

處方 **水煎劑**

黃芩5錢 黃連3錢 黃柏5錢 澤瀉8錢 茯苓8錢 乳香3錢 沒藥3錢 赤芍4錢 枳實5錢 陳皮5錢 柴胡6錢 半夏4錢 生薑3錢 大棗10錢 大黃5錢　2帖（帖/日）

五診 100/7/25

神清，躁擾，髖骨骨折處痛顯，大便日1行。

處方 **水煎劑**

黃芩5錢 黃連3錢 黃柏5錢 澤瀉8錢 茯苓8錢 乳香3錢 沒藥3錢 骨碎補5錢 枳實5錢 陳皮5錢 柴胡6錢 半夏4錢 大棗10錢 大黃3錢　7帖（帖/日）

六診 100/7/30

躁擾減，髖骨骨折處痛顯，大便日1行。

處方 水煎劑

黃芩5錢 黃連1.5錢 黃柏5錢 澤瀉8錢 乳香3錢 沒藥3錢 枳實5錢 陳皮5錢 柴胡5錢 半夏4錢 大棗5錢 乾薑3錢 附子3錢 黃耆10錢 大黃3錢 8帖（帖/日）

七診 100/8/8

膝腫痛，頭腫減，大便日3行。

處方 水煎劑

黃芩5錢 黃柏5錢 澤瀉8錢 乳香3錢 沒藥3錢 枳實5錢 陳皮5錢 柴胡5錢 半夏4錢 大棗5錢 乾薑5錢 附子5錢 黃耆10錢 8帖（帖/日）

八診 100/8/15

頭暈、膝腫痛，頭腫減，大便日1行。

處方 水煎劑

黃耆15錢 川芎3錢 天麻5錢 黃芩5錢 澤瀉4錢 半夏4錢 茯苓4錢 白朮4錢 陳皮4錢 炒杜仲5錢 骨碎補5錢 乾薑3錢 附子3錢 大黃1錢 7帖（帖/日）

九診、十診 100/8/22~29

處方 水煎劑

同八診方 共14帖

十一診 100/9/7

感冒，膝血腫，熱腫，易倦，大便日1行。

處方 水煎劑

黃耆15錢 當歸3錢 乳香3錢 沒藥3錢 玉桂子5錢 麻黃1錢 骨碎補5錢 黃芩4錢 黃連3錢 黃柏4錢 蒼朮5錢 熟地5錢 薏苡仁8錢 7帖（帖/日）

十二診 100/9/14

感冒癒。

處方 *水煎劑*

黃耆15錢　當歸3錢　乳香3錢　沒藥3錢　玉桂子5錢　麻黃1錢　骨碎補5錢　黃芩4錢　黃連3錢　黃柏4錢　蒼朮5錢　熟地5錢　薏苡仁8錢　　7帖（帖/日）

十三診 100/9/21

處方 *水煎劑*

同十二診方　7帖（帖/日）

十四診 100/9/28

處方 *水煎劑*

黃耆15錢　當歸3錢　乳香1.5錢　沒藥1.5錢　玉桂子5錢　麻黃1錢　骨碎補5錢　黃芩4錢　黃連3錢　黃柏4錢　蒼朮5錢　熟地5錢　薏苡仁8錢　　7帖（帖/日）

十五診 100/10/5

處方 *水煎劑*

同十四診方，加大棗10錢、大黃0.5錢、黑神丹3g　7帖（帖/日）

十六診 100/10/19

膝蓋血腫，改善

處方 *水煎劑*

同十五診方，加炒杜仲5錢、續斷5錢　7帖（帖/日）

十七診 100/10/26

處方 *水煎劑*

同十六診方　7帖（帖/日）

十八診~二十三診 100/11/16~12/21

入眠難，頭皮屑多，倦虛，腰膝改善。

處方 *水煎劑*

當歸3錢　白芍4錢　川芎3錢　甘草3錢　柴胡4錢　黃柏5~8錢　骨碎補5錢　炒杜仲5錢　黃耆15錢　熟地黃5錢　蒼朮5錢　枳實5錢　大棗5~10錢　黑神丹3g　42帖（帖/日）

註：病人共服143帖。健康無後遺症，大學畢業，從軍退伍，結婚生育二子。

〈治療思路〉

- 急性期處方以清熱+化瘀+利濕+和解+通腑治療，降腦壓並清除病理產物。
- 緩解期處方以補氣養血、大補腎陰腎陽，修復腦挫傷後遺。

案 2 顱腦挫傷性眩暈

女性，68歲。糖尿病30年。

頭部挫傷（一個月前），仍終日眩暈，頭痛、噁心。

皮膚癢疹，腰臀酸痛甚，虛倦乏力，目澀，口乾苦，聽力差。

服西藥面浮。大便日1行，夜尿4行/不暢。

舌質暗紅/舌下瘀深，脈弦弱。

初診 105/5/6

處方　水煎劑

黃芩5錢 黃連3錢 茯苓4錢 澤瀉4錢 柴胡4錢 陳皮8錢 半夏4錢 丹參8錢 沒藥4錢 何首烏5錢 山茱萸4錢 炒杜仲8錢 黃耆10錢　14帖（帖/日）

二診 105/6/4

頭暈痛改善，腰臀酸/已不痛，舌質瘀象改善，癢減，虛倦，面浮，夜尿3行/不暢。

處方　水煎劑

黃芩5錢 黃連3錢 茯苓4錢 柴胡4錢 陳皮8錢 半夏4錢 丹參8錢 何首烏5錢 山茱萸4錢 炒杜仲8錢 黃耆10錢 玉桂子3錢　7帖（帖/日）

三診 105/6/18

諸症皆改善，仍易虛倦。

處方　水煎劑

何黃芩5錢 黃連1.5錢 茯苓4錢 柴胡4錢 陳皮8錢 丹參5錢 何首烏5錢 山茱萸4錢 炒杜仲8錢 黃耆15錢 當歸4錢 玉桂子3錢　7帖（帖/日）

〈治療思路〉

- 以補腎補氣+疏肝+清熱+化瘀+利濕化痰，治療頭部創傷後的頭暈痛、腰痠乏力、膚癢諸症。

- 清熱+化瘀+利濕化痰，共同改善頭部創傷後的慢性發炎及清除病理產物（痰濕瘀熱）。
- 補腎補氣+疏肝，共同穩定內分泌及神經軸線，修復腦損傷，則頭暈、頭痛、腰痠、乏力諸症可獲改善。
- 清熱+化瘀，可同時改善舌質暗瘀、皮膚癢疹、頭部血瘀諸症。
- 初診濕熱瘀較重，二診之後漸進減少清熱及利濕藥，並加入玉桂子及增加黃耆劑量，加強修復腦神經。

案3 頭部創傷後遺

男性，21歲。106/7/13頭部創傷，昏迷15分鐘，ICU=3日。

初診106/8/25

右後頭及前額挫裂，嗅覺及味覺喪失。左頭面瘀腫，頭痛，頭暈，煩躁，反應混亂，噁心，倦怠。鼻竇炎史。大便日2行，乾渴，眠難，納減。舌淡紅/下瘀，脈弦。

處方 水煎劑

陳皮8錢 砂仁4錢 半夏4錢 丹參8錢 沒藥4錢 黃芩5錢 黃連1.5錢 茯苓4錢 澤瀉4錢 蒼朮4錢 黃耆15錢　7帖（帖/日）

二診 106/9/1

左頭面瘀腫減，味覺進步，睡眠及胃納進步，煩躁減，體力進步。

處方 水煎劑

同一診方　7帖（帖/日）

三診 106/9/8

頭痛頭暈改善/但姿勢性眩暈，味覺進步，復倦怠。

處方 水煎劑

陳皮8錢 砂仁4錢 天麻4錢 丹參8錢 沒藥4錢 黃芩5錢 茯苓4錢 黃耆20錢 乾薑1錢 附子1錢　7帖（帖/日）

四診 106/9/15

頭暈改善，體力進步，神態及反應佳。

> **處方** 水煎劑

陳皮8錢 砂仁4錢 丹參8錢 沒藥4錢 黃芩5錢 黃耆20錢 當歸4錢 川芎3錢 乾薑1
錢 附子1錢 14帖（帖/日）

五診 106/9/29

味覺及嗅覺更進步，頭面瘀腫。

> **處方** 水煎劑

同四診方 14帖

六診 106/10/13

味覺及嗅覺更進步，體力改善，回職場工作，無頭痛頭暈，眠及胃納二便善。

> **處方** 水煎劑

同四診方 14帖（改2日服1帖/鞏固療效後停服中藥）

註：追蹤至112年皆善，無後遺症。

〈治療思路〉

・本案以補氣養血+清熱+化瘀+化痰利濕治療成功。

・初期頭面瘀腫且煩躁，清熱化瘀利濕諸藥劑量較重，協助快速清除病理產物。

・三診之後呈現倦怠，漸進減少清熱利濕藥，加重黃耆劑量，並加入天麻及少量
薑附，協助修復腦細胞。

案4 腦挫傷後→截癱+行為退化

男性，35歲。騎重機車禍/蛛網膜下腔出血（104/5/11）/住院臥床2年。
昏迷時GCS=E1V1M1。術後水腦症/置引流管，氣切，某些記憶喪失。

初診 106/8/12～三診 106/8/25

清醒/表達混亂/哭鬧幼稚，自主呼吸/氣音，右半身無力/膚冷，記憶退，行為退化
（約3歲），腰以下癱軟萎縮蜷足/知覺差/不能動作。服抗癲癇劑仍時常小發作，皮
疹，面膚暗紅，大便日2行，體胖大壯碩。（帝拔癲500mg/力癲平200mg）
舌質胖大淡暗/下瘀深，脈弦。

處方 水煎劑

黃耆20錢　川芎4錢　丹參5錢　黃芩5錢　黃連1.5錢　大黃1錢　炒杜仲8錢　骨碎補8錢
山茱萸4錢　附子1錢　玉桂子1.5錢　陳皮8錢　　共21帖（帖/日）

四診 106/9/1

張力增強/僵緊，紅疹數處。經詢問=車禍前飲酒多且嗜辛辣厚味。

處方 水煎劑

黃耆15錢　川芎4錢　丹參5錢　黃芩5錢　黃連1.5錢　大黃1錢　炒杜仲8錢　骨碎補8錢
山茱萸4錢　陳皮8錢　當歸4錢　蒲公英4錢　　7帖（帖/日）

五診 106/9/8

紅疹更大片/大腿內側。

處方 水煎劑

丹參8錢　川芎4錢　黃芩5錢　黃連3錢　黃柏5錢　蒲公英4錢　荊芥4錢　茯苓4錢　黃耆
10錢　陳皮8錢　當歸5錢　何首烏5錢　　7帖（帖/日）

六診 106/9/15~九診 106/10/7

處方 水煎劑

同五診方　共28帖（帖/日）

註：持續調理皮膚紅疹癢，但漸進表達進步，可站立，神智清/對話清楚。

十診 106/10/14

膚癢改善/但陸續發小結節，下肢循環差/逆冷紫暗。

處方 水煎劑

黃芩5錢　黃連1.5錢　黃柏5錢　陳皮8錢　丹參8錢　何首烏5錢　炒杜仲8錢　骨碎補8錢
黃耆15錢　　7帖（帖/日）

十一診 106/10/21~十四診 106/11/10

處方 水煎劑

同十診方　共28帖（帖/日）

註：第十四診反應佳，雙腿可抬起，足踝可活動/原本向內翻蜷縮。

十五診 106/11/18~十六診 106/11/29

右小腿瘀紅熱，囑配服抗生素。

處方 水煎劑

黃芩5錢 黃連5錢 黃柏5錢 陳皮8錢 丹參8錢 黃耆15錢 當歸4錢 川芎4錢 蒲公英4錢 荊芥4錢 共18帖（帖/日）

十七診 106/12/6

可持四腳助行器獨自站立，記憶進步/可和過去同學line溝通及對打遊戲。

處方 水煎劑

黃芩5錢 黃連3錢 黃柏5錢 陳皮8錢 丹參8錢 黃耆15錢 骨碎補8錢 炒杜仲8錢 7帖（帖/日）

十八診 106/12/13~二十六診 107/2/28

處方 水煎劑

黃芩5錢 黃連1.5錢 黃柏5錢 陳皮8錢 丹參5錢 黃耆15錢 何首烏4錢 當歸4錢 骨碎補8錢 炒杜仲8錢 蒲公英4錢 荊芥4錢 共74帖

二十七診 107/3/14

感冒。院方分8周遞減抗癲癇劑。（帝拔癲500mg/力癲平200mg）

處方 水煎劑

柴胡4錢 桂枝5錢 黃芩5錢 黃連1.5錢 黃柏5錢 乾薑1錢 附子1錢 何首烏5錢 骨碎補8錢 炒杜仲8錢 丹參5錢 黃耆15錢 陳皮8錢 14帖（帖/日）

二十八診 107/3/28

處方 水煎劑

何首烏5錢 山茱萸4錢 炒杜仲8錢 骨碎補8錢 黃芩4錢 黃連1.5錢 黃柏5錢 乾薑1錢 附子1錢 丹參5錢 黃耆15錢 陳皮8錢 14帖（帖/日）

二十九診 107/4/11

處方 水煎劑

何首烏5錢 山茱萸4錢 炒杜仲8錢 骨碎補8錢 黃連1.5錢 黃柏5錢 丹參5錢 黃耆20錢 陳皮8錢 川芎4錢 14帖（帖/日）

三十診 107/4/25

處方 水煎劑

何首烏5錢 山茱萸4錢 炒杜仲8錢 骨碎補8錢 黃連1.5錢 黃柏5錢 丹參5錢 黃耆20錢 陳皮8錢 懷牛膝8錢 14帖（帖/日）

三十一診 107/5/9

低血糖，低血鈉，胃納減。

處方 水煎劑

何首烏5錢 山茱萸4錢 炒杜仲8錢 骨碎補8錢 黃柏5錢 丹參5錢 黃耆20錢 陳皮8錢 附子1.5錢 玉桂子3錢 14帖（帖/日）

三十二診 107/5/23

進步。

處方 水煎劑

同三十一診方 14帖

三十三診 107/6/6~四十診 107/9/12

持續進步中，順利停服抗癲癇劑皆再無發作。
至四十診可持杖久行，智力恢復同年齡狀態。

處方 水煎劑

何首烏5錢 山茱萸4錢 炒杜仲10錢 骨碎補10錢 黃柏5錢 丹參5錢 黃耆15錢 陳皮8錢 共112帖（帖/日）

〈治療思路〉

‧ 本案病人車禍前飲酒多且嗜辛辣厚味、舌質暗瘀深，全身臟腑細胞及神經必長期浸潤在黏瘀穢濁的血液下。

‧ 前期堅持以補氣+清熱+化瘀施治，血液循環改善後，更利於加速神經細胞修復。唯皮膚嚴重癢疹時，須減少補氣藥劑量，增加清熱利濕及宣散藥（蒲公英、荊芥）。

‧ 膚癢及蜂窩炎改善後，行動及行為力快速進步，再續加入補腎堅筋骨諸藥，協助下肢行走能力。

案 5 腦震盪後遺

男性，53歲。一周前頭部挫傷，失血多，眩暈，頭痛，噁心，虛弱。

初診 95/4/7

處方 水煎劑

熟地黃5錢 當歸4錢 川芎4錢 黃芩8錢 丹參8錢 沒藥4錢 天麻8錢 陳皮8錢 黃耆15錢 茯苓4錢 澤瀉4錢　7帖（帖/日）

二診 95/4/14

諸症改善多，接續調理。

處方 水煎劑

熟地黃5錢 當歸4錢 川芎4錢 黃芩5錢 丹參8錢 沒藥4錢 天麻5錢 陳皮8錢 黃耆20錢 茯苓4錢　7帖（帖/日）

〈治療思路〉

・以補氣養血+清熱+化瘀+利濕，共同改善腦震盪後遺諸症。

案 6 頭部挫傷後躁亢

男性，51歲。頭部挫傷（106/7/2）

左側頭部挫傷，右頭部有血塊，雙手骨折，鼻血/鼻腔內尚有積血，挫傷時無暈厥。

頭面瘀腫，頭暈，頭痛，頭熱脹，鼻音，神清，亢奮，眠淺，二便可，血壓升高BP=160/95。

初診106/7/8

處方 水煎劑

柴胡4錢 白芍3錢 甘草3錢 大棗5錢 黃芩8錢 黃連3錢 丹參8錢 沒藥4錢 桃仁4錢 陳皮8錢 砂仁4錢 茯苓4錢 澤瀉4錢　7帖（帖/日）

二診 106/7/15

（頭熱、頭痛、頭暈、鼻音、睡眠）/皆改善。

腰酸痛，發痛風，口味穢濁，便溏/日6行。

處方 水煎劑

黃芩5錢 黃連1.5錢 乾薑1錢 丹參8錢 沒藥4錢 蒼朮5錢 陳皮8錢 砂仁4錢 茯苓4錢 澤瀉4錢 骨碎補8錢 炒杜仲8錢　7帖（帖/日）

三診 106/7/22

處方 水煎劑

同二診方　7帖（帖/日）

四診 106/7/29

無不適，眠可，易倦，易溏。

處方 水煎劑

丹參8錢 黃芩5錢 陳皮8錢 砂仁4錢 何首烏5錢 炒杜仲8錢 骨碎補8錢 黃耆15錢 乾薑1.5錢 附子1.5錢　14帖（帖/日）

五診 106/8/12

諸症皆改善，體力進步，無溏便，BP=120/80。接續調理。

〈治療思路〉

- 初診亢躁階段，以疏肝+清熱+化瘀+利濕，緩解交感神經興奮，同時改善續發性發炎及清除病理產物。

- 二、三診亢躁改善，改以清熱+化瘀+利濕+補腎堅筋骨施治，炒杜仲、骨碎補，補腎堅筋骨，穩定內分泌及神經軸線，同時改善腰酸及引亢躁無根之火歸元。以上處方治則，恰可改善痛風發作。加乾薑、蒼朮，協助改善溏便多行。

- 四診之後，回復腦部損傷本質，呈現倦怠多溏，再以補腎+補氣+溫陽+化瘀收功。

Chapter

6

原發性腦腫瘤

原發性腦腫瘤

概述

- 原發性腦腫瘤是顱內正常組織或胚胎殘留組織出現無限制增殖，臨床區分良性及惡性。
- 兒童以小腦幕下多見，常見有小腦星形細胞瘤、小腦中線的髓母細胞瘤、蝶鞍部的顱咽管瘤……等。
- 成年常見大腦半球膠質瘤、腦膜瘤、垂體腺瘤、聽神經瘤……等。
- 主要臨床表現為頭痛、嘔吐、視力障礙等顱內壓增高症狀和肢體麻木、無力、抽搐等神經損傷體徵。

中醫治療須分三方面探討：

■ 純中醫治療

- 腫瘤增殖期且未經西醫治療，正氣不虛時，屬瘀熱證型，或夾痰濕，或夾陽亢。
- 治療以清熱解毒、活血化瘀、利濕通便為主。

■ 中西醫合療

- 在西醫治療期間，或邪正相爭一段時日後，多屬虛實夾雜。
- 治療以補氣活血、清熱利濕為主。

■ 西醫遇瓶頸後中醫接手

- 若正氣不虛，仍以瘀熱證論治。
- 若正氣虛衰，屬寒瘀，以大補氣血及補腎溫陽，加清熱化瘀。

✧各階段皆須維持腦壓穩定，以活血化瘀藥貫穿各治療階段，並維持二便通利，顧護脾胃。

疾病介紹

顱內腫瘤

■ 好發

・5~15歲、30~50歲。

■ 區分＝原發性與繼發性

・原發性：源發於腦組織之腫瘤，源於顱內組織或胚胎殘留組織。
　＞惡性：生長較快，無完整包膜，分化不良，呈浸潤周圍組織。
　＞良性：生長緩慢，有完整包膜，分化良好，不浸潤周圍組織。
・繼發性：他處腫瘤轉移。

■ 原發性腫瘤/分類

・膠質瘤（glioma）
　＞膠質母細胞瘤（glioblastoma multiforme, GBM）
　＞腦幹膠質瘤（Brain stem glioma）
　＞寡樹突膠質瘤（Oligodendroglioma）
　＞室管膜瘤（Ependymoma）
・非源自膠質組織
　＞髓母細胞瘤（Medulloblastoma）
　＞腦膜瘤（Meningioma）
　＞神經鞘瘤（Schwannoma）
　＞顱咽管瘤（Craniopharyngioma）
　＞生殖細胞瘤（Germ Cell tumor）
　＞腦下垂體腫瘤（Pituitary tumor）
　＞松果區腫瘤（Pineal region tumor）
　（惡性嚴重程度由上至下，以膠質瘤中的膠質母細胞瘤最惡，松果區腫瘤及腦
　　下垂體瘤惡性度最低。）

病因和發病機制

■ **西醫病因**

· 物理因素

　> 外傷史，放射線。

· 化學因素

　> 石化產品，亞硝酸，殺蟲劑。

· 生物學因素

　> 病毒感染

· 先天/遺傳

　> 胚胎發育細胞停止生長，但具有分化潛力。

　> 如顱咽管瘤、畸胎瘤、脊索瘤、上皮樣囊腫……等。

■ **中醫發病機制**

· 外感久鬱

　> 風寒濕熱諸邪，留滯腦髓不解，久病入腦絡，鬱而化火。

· 情志失調

　> 肝鬱氣滯血瘀，腦絡瘀阻。

　> 肝鬱化火，肝陽上亢，痰熱上擾清竅。

· 正虛邪滯

　> 脾胃氣虛，氣血虧虛。

　> 或肝腎精血不足，腦髓失養，邪氣滯腦。

臨床症狀

■ **顱內壓增高症狀**

· 頭痛

　> 搏動性鈍痛或脹痛，陣發性或持續性。清晨或起床後較疼痛，日間較緩解。

　> 急性顱內壓增高，會出現劇烈頭痛、噁心嘔吐、或意識障礙。

· 嘔吐

　> 顱內壓增高，刺激第四腦室底部延髓迷走神經和嘔吐中樞。

> 強迫頭位（維持固定位置），噴射性嘔吐，清晨空腹時多見（與飲食無關），
　伴有劇烈頭痛。

・眩暈，視神經乳頭水腫。

■ **其他症狀**

・走路不協調，手足無力，感覺喪失。

・癲癇，抽搐，語言能力改變。

・眼球運動不正常，視力改變（複視、黑朦）。

・記憶力減退，淡漠，遲鈍，定向力和理解力減退，性格行為改變。

中醫治療思路

原發性腦腫瘤中醫治療原則

腦腫瘤的發病機制，不論是：

・風寒濕熱諸邪，留滯不解，久病入絡，鬱而化火。

・或情志不遂，肝鬱氣滯傷陰，肝陽上亢，上擾清竅。

・或正氣虧虛，肝腎精血不足，腦髓失養，邪氣滯腦……等。

各種因素所致，在治療上皆須從三方面考慮不同治法：

■ **純中醫治療**

・腦腫瘤快速增殖期，且未經西醫治療階段。

・均以熱毒、血瘀為主要臨床表現。

・若有腦壓高，則合併濕熱。

・若有代謝廢物阻滯，則合併痰熱。

・引起交感神經症狀，則合併肝鬱或陽亢。

■ **中西醫合療**

・在西醫治療期間，或邪正相爭一段時日後。

- 多虛實夾雜。
- 須補氣養血合併清熱解毒、活血化瘀、利濕通便。

■ 西醫遇瓶頸後中醫接手

- 西醫遇瓶頸後中醫接手治療，或中醫以苦寒藥久伐之後。
- 正氣虛衰，形成低蛋白血症或骨髓抑制，並殘留神經損傷症狀。
- 屬寒瘀階段，本虛邪實。
- 以大補氣血及補腎溫陽，扶正留人為主。

中醫方藥運用

■ 純中醫治療

- 腦腫瘤初發未經西醫治療，或腫瘤急遽發展期，且正氣不虛者。
- 屬本態性三焦實熱階段。
- 證型屬中醫之瘀熱痰濕證。
- 以大劑量清熱解毒、活血化瘀藥，合併化痰、利濕、疏肝、重鎮安神等藥，並通利二便。

處方可考慮三個方向：
1. 丹沒解毒湯（丹參、沒藥、骨碎補、黃芩、黃連、黃柏）
2. 大柴胡湯加黃連解毒湯、丹參、沒藥、骨碎補
3. 小柴胡湯加黃連、黃柏、丹參、沒藥、骨碎補
- 三種處方皆須加入茯苓、澤瀉、大黃
  > 若腦壓高，劑量需大。
  > 若腦壓不高，劑量可輕。
  > 須維持大便一日3~5次，同時降腦壓、消腦水腫。
加入蟲類藥品止痙、抗腫瘤，如水蛭、地鱉等藥。

- 若急性或重度腦水腫，併發急性高顱內壓，甚至腦疝形成。
  > 此屬三焦實熱證型。
  > 以大柴胡湯合併五苓散加減，並維持大便一天瀉下3~5次。

■ **中西醫合療中醫用藥**

・中西醫合療須依正氣強弱，多屬氣血兩虛合併瘀熱。

> 若正氣不虛，仍以本態性的瘀熱痰濕論治，但需酌加補氣養血之品。

> 若正氣不足，則以預防西醫副作用為主，並酌加活血化瘀、清熱解毒藥。

・手術

> 手術後的二周，屬氣虛餘熱未盡。

> 處方以聖愈湯，或補中益氣湯治療。

・化療

> 化療後造成骨髓抑制兼見食慾不振，須補氣養血、理氣健脾、滋養肝腎。

> 處方以聖愈湯或香砂六君子湯為主。

> 若白血球經上方治療仍不升，加熟地黃、山茱萸、乾薑、附子、肉桂等大補腎陽。

・腦腫瘤初栓塞或減壓手術後

> 若無注射類固醇，屬實熱期，以大柴胡湯加黃連、黃柏、天麻、茯苓、澤瀉、大黃。

・腦腫瘤經放療或化療後遺之腦水腫

> 以小柴胡湯加黃耆、當歸、黃柏，加重茯苓、澤瀉。

> 或半夏天麻白朮湯加黃耆、當歸、黃芩。

■ **西醫遇瓶頸後的中醫治療**

・依正氣強弱考慮處方

> 若正氣仍佳，無貧血、或低蛋白血症、或心衰、腎衰，仍以攻克為主。

> 若邪正均勢，則攻補兼施。

> 若正虛邪盛或正虛邪戀，以維持生命處方為主，待正氣恢復後，再行攻克。

・晚期多屬寒瘀，或合併肝腎陰陽兩虛階段

> 治療處方考慮，應以能恢復脾胃功能，升高血色素，升高血中蛋白，糾正低血鈉，改善BUN、Cr等，並維持腦壓的穩定。

> 處方以補脾胃、補氣血、補陽為主。如：香砂六君子湯、十全大補湯、或右歸飲、或加乾薑、附子、肉桂、人參、川七、菟絲子、黃耆等藥，加重黃芩、黃連、黃柏，促進正氣恢復，五臟相互調節，喚醒抑癌基因，增加抗癌力。

> 當體力恢復，造血正常一段時日後，此時考慮已恢復本態，復以活血化瘀、清

熱解毒，合併利濕通便治療。

腦水腫及顱內壓升高

1. 腦腫瘤初發未西醫治療，或腫瘤急遽發展期之顱內壓升高，屬三焦實熱，以清熱解毒、活血化瘀、通利二便治療。
2. 放療階段未使用類固醇的顱內壓升高，屬氣虛合併濕熱，以補氣清熱利濕、活血化瘀治療。
3. 化療階段輕度腦水腫，以補氣養血利濕化瘀治療。如骨髓抑制過甚，須再加入乾薑、附子、玉桂，或人參、川七。
4. 西醫或中醫抑制腦腫瘤增生過程中，須避免腦腫瘤溶解引發顱壓升高，以能維持腫瘤凋亡最理想。
5. 若無顱內壓升高，有輕微腦水腫，眩暈頭痛，偏盲，嗅覺麻痺…等，可以丹沒四物湯加黃芩、黃連、黃柏、茯苓、澤瀉、天麻、川七、麻黃等治療。
6. 若顱內壓升高、腦水腫、眩暈、嘔吐、頸以下萎軟無力，以丹沒四物湯加黃芩、黃連、黃柏、茯苓、澤瀉，加重天麻、吳茱萸，加入水蛭、地鱉。若腦壓不降，則上方加大黃。或改為大柴胡湯加茯苓、澤瀉、天麻、吳茱萸、水蛭、地鱉、川七等。必要時加入西藥治療。

注意事項

腦腫瘤各階段的治療須注意事項：

■ 優先控制腦水腫，降腦壓

- 腦腫瘤易發生高顱內壓症，治療應優先降腦壓。
- 臨床症狀為頭暈、頭痛、噁心、嘔吐、視乳突水腫、神經缺損、行為改變、視力障礙、頸項僵直。
- 初期為三焦實熱，以清熱化瘀利濕法。
- 中期氣虛血瘀，以補氣養血合併清熱化瘀利濕法。
- 晚期寒瘀，以補氣化瘀溫陽利濕法。

■ 必用清熱解毒藥

・清熱解毒藥可抑制腫瘤幹細胞的興奮與複製,抑制腫瘤細胞分裂及血管生成荷爾蒙的分泌,抑制腫瘤分泌毒素,阻斷腫瘤營養之後援,治療腫瘤快速增殖期之發熱,腫瘤性內分泌過亢,腫瘤異位激素分泌異常旺盛,腫瘤性血球增多,預防感染。

■ 必用活血化瘀藥

・活血化瘀藥須貫穿於整個腦腫瘤的治療過程,阻斷腫瘤血管新生,促進正常血管修復,消解已形成之腫塊,攻伐癌瘤,抑制腫瘤分泌毒素,阻斷腫瘤營養之後援,改善癌性疼痛。

■ 必用化痰利濕藥

・化痰飲及淡滲利濕藥,可令腫瘤細胞脫水、固定,不再長大。可清除不正常的水分或分泌物、免疫複合體、細菌、病毒、或腫瘤細胞分泌所產生之毒素或代謝廢物,避免免疫細胞或中藥在撲殺癌細胞過程中,因代謝廢物沉澱、阻滯,或神經傳導介質太多或過度黏稠,而減低療效。亦可預防腫瘤溶解性腎炎及顱內壓升高。

■ 必維持二便通利

・用大黃令大便通暢,日瀉數次,可加速改善病情並降腦壓。

・大黃能清熱、利膽,溶解腫瘤細胞分泌的各種毒素,及清除腫瘤產生的代謝廢物,抑制腫瘤細胞血管新生,溶解血栓及水腫的阻滯,改善全身病情,使機體儘快恢復平衡狀態。

■ 加入蟲類藥

・蟲藥可抑制腫瘤細胞分裂及血管新生,誘導腫瘤細胞凋亡,抑制癌細胞DNA合成,消解已形成之腫塊,攻伐癌瘤。

■ 須顧護正氣及脾胃吸收能力

・須喚醒並修復自體抑癌基因,解除免疫受抑,維持脾胃營養及藥物的吸收能力。

・顧護正氣適用於:

> 腦腫瘤外科手術後,解除麻醉對腦部及神經的抑制,增加腦部、心臟、腎臟的血液灌流,預防感染。

> 化放療後遺之脾胃損傷、虛弱、低蛋白血症、貧血、神經損傷、心臟病變、腦缺血缺氧、腦萎縮退化、脫髓鞘、中風。

> 腦腫瘤晚期體虛及惡液質。

> 使用苦寒藥一段時日後，或免疫與腫瘤邪正交爭一段時日後，或西醫化放療後，正氣虛弱，但腫瘤持續增大狀態。

■ 須適時使用疏肝理氣或重鎮安神處方

- 免疫與腫瘤邪正相爭階段，及腫瘤本身的毒邪特性，或腦腫瘤的特殊病灶，易致交感神經活化，刺激腎上腺系統，引起全身性過度興奮。
- 原發性腦腫瘤常合併高顱內壓、高血壓、高血糖、甲狀腺亢進、高泌乳素血症、腫瘤性內分泌過亢、腫瘤異位激素分泌異常旺盛、腦神經亢奮之狂躁、嚴重睡眠障礙等。
- 須適時使用疏肝理氣處方，如大柴胡湯、小柴胡湯等加方，或重鎮安神處方如建瓴湯加方。

■ 加入補陽藥時

- 須一方面苦寒退熱，一方面補陽，劑量二者同時增加。
- 寧可苦寒多一點，補陽少一點。

■ 經西醫使用大劑量類固醇後

- 皆會形成陽虛體質。
- 在西藥服用一段時間或停藥後，腦細胞容易萎縮退化。
- 方劑中宜加人參、黃耆、乾薑。

病案介紹

案 1 顱咽管腫瘤（Craniopharyngioma）

女性，36歲，顱咽管腫瘤，侵犯腦下垂體後葉及下視丘，尿崩症西藥控制。

因腫瘤與正常組織融合粘連，西醫不能手術或放療，轉求中醫治療。

失眠，安眠劑多年，劑量增加，仍終夜難眠，藥物性夢遊，大便3日1行，燥渴。

頭脹痛甚，頻吐，眩暈，目睛脹痛，面浮腫，行偏斜，頸以下乏力，焦躁易怒，語意不清，血壓高，血糖高，舌質暗紅瘀，脈弦緊。

處方 水煎劑

黃芩8~10錢 黃連5~8錢 黃柏8錢 大黃3~6錢 懷牛膝8錢 代赭石8錢 白芍5錢 乳香4錢 沒藥4錢 丹參10~20錢 陳皮8錢 半夏4錢 茯苓4~8錢 澤瀉4~8錢 水蛭丸3g 地鱉丸3g（帖/日）

治療經過與追蹤：

> 連續治療三個月後，諸症改善。

> 經MRI檢查腫瘤變小，與正常組織分離，可進行放射治療。

> 原先預定須做三次放射治療，放療期間仍續服中藥，僅做一次效果極佳，無須再做。

> 前後共服中藥六個月，追蹤四年無再復發。

〈治療思路〉

· 本態性（腫瘤增殖期+正氣不虛+未經西醫治療）顱咽管腫瘤，有嚴重陽亢性的臨床症狀。

· 故以建瓴湯精神（懷牛膝、代赭石、白芍、黃柏）重鎮降逆，加大劑清熱化瘀藥（芩連柏、乳香、沒藥、丹參）及蟲類搜刮之品（水蛭、地鱉）以抑制腫瘤，加淡滲利濕（茯苓、澤瀉）消腫並清除代謝廢物，加半夏、大黃協助改善胃腸及橫膈膜麻痺並清除廢物。

· 本處方除了抑制腫瘤，且能改善神經過亢並降腦壓，標本兼備。

案2 惡性室管膜瘤（Ependymoma）

女性，34歲。95年發病，經電腦刀治療緩解。

99年復發，經手術合併珈瑪刀治療。

101年復發，經螺旋刀治療後，加入中醫治療。

面晦膚暗，神情亢奮，語音宏亮，暴躁易怒，常對其子施暴不能控制，

不能入眠，大便硬/7日1行，燥渴。舌質暗紅，脈弦緊數滑。

處方 水煎劑

黃芩8錢 黃連8錢 黃柏8錢 大黃6~8錢 芒硝1~3錢 （甘草3錢） 柴胡4錢 白芍4錢 乳香4錢 沒藥4~8錢 丹參15~20錢 陳皮8錢 （半夏4錢） 茯苓4錢 澤瀉4錢 水蛭丸3g 地鱉丸3g（帖/日）

治療經過與追蹤：

> 病人持續服水煎藥二年，經追蹤腫瘤持續萎縮，遂停中藥。

> 一年後腫瘤復發，再歷經手術減壓及珈瑪刀放療，之後持續服中藥控制，腫瘤萎縮鈣化。

〈治療思路〉

· 以大柴胡湯精神，加大劑清熱化瘀、利濕通腑藥，長期抑制腦腫瘤，終於萎縮鈣化。

· 惡性腦腫瘤增殖期，會干擾腦神經及誘導交感亢進，故以柴胡、白芍疏肝，解除神經受抑與亢奮僵滯。

· 大劑清熱化瘀，抑制腫瘤及血管新生。通利二便，可清除腫瘤及邪正相爭後的代謝廢物，同時降腦壓。

· 大黃與芒硝同用，係為解除腦神經亢進，腸道麻痺所致之便秘。

案 3 寡樹突惡性腦瘤（Oligodendroglioma）

女性，57歲。左額葉寡樹突惡性腫瘤，三期。

102/11月手術。103/11月復發，復手術並放療。

預計放療結束後進行化療，放療期間即配合中醫治療。

體胖，腹大，虛弱，神滯，行暈，無華。

舌質暗紅/舌下瘀深，脈弦弱帶滑。

〈放療期間中醫處方〉

處方　水煎劑

車前子4錢 澤瀉8錢 柴胡4錢 黃芩5錢 黃連3錢 半夏4錢 陳皮8錢 丹參8~10錢 沒藥4錢 桃仁4錢 大黃1~3錢 黃耆10~15錢 （帖/日）

（體力尚可，去黃耆）

註：放療結束後再檢查，腫瘤縮小，改善極佳，無須再做化療。

〈治療思路〉

· 放療期間正氣損傷，故在治療腦腫瘤之疏肝+清熱化瘀+利濕通腑治則下，加黃耆扶正。

〈放療結束後中醫處方〉

處方　水煎劑

柴胡4錢 黃芩5錢 半夏4錢 丹參8~15錢 沒藥4錢 黃連3錢 黃柏5錢 陳皮8錢 砂仁
4錢 骨碎補8錢 大黃2錢 （帖/日）

治療經過與追蹤：

原本西醫判斷病人的生命不超過二年，二年後腦瘤無復發，但因卵巢癌接續中西醫
治療。

〈治療思路〉

・放療結束後正氣不虛，捨黃耆，改以骨碎補協助抑制腫瘤。

案4 腦幹惡性間質性腦膜瘤（Anaplastic meningioma）

男性，60歲。小腦2cm惡性間質性腦膜瘤，醫囑手術及放射治療，病人畏懼，轉求
中醫。

面膚晦暗，腰痠，小便起泡多，入眠難，易醒，燥渴，大便日2行/易溏便。

職業廚師多年。舌質暗瘀/紅絳少苔，脈弦滑。

處方　水煎劑

黃芩5~10錢 黃連3~5錢 黃柏5~10錢 青蒿5錢 葛根5錢 丹參10錢 蒼朮8錢 陳皮8
錢 砂仁4錢 懷牛膝5~8錢 山茱萸4錢 白芍5錢 生杜仲5錢 骨碎補8錢 （帖/日）

治療經過與追蹤：

> 經過中醫治療半年後，腫瘤停滯不長，病人無任何不適。

> 西醫師驚訝為何病勢無快速惡化，再三詢問是否有他處服藥治療。

> 病人自覺病情穩定後停服中藥，數月後腫瘤復長且有明顯神經壓迫症狀，再回
診續服中藥，腫瘤又回縮至2cm，之後斷續（幾無）服藥，追蹤多年腫瘤仍停
滯，持續職場工作。

〈治療思路〉

・病人表現腎虛燥熱之上盛下虛證候，故以補腎平肝+清熱化瘀施治。

・懷牛膝、山茱萸、白芍、杜仲、骨碎補，補腎平肝，釜底抽薪，截斷陽亢之後
援。

- 大劑清熱化瘀，削減腫瘤。
- 葛根解陽明肌表項強，有引經之功。青蒿養陰清虛熱，協助改善筋膜深層發炎。二者同時協助清熱藥，改善廚師長期在高熱環境下的頭面項背鬱熱狀態。
- 陳皮、砂仁、蒼朮，協助藥力吸收，並預防清熱藥滑瀉。

案 5 腦膜瘤 / 腦水腫

女性，95歲。一月前突發生左半身漸無力癱軟，急診住院。
檢查=右側腦膜瘤，腦水腫，顱內壓升高，無西醫治療。

一診

左半身乏力癱軟，頭暈，頭痛，噁心嘔吐，呆滯，意識紊亂。
唇麻顫，納差，流涎，眠難。舌質暗紅/下瘀深，脈弦滑。

處方 水煎劑

黃芩4錢 黃連1.5錢 黃柏4錢 丹參8錢 沒藥4錢 茯苓5錢 澤瀉5錢 骨碎補8錢 黃耆10錢 柴胡4錢 白芍3錢 陳皮5錢 砂仁5錢　14帖（帖/日）

二診 107/6/6

諸症改善，神清反應佳，左半身有力，去杖，無頭痛噁心，納增。

處方 水煎劑

黃芩4錢　黃連1.5錢　黃柏4錢　丹參15錢　沒藥4錢　骨碎補10錢　黃耆10錢　陳皮5錢　砂仁5錢　（茯苓4錢）（1帖/服2日）

〈治療思路〉
- 以疏肝+清熱化瘀+利濕，治療腦腫瘤及降腦壓。
- 加黃耆補氣扶正，改善老人體虛及神經壓迫受損症象。

案 6 惡性腦膜瘤

男，62歲。惡性腦膜瘤右額4cm，侵犯頭骨/2期，癲癇暈厥後發現。
手術（108/10/10），西醫建議術後放療，轉求中醫。
與西醫師約定，三個月後MR再觀察決定是否放療。

初診 108/12/2

體質壯碩，面膚晦暗紅，日夜頻尿但少（日1h/夜1.5h=症數年）。

病灶發熱刺痛。舌質胖大暗紅/舌下瘀，脈弦滑。

<u>處方</u>　水煎劑

黃芩8~10錢 黃連3~5錢 黃柏5~8錢 丹參10~15錢 沒藥4錢 骨碎補8錢 砂仁8錢 柴胡4錢 白芍3錢 川芎4錢 （帖/日）

治療經過與追蹤：

> 續服至109/10月，MR檢=善，體重減，氣色佳，舌脈瘀熱症象退。

> 110/10月，MR複檢=善，西醫仍建議預防性放療一次。

〈治療思路〉

・以大劑<u>清熱+化瘀+疏肝</u>，直折惡性腫瘤的活性，預防復發。

111/10月以後

持續治療近二年後，諸症皆善，減服中藥。

但觀察病人仍長期易口乾，面紅，腰痠，眠淺。（南北往返貨運司機）

<u>處方</u>　水煎劑

黃芩5錢 黃連1.5錢 黃柏10錢 陳皮5錢 砂仁4錢 丹參8錢 骨碎補10錢 生杜仲8錢 川芎4錢 柴胡4錢 白芍4錢 （1帖/服2日）

〈治療思路〉

・病人多年遠途開車，且有時間內到達的壓力，腎上腺及交感神經長期處於高亢狀態。

・處方在<u>清熱+化瘀+疏肝</u>基礎上，加骨碎補、生杜仲，並以黃柏為君，補腎平肝潛陽，希冀達到釜底抽薪之效，同時預防中老年後因腎虛陽亢所致之高血壓、糖尿病、睡眠障礙……等。

案 7　惡性腦膜瘤 / 老年陽亢型

女性，93歲。左右腦惡性腦膜瘤（4cm+3cm），侵犯頭骨。

兩側頭維穴處周圍高突硬塊約4~5cm，周邊有青筋數條/紅瘀青紫/暴脹如大紅蚯蚓。

日夜不眠，不能鎮靜，焦躁易怒暴力。

唇舌=紅絳紫瘀/舌下瘀脈怒張，脈弦數。

一診 109/9/26

`處方` **水煎劑**

懷牛膝8錢　龍骨5錢　牡蠣5錢　柏子仁5錢　代赭石8錢　黃連3錢　黃柏8錢　丹參8錢　陳皮5錢　砂仁5錢　　14帖（帖/日）

二診 109/10/5~111/1/19

可睡8h。

`處方` **水煎劑**

懷牛膝8錢　龍骨4錢　牡蠣4錢　黃連1.5錢　黃柏8錢　陳皮5錢　砂仁5錢　丹參10錢　柏子仁5錢　骨碎補10錢　（帖/日）

註：此階段以二診處方加減，持續治療，諸善健康平安。

111/1/26

諸善，腫瘤及青筋全消減，似乎可減服中藥。

`處方` **水煎劑**

懷牛膝8錢　龍骨4錢　牡蠣4錢　白芍4錢　黃柏8錢　丹參8錢　炒杜仲8錢　骨碎補8錢　陳皮8錢　砂仁4錢　　14帖（帖/日）

111/2/9

家人來電，病人突然跌倒，反應變差。觀看錄影帶，應是腦部缺血缺氧後乏力，跟蹌跌挫，須慎防腦中風。

`處方` **水煎劑**

柴胡4錢　白芍4錢　黃柏8錢　陳皮8錢　砂仁4錢　丹參8錢　炒杜仲8錢　黃耆12錢　大棗8錢　　8帖（帖/日）

111/2/16

來院就診，尚善，行路較穩，反應可。

`處方` **水煎劑**

柴胡4錢　白芍4錢　黃柏8錢　陳皮8錢　砂仁4錢　丹參10錢　炒杜仲8錢　黃耆8錢　骨碎補10錢　　14帖（帖/日）

註：之後三個月（111/3~5月）進入倦怠嗜睡。

111/6月，確診新冠肺炎住院觀察/但症狀輕微。

後續：發蜂窩炎=快速平安。

112/1/6

諸善，反應佳，可續爬18階梯，續行50分鐘。

處方 水煎劑

柴胡4錢　白芍4錢　黃柏8錢　陳皮8錢　丹參10錢　何首烏8錢　炒杜仲8錢　黃耆15錢
21帖（帖/日）

〈治療思路〉

・本案病人雖已高齡，但處於腫瘤快速增生期，表現嚴重陽亢燥動症象。

・腫瘤性陽亢狀態，腦部因腫瘤增殖，處於發炎、充血、高耗氧、高興奮狀態，
故有狂燥易怒、日夜不眠、頭面脹紅熱……等症象。

・以平肝潛陽+清熱化瘀處方施治，持續一年半後終至平安。

・111/2/9腫瘤性陽亢改善後，腦部血氧減少，因屬高齡，見有跟蹌跌挫、反應差
等症象，考慮可能快速進入腦神經萎縮退化狀態，須慎防進展至腦中風。此際
進入氣虛+腎虛+肝鬱，處方改以疏肝緩肝+補氣+補腎，增加腦部血氧，穩定腎
上腺及交感神經，快速緩解諸症。

・舌下瘀象仍深，持續加入大劑化瘀藥，預防腫瘤復發。

案8 顱咽管腫瘤 / 手術後中醫接手

男性，52歲。顱咽管腫瘤，110/4/7內視鏡手術（術除2.75cm）。

腫瘤與下視丘黏合未能術淨，病灶有2cm血水/已抽吸。

術後1個月（5/7日）複檢=血水復增。

初診 110/5/1

雙眼的外側視野模糊，中間視野大片黑影。

頭痛頻繁，頭暈，後頭脹痛，皮膚輕觸即刺痛。

消瘦無華，面輕浮腫，燥渴，飲多尿多，痞脹甚，倦怠乏力，大便日2~3行/易滑
溏。

舌質淡暗中後剝苔/舌下瘀，脈弦弱。服西藥：Cortisone 25mg+Celebrex 200mg

處方 水煎劑

柴胡4錢 白芍3錢 黃芩5錢 黃連3錢 黃柏5錢 丹參10錢 沒藥4錢 茯苓4錢 澤瀉4錢 陳皮8錢 砂仁4錢 黃耆10錢 14帖（帖/日）

二診 110/5/15

皮膚觸痛=輕微，後頭脹/不痛，視力如前，溏3~4，5/7日MR複檢=血水復增。

處方 水煎劑

柴胡4錢 白芍3錢 黃芩4錢 黃連1.5錢 黃柏4錢 丹參10錢 沒藥4錢 茯苓8錢 澤瀉8錢 陳皮8錢 砂仁4錢 黃耆10錢 14帖（帖/日）

三診 110/5/28

偶頭痛，溏便/日3行。

處方 水煎劑

升麻5錢 荷葉8錢 蒼朮8錢 黃柏4錢 丹參10錢 沒藥4錢 車前子4錢 懷牛膝5錢 陳皮8錢 砂仁4錢 川芎4錢 15帖（帖/日）

四診 110/6/9

視野改善/黑影變淡且範圍減少，無頭脹，體力善，口和，大便日1行，眠淺。

處方 水煎劑

升麻5錢 荷葉8錢 蒼朮8錢 黃柏4錢 丹參8錢 沒藥4錢 車前子4錢 懷牛膝5錢 陳皮5錢 砂仁5錢 川芎4錢 白芍4錢 15帖（帖/日）

五診 110/6/26

伏感，倦怠，痞脹納差，溏便/日1行，視野及視力改善多。

處方 水煎劑

升麻5錢 荷葉5錢 蒼朮5錢 丹參8錢 柴胡4錢 葛根4錢 羌活3錢 白芍3錢 黃芩4錢 黃連3錢 乾薑1錢 陳皮8錢 砂仁8錢 黃耆8錢 15帖（帖/日）

六診 110/7/10

視力佳/黑影全無，納差，溏便/日3行，倦怠，工作後小腿肌肉及足底痠痛難緩解。

處方 水煎劑

升麻5錢 荷葉5錢 蒼朮5錢 黃芩5錢 黃連3錢 乾薑1錢 丹參8錢 柴胡4錢 白芍3錢 黃耆10錢 陳皮8錢 砂仁5錢 15帖（帖/日）

七診 110/7/23

足底腫，食後易溏便。

處方 水煎劑

升麻5錢 荷葉5錢 蒼朮8錢 黃芩5錢 黃連3錢 乾薑1錢 丹參8錢 柴胡4錢 白芍3錢 黃耆10錢 陳皮8錢 砂仁4錢 15帖（帖/日）

八診 110/8/14

溏便/日多行，頭脹悶，心情低潮，長肉。

處方 水煎劑

蒼朮8錢 茯苓4錢 乾薑1.5錢 陳皮8錢 砂仁4錢 黃耆15錢 柴胡4錢 白芍3錢 黃芩5錢 黃連1.5錢 丹參10錢 22帖（帖/日）

九診 110/9/10

口乾，納差，溏便/日5行，腹脹痛。舌質暗紅/下瘀深 （囑=四神薏仁當飯吃）

處方 水煎劑

丹參15錢 陳皮8錢 砂仁8錢 柴胡4錢 白芍3錢 黃耆15錢 黃芩5錢 黃連1.5錢 乾薑1錢 茯苓4錢 15帖（帖/日）

十診 110/9/25

體力時好壞，溏便改善，舌質瘀象仍。

處方 水煎劑

丹參20錢 陳皮8錢 砂仁4錢 柴胡4錢 白芍3錢 黃耆15錢 黃芩5錢 黃連1.5錢 乾薑1錢 附子1錢 玉桂子1.5錢 15帖（帖/日）

十一診 110/11/6

本周後頭脹麻，須眠足12h方能緩解，多夢。

處方 水煎劑

丹參8錢 陳皮8錢 砂仁4錢 白芍4錢 黃耆15錢 黃連1.5錢 黃柏5錢 乾薑1錢 何首烏5錢 炒杜仲8錢 茯苓4錢　15帖（帖/日）

十二診 110/11/19

巔頂痛，口乾，易倦，眠可。

處方 水煎劑

丹參8錢 陳皮8錢 砂仁4錢 黃耆15錢 黃連3錢 黃柏5錢 何首烏5錢 炒杜仲8錢 當歸4錢 吳茱萸5錢　15帖（帖/日）

十三診 110/12/3

巔頂痛減半，口乾，倦怠，夜尿頻/3~4行。

處方 水煎劑

丹參8錢 陳皮8錢 砂仁4錢 黃耆15錢 黃連1.5錢 黃柏8錢 何首烏5錢 炒杜仲8錢 吳茱萸5錢　15帖（帖/日）

十四診 110/12/18

體力時好壞，倦怠，頭暈麻脹，夜尿3~4行/醒可再眠，瞬間轉睛目痛。

處方 水煎劑

丹參8錢 陳皮8錢 砂仁4錢 黃耆15錢 黃連1.5錢 黃柏8錢 何首烏5錢 炒杜仲8錢 吳茱萸5錢 附子1錢 玉桂子1.5錢　15帖（帖/日）

十五診 111/1/12

處方 水煎劑

同十四診方　24帖（帖/日）

十六診 111/2/26

體力可，恢復工作。

處方 水煎劑

丹參16錢 陳皮8錢 砂仁4錢 黃耆15錢 黃連1.5錢 黃柏5錢 何首烏5錢 炒杜仲10錢 15帖（1帖/服2日）

十七診 111/3/25

處方 水煎劑

同十六診方　15帖（1帖/服2日）

十八診 111/4/20

諸善，更減藥/之後停藥。

處方 水煎劑

丹參8錢　陳皮8錢　砂仁4錢　黃耆15錢　黃連1.5錢　黃柏4錢　何首烏5錢　炒杜仲10錢
柴胡4錢　白芍3錢　15帖（1帖/服3~5日）

〈治療思路〉

・一診及二診，以補氣+疏肝+清熱+化瘀+利濕，預防腫瘤復發，緩解因下視丘壓
迫後神經焦躁狀態，並修復壓迫後慢性神經損傷。

・三診至七診，以清震湯精神加化瘀藥，宣散疏通，改善腦部代謝，並預防腫瘤
復發。

・八診以後，腫瘤導致之諸症象緩解，之後進入腦萎縮退化狀態，遂以黃耆、
吳茱萸補氣溫陽，修復腦退化。同時加入一定劑量清熱化瘀諸藥，扶正祛瘀同
施。

案 9　垂體促腎上腺激素瘤

男性，39歲。巨大垂體瘤5x6cm（促腎上腺激素瘤）。

術前頭痛，眼壓高，眠難，夜尿頻。

術後虛倦，傷口不癒合，黃綠稠涕/滲血，嗅覺失，溏便。

右上肺0.5cm結節/周邊毛玻璃狀/疑似腫瘤。

多年AST/ALT=150~200，體壯，中度脂肪肝。

舌質暗紅下瘀，脈弦。

〈處方一〉預防腦鼻漏

術後虛倦，傷口不癒合，黃綠稠涕/滲血，嗅覺失，溏便。

處方 水煎劑

黃耆20錢 當歸4錢 黃芩5錢 黃連3錢 枳實5錢 麻黃3錢 白芷8錢 白朮4錢 茯苓8錢　12帖（帖/日）

註：體力進，無鼻涕，可聞香臭。

〈治療思路〉

· 腦脊髓液滲漏（簡稱腦鼻漏），易在創傷或手術後發生，若無預防或處置，容易誘發腦感染。

· 本案術後虛倦乏力，嗅覺喪失，傷口不癒合，且鼻腔黃綠稠涕滲血，可能是腦鼻漏合併感染。故以黃耆、當歸大補氣血，修復麻醉後神經受抑制，增強抗感染條件。

· 加麻黃、白芷解表、引經、醒鼻（喚醒嗅覺神經），黃芩、黃連抗菌消炎，白朮、茯苓利濕消腫。

· 以上共同作用在手術病灶，達到修復傷口且防治腦脊髓液經鼻滲漏，改善感染發炎、消瘀、消腫、解除麻醉抑制、修復鼻神經、增強體力……等諸多功效。

〈處方二〉預防復發

處方 水煎劑

黃芩5錢 黃連3錢 黃柏5錢 沒藥4錢 丹參10錢 茯苓5錢 柴胡4錢 白芍4錢 骨碎補10錢 川芎3錢 蒼朮4錢 枳實5錢　（帖/日）

註：持續調理半年後自行停服中藥。

　　> 本案病人手術後接受中醫治療，前3個月cortisol持續偏高，左鼻腔深處復長腫塊並有濃稠黃涕及滲血，再持續治療後改善。

　　> 停服中藥後復發2次（各再手術）。

　　> 肺部腫瘤0.5cm結節已鈣化，周邊毛玻璃狀消失。

〈治療思路〉

· 以清熱化瘀利濕為主方（芩連柏、丹參、沒藥、骨碎補、蒼朮、茯苓），抑制腫瘤再生。加柴胡、白芍、骨碎補，補腎緩肝，緩解交感神經亢進，用骨碎補不用杜仲，既可補腎潛陽防亢（配合黃柏），又能協助抑制腫瘤。川芎血中氣藥，協助引藥達病所。

・腫瘤於快速增殖期，常在西醫術後或化療後3個月內，各項複檢呈陽性反應及表現亢熱的症象，須持續抑制性治療。術後1年期間內若能積極服中藥獲得抑制，第2年腫瘤的活性會較低，再接續服藥，約2年後可進入冬眠。

案 10 垂體促生長激素瘤

女性，44歲。

長庚H.=肢端肥大症。106年起每月注射GH抑制劑（之前MR找不到腫瘤）。

109年發現腦垂體瘤0.3cm=109/6月術除。

初診 111/3/12

hGH仍高（110/8術後=5，111/2=6）

掌腫大/手指及指關節腫脹/冷即暗紫黑=終日。

頭面腫脹暗紅，前額巔頂脹痛，項肩後腦脹痛，身重著甚。

盜汗頻/上半身濕透，煩躁，乾渴，眠納便經可。

舌質瘦暗紅/下瘀，脈弦弱。

| 處方 | 水煎劑 |

懷牛膝8錢　黃連3錢　黃柏8錢　青蒿4錢　丹參10錢　骨碎補10錢　沒藥4錢　茯苓4錢　陳皮8錢　砂仁4錢　6帖（帖/日）

二診 111/3/18

無盜汗，頭痛減，體較輕盈。

| 處方 | 水煎劑 |

同初診方　12帖（帖/日）

三診 111/3/30

盜汗幾日，手腫脹（晨至午/冷暗改善），頭痛體重著/更減。

| 處方 | 水煎劑 |

懷牛膝8錢　黃連3錢　黃柏8錢　青蒿5錢　丹參15錢　骨碎補8錢　沒藥4錢　陳皮8錢　砂仁4錢　14帖（帖/日）

四診 111/4/22

諸善，經間盜汗，伏感。

處方　水煎劑

黃連3錢　黃柏5錢　青蒿5錢　丹參8錢　骨碎補8錢　沒藥4錢　陳皮8錢　砂仁4錢　柴胡4錢　白芍3錢　葛根4錢　黃芩5錢　14帖（帖/日）

五診 111/5/11

現偶不舒（原終日不舒）。

處方　水煎劑

同四診方　14帖（帖/日）

六診 111/6/4

確診新冠肺炎後，晨手僵。胸悶痰哽/症已久。

111/5月檢：hGH=1.43（110/8術後=5，111/2=6）

處方　水煎劑

丹參8錢　陳皮8錢　砂仁4錢　柴胡4錢　白芍3錢　黃芩5錢　黃連3錢　黃柏5錢　骨碎補8錢　何首烏8錢　生杜仲8錢　14帖（帖/日）

七診 111/6/17

進步，面手較縮小。

處方　水煎劑

丹參8錢　陳皮8錢　砂仁4錢　黃連3錢　黃柏8錢　骨碎補8錢　懷牛膝5錢　何首烏5錢　生杜仲8錢　14帖（帖/日）

八診 111/7/8

進步，手時大時小。

處方　水煎劑

丹參10錢　陳皮8錢　砂仁4錢　白芍5錢　黃連3錢　黃柏8錢　骨碎補8錢　懷牛膝5錢　何首烏5錢　生杜仲8錢　14帖（帖/日）

九診 111/7/29

晨手緊/較之前佳，手變小時間增，痰減，吸短感。

處方　水煎劑

丹參10錢　陳皮8錢　砂仁4錢　柴胡4錢　白芍3錢　黃連3錢　黃柏8錢　骨碎補8錢　何首烏8錢　黃耆8錢　14帖（帖/日）

十診 111/8/20

伏感，情緒低（家庭因素），掉髮多。

處方　水煎劑

丹參10錢　陳皮8錢　砂仁4錢　柴胡4錢　白芍3錢　葛根4錢　羌活3錢　黃芩4錢　黃連3錢　黃柏5錢　骨碎補8錢　何首烏8錢　14帖（帖/日）

十一診 111/9/16

處方　水煎劑

丹參8錢　陳皮8錢　砂仁4錢　柴胡4錢　白芍3錢　黃芩4錢　黃連3錢　黃柏4錢　骨碎補8錢　何首烏8錢　生杜仲8錢　14帖（帖/日）

十二診 111/10/8

發1次手腫痛，偶眠難，仍掉髮多。

處方　水煎劑

丹參8錢　陳皮8錢　砂仁4錢　黃連1.5錢　黃柏8錢　懷牛膝8錢　生杜仲8錢　骨碎補8錢　熟地黃5錢　白芍4錢　14帖（帖/日）

十三診 111/11/4

處方　水煎劑

同十二診方　14帖（帖/日）

十四診 111/11/23

感冒，耳鳴，黃涕痰，納便可，體力可。

處方 水煎劑

丹參8錢 陳皮8錢 砂仁4錢 柴胡4錢 桂枝5錢 白芍3錢 黃耆8錢 黃芩5錢 黃連1.5錢 黃柏5錢 生杜仲8錢 何首烏8錢 14帖（帖/日）

十五診 111/12/23

無不適。

處方 水煎劑

同十四診方 14帖（帖/日）

十六診 112/1/13

hGH=1.69 清晨盜汗。

處方 水煎劑

陳皮5錢 砂仁4錢 柴胡4錢 白芍3錢 黃芩5錢 黃柏5錢 黃耆8錢 何首烏8錢 生杜仲8錢 丹參5錢 青蒿5錢 菟絲子4錢 21帖（帖/日）

十七診 112/2/24

痞脹甚。

處方 水煎劑

陳皮8錢 砂仁8錢 柴胡4錢 葛根4錢 羌活3錢 白芍3錢 黃芩5錢 黃連1.5錢 青蒿5錢 何首烏8錢 生杜仲8錢 丹參5錢 14帖（帖/日）

十八診 112/3/17

諸善，舌偏暗紅。

處方 水煎劑

陳皮8錢 砂仁4錢 柴胡4錢 白芍3錢 黃芩5錢 黃柏5錢 青蒿5錢 黃耆8錢 丹參5錢 何首烏8錢 生杜仲8錢 21帖（帖/日）

十九診 112/4/14

諸症象皆進步。

處方 水煎劑

陳皮8錢 砂仁4錢 柴胡4錢 白芍3錢 黃芩5錢 黃柏5錢 青蒿5錢 丹參5錢 何首烏8錢 生杜仲8錢 骨碎補8錢　14帖（帖/日）

二十診 112/4/21

諸善，減服中藥，之後停藥觀察。

處方 水煎劑

陳皮5錢 砂仁4錢 柴胡4錢 白芍3錢 黃芩5錢 黃柏5錢 青蒿5錢 丹參8錢 何首烏8錢 生杜仲8錢 骨碎補8錢　14帖（帖/日）

〈治療思路〉

· 本案初期以平肝降逆+清熱養陰+化瘀+利濕施治，快速改善臨床症象及血檢。

· 感冒時，改以解肌疏肝+清熱+化瘀+滋腎施治。

· 最後以補腎+疏肝+清熱養陰+化瘀處方收功。

Chapter

7

頭痛

頭痛

概述

頭痛為最常見症狀，全身疾病、神經、精神、免疫、內分泌、腫瘤、血管、肌肉、肌腱、外傷……等各種內傷外感、器質性或功能性，都可能誘發本症。

疾病介紹

頭痛的病理機制

■ 頭部對疼痛敏感的結構

· 顱外：所有的組織，包括頭皮、腱膜、肌肉，特別是動脈，對痛覺極敏感。

· 顱內：腦表面大靜脈竇，顱底硬腦膜及動脈，第五、七、九、十顱神經，頸上部脊神經。

· 顱骨本身與腦實質：均不敏感。（腦實質=硬腦膜、軟腦膜、蛛網膜、腦實質、腦室內的室管膜和脈絡膜）。

■ 產生頭痛的機轉

· 顱內外動靜脈發炎、膨脹、拉扯、壓迫、缺血、缺氧。

· 顱內外神經發炎、感染、壓迫、水腫、缺血、缺氧。

· 顱內佔位性頭痛，顱內壓過高或過低。

· 顱內外各組織外傷、感染、發炎、缺血、缺氧、中毒。

· 頭面頸肌肉過度疲勞。

常見頭痛類型

■ 緊縮性頭痛

- 由於頭部肌肉持續收縮，或繼發於頸肌收縮引起的一種頭痛。
- 精神緊張焦慮，或頭頸外傷引起軟組織損傷，或長期姿勢不良，或繼發於高血壓、偏頭痛之後引起，或頸椎病、眼科疾病、副鼻竇炎、咬合不良誘發，或天氣寒冷……等。

■ 偏頭痛

- 概述
  - > 偏頭痛屬血管性頭痛，是神經—血管功能障礙所致。
  - > 臨床表現為反覆發作的偏側或雙側頭痛，伴有噁心、嘔吐、煩躁不安，發作之前可有視先兆，女性多於男性，部分病人有家族史。
- 病因病理
  - > 發作初期，先有顱內血管痙攣、局部血流量改變，引起相應的伴隨神經系統症狀，如閃光、盲點、畏光、眼肌麻痺、肢體感覺運動障礙等。
  - > 繼而顱外血管擴張，血管活性物質和致痛物質緩激肽（Bradykinin）滲出，並沉積於血管周圍，導致搏動性頭痛。
- 發病機制

發病機制牽涉到許多不同因素：

  - > 5-羥色胺（5-HT）代謝因素：
    - -- 5-HT滲入血管壁後，可增強緩激肽的致痛作用。
    - -- 偏頭痛發作時，血中5-HT含量減少，尿中排出代謝增強。
  - > 內分泌因素：
    - -- 月經前後、懷孕期、更年期，偏頭痛發生顯著或完全緩解。
    - -- 服用避孕藥時，發作頻率及嚴重度增加。
    - -- 發作期雌激素和黃體素含量降低，泌乳素增高。
    - -- 可能是雌激素刺激泌乳素分泌、前列腺素的分泌，進而引起血管收縮和擴張，導致偏頭痛。
  - > 高血脂症：
    - -- 血脂中的游離脂肪酸（FFA），在血管內是血小板5-HT釋放劑。
    - -- 高血脂可使血小板大量聚集，進而釋放大量5-HT，導致偏頭痛。

-- 臨床上見有些病人高脂飲食後容易誘發。

> 遺傳因素：

　　-- 本病有一定家族遺傳傾向。

> 飲食因素：

　　-- 攝取某些食物易誘發偏頭痛，常見有奶酪、酒類、巧克力、檸檬汁等。

　　-- 這些胺基酸大部分被血小板內單胺氧化酶分解，促進前列腺素的合成，進而
　　　導致偏頭痛。

・症狀與體徵

　主要表現為偏側或雙側性頭痛，1年發作1次或數次不等，偶有每周發生數次，
　頭痛時可伴隨噁心、嘔吐、視先兆、嗜睡、煩躁不安等，無發作時一切如常。

・臨床分型

典型偏頭痛

> 先兆：常見為視先兆，如閃光、暗點、黑矇、偏盲。少數表現肢體感覺異常，
　遍身麻木，偏輕癱，言語功能障礙。先兆持續數分鐘或數十分鐘。

> 發作性頭痛：搏動性或鑽痛性，多為單側，少數為雙側，持續數小時或1~2
　日，發作時間不規律，可能每周、數月發作1次，也可能1日數發。

> 伴有：噁心、嘔吐、面色蒼白、精神萎靡、出汗，進入睡眠後次日恢復正常。

普通型偏頭痛

> 先兆：大部分人無先兆，少數發生短暫視物模糊。

> 發作性頭痛：一側或雙側或左右不定的鑽痛、搏動性痛或脹痛，持續數小時或
　1~3日。

> 伴有：噁心、嘔吐。

複雜型偏頭痛

偏頭痛發作前後伴有某些神經系統症狀，多為一過性，也可能在頭痛緩解後持續
1~2周。

> 眼肌麻痺型偏頭痛

　　-- 頭痛較劇烈，頭痛發生前後伴隨同側一或多條眼顱神經麻痺現象（動眼、外
　　　展、滑車神經/通常是第三顱神經），數周後恢復。

> 偏癱型偏頭痛

　　-- 有輕癱或遍身麻木症狀，隨後發生偏頭痛。神經症狀可恢復。

> 基底動脈型偏頭痛

　　-- 先有視物模糊、眩暈、嘔吐、複視、耳鳴、構音障礙、共濟失調、遍身麻木、輕癱、暈厥發作，上述症狀20~40分鐘後，繼而發生以頸枕部為主的頭痛，維持數小時至1日，睡眠後緩解。

> 腹型偏頭痛

　　-- 偏頭痛症狀輕微或沒有頭痛，而以自主神經症狀為主要表現。

　　-- 常發生在兒童，家族有偏頭痛史，但以反覆發作腹痛、腹瀉、噁心、嘔吐等，一般持續數小時至1~2日。

■ 叢集性頭痛

・叢集性頭痛是血管性頭痛的另一類型，因發作時血中組織胺增高，又稱組織胺性頭痛或Horton綜合徵，臨床表現也是發作性一側性頭痛。

・頭痛時伴有頭痛側結膜充血、面部發熱潮紅、流淚、鼻塞，頭痛可一次接一次成串發作，每日1次至數次，斷續發作可遷延3~6周緩解。

・間歇期較長，通常為一年或數年發作一次。麥角胺製劑效果不好，其他止痛劑有效。

■ 功能性頭痛（不明原因）

・脹痛、鈍痛、跳痛、緊箍樣痛，如頭上壓著石板樣。

・午後較嚴重。看書、用腦、情緒緊張、勞累，可加重疼痛，休息後可緩解。

・常伴有頭昏、失眠、記憶力減退、心慌、心悸等自律神經症狀。

・止痛效果差。疼痛部位不定。

■ 顱內高壓性頭痛

・初期多為深部隱痛，之後間歇性，之後持續性。

・晨起頭痛較重，午後較輕。咳嗽、噴嚏、排便、激動、用力、旋轉……等，頭痛加重。

・常伴有嘔吐、視力減退、眩暈。

■ 顱內低壓性頭痛

・枕部及頸部跳痛性頭痛。由平臥而直立時頭痛加重，合併噁心嘔吐。轉動頭部頭痛加重。

■ 高血壓性頭痛

· 隱痛、脹痛、搏動性頭痛，合併頭昏、眼花、耳鳴等症。

· 發病年齡較大，血壓升高時發頭痛。午後疼痛加重。

■ 癲癇性頭痛

· 頭痛表現與偏頭痛一致，但腦電圖不正常放電，止痛劑無效，而抗癲癇劑效果佳。

· 無發生癲癇的間歇期中，頭部可能有隱痛或脹痛或悶重痛，大發作前，疼痛逐漸加重。

■ 精神官能症頭痛

· 精神官能症以頭痛為突出表現症狀，常合併其他主訴，如頭暈、失眠、記憶力減退、注意力不集中等，麥角胺製劑效果不好。

■ 憂鬱症頭痛

· 症狀大多在一日內波動，上午重、下午及晚上減輕。

· 有淺眠、早醒等睡眠障礙。

· 情緒明顯低落，伴隨食慾減退、全身倦怠等。

· 肌肉鬆弛劑無效，而抗憂鬱劑有效。

■ 顱腦外傷後綜合徵頭痛

· 腦外傷及腦震盪後遺。頭部鈍痛或緊箍樣痛。

· 合併疲勞、耳鳴、頭昏、眼花、噁心嘔吐、逆冷、自汗、心悸……等症。

■ 顱內炎症

· 如腦膜炎、腦炎、蛛網膜下腔出血之頭痛。

· 起病急驟，頭痛劇烈，轉動頭部或用力或咳嗽疼痛加劇。

· 合併頸項僵直、嘔吐等腦膜刺激症狀。合併發熱及其他全身症狀。

■ 顳動脈炎

· 又名巨細胞動脈炎。陣發性單側頭痛，燒灼痛或跳痛。顳動脈充血，局部皮膚紅腫。

· 可能合併病灶處脫髮，可有低熱、無力、食慾減退、ESR上升。可能因眼動脈血栓至盲。

■ **眼部性頭痛**

・眼部疾病

> 疼痛限於眼球附近或眼球後。

> 球後視神經炎疼痛，限於眼球內或眼球上緣，眼球轉動時疼痛更甚。

・屈光不正

> 額、顳部鈍痛及沉重感，常於閱讀或視物太久引起。

・青光眼

> 突然在額部及眼部發生劇痛，並有噁心嘔吐。

> 患側眼瞼腫脹、結膜充血、瞳孔散大、眼壓增高。

■ **鼻部性頭痛**

・鼻炎及鼻竇炎

> 鈍痛、脹痛或隱痛。

> 疼痛部位（篩竇炎=鼻區、枕部及目眶。蝶竇炎=頭頂。額竇炎=前額）

・鼻神經炎

> 陣發性單側頭痛。疼痛由眼內眥及鼻翼上開始，向上向外蔓延，合併眼球脹痛。

> 患側內眥旁及鼻樑旁會有壓痛點，且按壓時可誘發疼痛。

> 發作時患側流淚流涕，鼻前庭充血，伴有眼球脹痛。

中醫治療思路

中醫治療頭痛，須辨明外感、內傷、發炎性、缺血缺氧性、腫瘤壓迫、顱內壓升高或過低、頸動脈血管痙攣、頭面頸肌因素……等。

外感性頭痛

■ 急性期

- 風熱外感
  > 以感冒處方，如葛根湯、柴胡桂枝湯，加重清熱藥，加川芎，體虛加黃耆。
- 風寒外感
  > 以感冒處方，加黃耆、當歸、桂枝，加少量乾薑、附子，加清熱藥預防化燥。

■ 發炎性頭痛

- 以清熱+養陰+疏肝+利濕通便為主方，再加入各種原因性方藥治療。
- 須視免疫性、或感染性、或創傷性
  > 免疫性發炎，以清熱+養陰+疏肝+利濕通便為主，加入青蒿、知母、地骨皮養陰。年老或體虛者，加入何首烏、生杜仲、少量黃耆，顧護根本。
  > 感染性，在主方上，加入宣肺解表，或和解表裏。體虛者加黃耆、人參、熟地黃、炒杜仲，更虛者加入薑附溫陽。使用抗生素後仍低熱不退，以柴胡桂枝湯加青蒿、地骨皮。
  > 頭部創傷性，初期在主方上加活血化瘀藥。後期以補氣養血活血治療。

■ 缺血缺氧性頭痛

- 脾胃氣虛
  > 以香砂六君子湯、或半夏白朮天麻湯，加黃耆、杜仲、川芎、大棗。
- 氣血兩虛
  > 以補陽還五湯、或聖愈湯，加杜仲、大棗。
- 肝氣鬱結
  > 以加味逍遙散、或小柴胡湯，加黃耆、杜仲、川芎。

- 腎陰陽兩虛
  > 以補腎方（熟地黃、山茱萸、炒杜仲、黃耆），加當歸、川芎、黃柏、大棗、附子、玉桂子。

■ **緊縮性頭痛**
- 緊張焦慮
  > 以補腎+疏肝+緩肝治療。
  > 如何首烏、炒杜仲、柴胡、白芍、大棗、川芎。
- 風寒引起
  > 以疏肝+解表+補氣活血治療。
  > 如柴胡、桂枝、白芍、川芎、黃耆、當歸。
- 風熱引起
  > 以疏肝+解肌+補氣活血治療。
  > 如柴胡、葛根、白芍、羌活、川芎、黃芩、陳皮、黃耆、當歸。
- 高血壓引起
  > 以補腎+疏肝+補氣活血治療。
  > 如熟地黃、當歸、川芎、白芍、柴胡、黃耆、炒杜仲、黃柏。

■ **偏頭痛**
- 證型屬腎虛肝鬱，可能合併氣血兩虛、或肝鬱化火、或肝腎陰虛。
- 以補腎+疏肝緩肝為主方，如熟地黃或何首烏、炒杜仲、柴胡、白芍、川芎、黃芩、大棗。
  > 合併氣血兩虛，加黃耆、當歸。
  > 合併肝鬱化火，加黃柏、少量桂附引火歸元。
  > 合併肝腎陰虛，加黃柏、少量桂附引火歸元、少量黃耆。

■ **叢集性頭痛**
- 證型屬腎虛肝鬱化火。多因身體積累壓力疲勞，長期處於腎虛肝鬱狀態，最後陽亢化火。
- 平時以補腎+疏肝緩肝+清熱潛陽處方，維持身體陰平陽秘，可保不發。
  > 如熟地黃或何首烏、炒杜仲、柴胡、白芍、川芎、黃柏、大棗、少量黃耆。
- 發作期以補腎+疏肝緩肝+清熱潛陽處方，加重黃柏、黃耆、大棗劑量。

■ 功能性頭痛

- 證屬脾胃氣虛合併肝鬱氣滯，以補氣健脾+補腎+疏肝，或疏肝理氣+補氣補腎治療。

  > 如半夏白朮天麻湯，加川芎、黃耆、炒杜仲、大棗。

  > 或熟地黃或何首烏、炒杜仲、黃耆、柴胡、白芍、川芎、黃芩、大棗、陳皮、砂仁。

■ 腫瘤壓迫

- 以清熱+化瘀+疏肝+利濕通便治療，削減腫瘤及腦水腫為主。

■ 顱內高壓性頭痛

- 視顱內高壓的病因，屬發炎性、感染性、缺血缺氧性、佔位性，給予相應的治療處方。

  > 參考本書「腦水腫」篇。

■ 顱內低壓性頭痛

- 以大補氣血、大補腎陽治療。

■ 高血壓性頭痛

- 視臨床表現證型，給予相應的處方。

  > 參見《中醫常見內分泌疾病診治心法–宏道出版社》。

■ 癲癇性頭痛

- 以補氣養血+補腎+疏肝緩肝，可緩解癲癇性頭痛、癲癇發作次數或強度。
- 如黃耆、當歸、熟地黃、炒杜仲、川芎、黃柏、柴胡、白芍、大棗。

■ 顱腦外傷後綜合徵頭痛

- 以補氣健脾+疏肝緩肝+清熱+化瘀，或補氣養血+疏肝緩肝+清熱+化瘀治療。

  > 主方如半夏白朮天麻湯、或補陽還五湯、或聖愈湯。

  > 加黃芩、川芎、大棗、杜仲、丹參。

■ 憂鬱症頭痛

- 依證型加入疏肝緩肝藥物。

  > 疏肝理氣+補腎補氣，如加味逍遙散，加黃耆、杜仲、川芎、大棗。

> 補腎補氣+疏肝緩肝，如何首烏、炒杜仲、黃耆、柴胡、白芍、甘草、大棗、黃柏。

> 補氣養血+疏肝緩肝，如聖愈湯、補陽還五湯，加柴胡、大棗、杜仲、黃柏。

> 補氣健脾+疏肝緩肝，如半夏白朮天麻湯，加黃耆、大棗、杜仲、黃柏。

- **精神官能症頭痛**

・以補腎補氣+疏肝緩肝治療。

> 如何首烏、炒杜仲、黃耆、柴胡、白芍、甘草、大棗、黃柏。

- **鼻竇炎性頭痛**

・以風熱外感處方，加麻黃、白芷，加重化瘀藥治療。

・發炎嚴重者，加重清熱藥。反覆感染者，加重黃耆劑量。

・考慮加入薑附協助擴張鼻腔血管，須同時加重清熱及化瘀藥。

病案介紹

案 1 叢集性頭痛

男性，63歲。叢集性頭痛/自10歲起發病。

每日服抗癲癇藥及止痛劑/效果差，仍終日頭痛。

常感冒，過敏咳/陣咳=持續2月。

腰酸，眠淺，口和，胃納可，大便日1行，溲細且緩。

檢=高血壓，攝護腺肥大。舌質暗紅，脈弦弱。

處方 水煎劑

柴胡4錢 桂枝5錢 白芍3錢 川芎4錢 大棗8錢 黃芩4錢 黃連1.5錢 黃柏4錢 乾薑1錢 附子1錢 黃耆15錢 何首烏5錢 炒杜仲8錢 陳皮8錢 （帖/日）

註：以上處方接續服6周後（共42帖），排尿暢，腰酸減，咳善，眠進。

原終日頭痛/止痛藥無效，現黃昏後頭脹痛/止痛藥可緩解，接續調理。

〈治療思路〉

・本案以解表+疏肝緩肝+補腎+補氣治療。

- 以柴胡桂枝湯精神，改善易感冒及久咳的表虛狀態。黃耆及少量薑附，增強呼吸道的免疫，修復氣管，則久咳可癒。
- 以補腎+疏肝緩肝+補氣，改善叢集性頭痛。
  - > 何首烏、炒杜仲補腎，穩定內分泌軸線。
  - > 柴胡、白芍、大棗，疏肝緩肝，緩解交感神經躁亢。
  - > 以上共同改善頭部血管及肌肉痙攣。
  - > 黃耆、川芎，補氣活血，修復腦神經及促進循環。

案2 功能性頭痛

女性，42歲。常頭痛、頭暈至吐（月經/變天/眠少/感冒=頭痛頭暈更甚），止痛藥效差。

平日眠難/易醒難再眠，口乾，無華，心悸，焦慮，腰酸背痛，胃脹痞，掉髮多。

舌質淡紅瘦薄，脈弦弱。

處方　水煎劑

半夏4錢　天麻5錢　川芎4錢　陳皮8錢　砂仁4錢　黃柏5錢　附子1.5錢　玉桂子1.5錢　黃耆15錢　何首烏5錢　當歸4錢　炒杜仲8錢　大棗8錢　（帖/日）

註：以上處方續服2周，頭痛及頭暈改善多，接續調理。

〈治療思路〉

- 以補氣養血+健脾+補腎+緩肝，治療功能性頭痛合併自律神經失調。
- 病人氣血虛弱，常嚴重頭暈、頭痛，且合併自律神經失調，屬功能性頭痛。
- 功能性頭痛患者，腦部易缺氧缺血，神經傳導介質不足，故止痛藥效果不佳。

案3 緊縮性頭痛 / 腎虛肝鬱

女性，48歲。工作壓力大，易伏感（寒熱溫差調節不良）。

頭痛甚已月餘/每日服止痛加強錠4顆。面膚晦暗無華。

心悸，胸悶，眠難，腰腿痠，大便秘或溏，口乾。

舌質淡暗/下瘀，脈弦緊。

一診

處方 水煎劑

何首烏8錢 炒杜仲10錢 黃連1.5錢 黃柏5錢 附子1.5錢 玉桂子3錢 柴胡4錢 白芍3錢 大棗8錢 川芎4錢 黃耆8錢 陳皮8錢 14帖（帖/日）

二診

服上方原本頭痛改善多，幾無服止痛藥，睡眠改善，體力進步。

昨日起伏感，復頭大痛，胃脹痞甚，溏便/日3行，項背僵緊，失眠，胸悶，口乾。

處方 水煎劑

何首烏8錢 炒杜仲8錢 黃芩5錢 黃連1.5錢 柴胡4錢 白芍3錢 葛根4錢 羌活3錢 川芎4錢 陳皮8錢 砂仁4錢 黃耆10錢 14帖（帖/日）

〈治療思路〉

· 病人長期處於高壓力狀態，腎上腺損耗，腎虛氣虛，故止痛藥以難見效（神經傳導介質缺乏，無力傳導）。

· 一診以補腎+溫陽+疏肝緩肝+補氣，改善嚴重頭痛。

　> 何首烏、杜仲、黃耆、附子、玉桂子，補腎溫陽+補氣，修復腎上腺，釜底抽薪也。

　> 柴胡、白芍、大棗、川芎，疏肝緩肝，改善頭部血管痙攣。

· 二診因伏感復發頭痛，改以補腎+疏肝+解肌+補氣處方治療。此時溫陽藥須撤除，避免留邪。

案4 緊縮性頭痛＋頸項纖維化

女性，73歲。高血壓/服西藥。小中風/半月前。

頭痛多年，陣發性頭痛及頸項強痛，頭頸項背/痠痛僵緊甚，頸肌纖維變性。

頭暈，胸悶吸短，胃食道逆流，逆冷/多年。熬夜多年/設計工作/常年伏案。

檢：頸椎狹窄退化，頸動脈阻塞1/3。

舌淡暗紅/下瘀深，脈弦弱遲。

處方 水煎劑

何首烏8錢 炒杜仲8錢 柴胡4錢 白芍3錢 大棗5錢 黃柏5錢 川芎4錢 丹參8錢 黃耆10錢 陳皮8錢 玉桂子1.5錢 （帖/日）

註：以上處方續服3個月（90帖），諸症改善後停藥。

〈治療思路〉

· 本案以補腎引火歸元+疏肝緩肝+補氣處方，治療頑固性頭痛及頸項強痛。

· 重用化瘀藥，改善頸項纖維變性。

案 5 打坐後頭痛 / 高血壓 + 慢心衰

男性，55歲。出家師父，偶發痛風，高血壓（BP=175/105）。

清晨起打坐，每日打坐至上午9點以後，即發頭脹痛甚，噁心，不能閉眼，症狀持續至午後。平時常發心悸，胸悶吸短，緊張焦慮，黃昏煩躁。以上諸症3年。

面浮無華，下肢易水腫多年，手臂淋巴腫，然谷穴痛10年，乏力倦怠。眠可（9pm~3am），食不振，口乾，二便可。舌淡暗紅，脈弦細弱。

處方 水煎劑

何首烏5錢 炒杜仲8錢 乾薑1錢 附子1錢 玉桂子1.5錢 柴胡4錢 白芍4錢 大棗5錢 黃耆15錢 黃柏5錢 陳皮8錢 砂仁4錢 車前子4錢 （帖/日）

註：初服藥期間（前7帖），頻噁嘔，換氣不舒，囑咐其當茶飲。

本處方持續服4周（28帖），諸症漸改善。

〈治療思路〉

· 男性更年期大約在56歲前後（依身體條件差異），出家師父長期過午不食且睡眠不足，身體機能可能提早進入更年期狀態，此際其腎上腺及下視丘及腦下垂體的儲備量、協調性皆退化且易交感神經興奮，故有上述諸症。

· 每日打坐至上午9點以後頭脹痛甚、噁嘔，實為氣力至此時已屆不足的表現，其餘症狀皆屬氣虛、腎虛，夾雜肝鬱、水濕，若無即時治療，恐漸虛損，終至慢性心衰、腎衰。

· 以補腎溫陽+補氣利濕+疏肝健脾，成功治癒本案。

> 首烏、杜仲、薑附桂，補腎溫陽。

> 黃耆、車前子，補氣利濕。

> 柴、芍、棗、陳皮、砂仁健脾疏肝，加黃柏反制，預防化燥。

案6 高血壓 + 後頭頸項抽痛甚

男性，55歲。48歲曾腦血管痙攣，51歲膽囊炎/術除。

高血壓，服西藥不降，BP=150/95。

項強，頭暈目眩，後頭及頸項抽痛甚，頸肌纖維性硬化，目熱面赤，面膚晦暗。

易疲倦，晨起胃脹顯/晚間則善，體胖，眠淺易醒，胃納與大便正常，內痔，濕疹反覆。

舌質胖大暗紅/下瘀，脈弦緊。

處方 水煎劑

熟地黃5錢 山茱萸4錢 炒杜仲8錢 玉桂子1.5錢 黃柏8錢 陳皮8錢 砂仁4錢 黃耆10錢 丹參8錢 大棗8錢 （帖/日）

註：以上處方續服5周/共35帖，諸症皆改善，BP=130/85

〈治療思路〉

- 病人項強，頭暈目眩，後頭及頸項抽痛，頸肌硬化，目熱面赤……等症狀，屬陰虛陽亢，故以補腎諸藥，加重黃柏潛陽，加少量玉桂子引火歸元。
- 晨起胃脹顯，屬腎虛氣虛，須在補腎+補氣+溫陽處方下，加陳皮、砂仁理氣，方能見效。
- 加紅棗，協助改善睡眠，預防急性高血壓，緩解頸項血管痙攣性抽痛。
- 重用丹參，協助諸藥改善頸肌纖維變性。

案7 高血壓 + 腦動脈狹窄

女性，43歲。家族高血壓、糖尿病史（雙親），父母兄叔皆青壯中風歿。

30歲起高血壓，糖尿病一年，血管攝影（MRA）=中大腦動脈狹窄。

常頭痛、眩暈、行偏，手足麻且乏力，虛倦，易大發蕁麻疹。

舌質暗紅紫/下瘀甚，脈弦。BP=180/95。

處方 水煎劑

黃耆20錢 當歸4錢 丹參8錢 川芎4錢 赤芍4錢 桃仁4錢 黃芩4錢 銀花5錢 茯苓5

錢 陳皮8錢 天麻4錢 （帖/日）

註：服7帖後，行偏、頭痛、頭暈=改善。

　　服4周後/共28帖，手足麻改善，體力進步，無發蕁麻疹，血糖及血壓改善/囑西
　　藥減半。

〈治療思路〉

・以補氣養血+化瘀，改善因氣血虛弱及神經損傷所導致的頭痛、肢麻、行路偏
　斜……諸症。

・心腦腎供血供氧充足，則血壓自行改善。加黃芩、銀花，合併化瘀藥，改善蕁
　麻疹。加茯苓清除代謝廢物。加天麻養血息風，改善眩暈。

・重用化瘀藥，係因舌象瘀顯且中大腦動脈狹窄，化瘀藥加補氣養血，可改善血
　管壁條件及血管內高血凝狀態。

案8 椎動脈痙攣狹窄

女性，42歲。病史=TIA、雷諾氏現象、咳喘=本院治癒。

自注射疫苗後，近3月常頭痛顯，行路不穩/右偏，寒熱往來（煩熱/或著羽絨衣仍冷
顫）。

夜咳頻，記憶差，咽乾緊，口乾，入眠難，胃痞溏。

舌質暗紅/下瘀，脈弦。

一診

處方 水煎劑

柴胡4錢 葛根4錢 羌活3錢 白芍4錢 川芎4錢 黃芩5錢 黃連3錢 陳皮8錢 砂仁5錢
黃耆10錢 何首烏5錢 炒杜仲8錢　15帖（帖/日）

二診

諸症進步，少有頭痛，續調=記憶差、行路暈、咽緊。

處方 水煎劑

柴胡4錢 白芍4錢 川芎4錢 黃芩5錢 黃連3錢 黃耆15錢 當歸4錢 何首烏8錢 炒杜
仲8錢 陳皮8錢　15帖（帖/日）

註：以上處方服15帖後，諸症改善停服中藥，於一年後因感冒咳嗽回診，但頭痛無
　　復發。

〈治療思路〉

- 一診表證未解，以補腎+補氣+疏肝+清熱+解肌處方治療。
- 二診表證已解，改以補腎+補氣+疏肝+清熱處方治療。
- 病人原有TIA及雷諾氏現象病史，屬腎虛肝鬱的體質，本身應激反應儲備不足，注射疫苗後以致邪正相爭僵滯，加重腎虛肝鬱症象，故持續數月諸症難緩解。
- 補腎+補氣修復虛損，疏肝緩肝引導平衡，同時加入清熱藥穩定骨髓及免疫躁動，共同協助身體回到自我平衡及修復能力的→陰平陽秘狀態，則可快速改善並停服中藥。

案9 基底動脈型偏頭痛

女性，32歲。每逢月經期間或經前發病。

以下諸症多年，諸治效不佳。檢查正常。

眩暈、頭痛（後頭及左風池穴顯）、噁心、嘔吐。

視力模糊甚至全目黑、閃光、複視。

發音困難，吞嚥梗阻感，心悸，冷汗，虛弱乏力。

無法保持直立姿勢/會輕微晃動、傾倒/閉眼時更明顯。

體瘦無華，焦慮性格。經量偏少，經期正常。

眠難易醒，大便不暢。舌質淡暗紅/舌下瘀，脈弦細緊。

處方 水煎劑

熟地黃5錢 當歸4錢 川芎8錢 柴胡4錢 白芍4錢 大棗8錢 黃連1.5錢 黃柏5錢 附子3錢 玉桂子5錢 黃耆15錢 陳皮5錢 砂仁4錢 （帖/日）

註：後頭及風池不痛後，川芎改4錢。

持續調養三個月（102帖）諸症改善後，改2日1帖，續調1月後停藥。

〈治療思路〉

- 病嚴重經前症候群，是生殖軸及荷爾蒙諸虛不足，自律神經失調，導致前列腺素分泌過度刺激所致。中醫屬氣血兩虛（或腎虛）+肝鬱氣滯。
- 本案以補氣養血+疏肝+溫陽施治。補氣養血及溫陽，從根本上改善諸虛，加柴、芍、棗疏肝緩肝，修復自律神經。加川芎8錢，擴張頸椎血管及增進血循。

案 10 內分泌性偏頭痛

女性，33歲。偏頭痛多年/常痛至吐/月經期間頭痛持續數日，勞倦易發作頭痛。

平日易心悸，喘悶，胃痛，噁心，頭脹悶，鼻過敏，四肢逆冷。

大便4日1行/須服益生菌。舌質淡薄暗紅/下瘀，脈弦細弱。

處方　水煎劑

熟地黃5錢　炒杜仲8錢　柴胡4錢　白芍3錢　黃柏5錢　陳皮8錢　砂仁4錢　黃耆15錢　大棗8錢　附子1錢　玉桂子1.5錢　（帖/日）

註：以上處方接續調理3個月（共84帖），諸症改善，停藥無再復發。

〈治療思路〉

・本案以補腎引火歸元+補氣+疏肝緩肝處方治療。

・氣血虛弱，身體及腦部易缺氧缺血，無力推動，故有嚴重頭痛及頑固性便秘。黃耆劑量須大，且有賴桂附氣化推動。

案 11 垂體瘤性頭痛

女性，44歲。

長庚H.檢=肢端肥大症。106年起每月注射GH抑制劑（之前MR找不到腫瘤）。

至109年發現腦垂體瘤0.3cm=109/6月手術。

初診 111/3/12

hGH仍高（110/8月術後hGH=5，111/2月hGH=6）

頭面腫脹暗紅，前額顛頂脹痛甚，項肩後腦脹痛，身重著甚。

掌面腫大，掌骨及指關節增生，終日陣發性=紅熱腫脹痛/或冷暗青紫抽痛。

盜汗頻/上半身濕透/每日須頻繁換衣。煩躁，乾渴，睡眠/胃納/二便/月經=正常。

舌質瘦薄暗紅/下瘀，脈弦弱。

處方　水煎劑

懷牛膝8錢　黃連3錢　黃柏8錢　青蒿4錢　丹參10錢　骨碎補10錢　沒藥4錢　茯苓4錢　陳皮8錢　砂仁4錢　6帖（帖/日）

二診 111/3/18

無盜汗，頭痛減，體較輕盈。

處方　水煎劑

同初診方　12帖

三診 101/5/21

盜汗幾日，手腫脹（晨至午/冷暗改善），頭痛體重著/更減。

處方　水煎劑

懷牛膝8錢　黃連3錢　黃柏8錢　青蒿5錢　丹參15錢　骨碎補8錢　沒藥4錢　陳皮8錢　砂
仁4錢　14帖（帖/日）

註：以上處方加減，接續調理，諸症改善，停藥無再復發。
　　111/5月檢hGH=1.43　112/1月檢hGH=1.69

〈治療思路〉

・此為功能性垂體腫瘤，表現內分泌陽亢症狀。
・以平肝+清熱+化瘀，成功治療並預防復發。
・大劑清熱+化瘀，抑制並滅除腫瘤。
・懷牛膝+清熱潛陽+骨碎補，平肝引熱下行，上病下取，釜底抽薪。

Chapter

8

眩暈症

眩暈症

- 眩暈症是前庭神經病變時常見的表現，發作時因刺激迷走神經背核，會合併噁心、嘔吐、面色蒼白、脈搏和血壓改變等症狀。
- 眩暈的原因很多，但須區分周圍性及中樞性。
  > 凡因內耳迷路受到損害所產生者稱為周圍性眩暈。
  > 凡由於腦幹、小腦及前庭神經核等處疾病引起稱為中樞性眩暈。
- 西醫治療以症狀性緩解為主。中醫治療須區別病機，如發炎性、缺氧缺血性、淋巴代謝失常、腫瘤因素、感染因素……等，進而給予相應的處方，以達標本兼顧。

疾病介紹

定義

■ 發病原因

各種局部性或全身性疾病，導致前庭神經受干擾或損傷，都可能產生眩暈症。

- 視力影響、腦部腫瘤、腦部感染、腦部發炎。
- 中風、腦缺氧缺血、腦梗塞、癲癇。
- 耳石脫落、梅尼爾氏症、前庭功能異常。
- 內臟疾病（如心衰、腎衰、肺炎、肝衰、脾胃功能低下……）。
- 內分泌疾病、電解質失衡。
- 睡眠不足、緊張焦慮、應激性。

■ 眩暈臨床表現

- 主要症狀
  > 自身或周圍物體有旋轉或搖動的感覺。
  > 如坐船中起伏波動、路面高低不平不敢跨步。
- 發作劇烈
  > 強迫性運動：傾倒、眼震、複視、錯定物位。
- 其他
  > 面色蒼白、出汗、脈搏和血壓改變、噁心、嘔吐。
- 嚴重
  > 暫時性黑矇、意識消失。

■ 頭昏/暈厥/眩暈

- 頭昏
  > 腦內空虛不適感、眼花、耳鳴、無力、頭重重昏昏的，頭重腳輕的感覺。
  > 無自身或周圍物體轉動感。與體位無關。
  > 起病緩慢，發作時間長（可持續很久），無意識消失。
  > 誘發：久病後，身體虛弱，精神官能症，睡眠不足，各種器質性或非器質性疾病，神經性或非神經性疾病，都可引起。
- 暈厥
  > 暫時性腦缺氧、腦缺血。
  > 暫時性意識消失，合併面色蒼白、心搏快、呼吸弱，無眼球震顫。
  > 無自身或周圍物體轉動感。常在立位時發作。
  > 起病急而突然。發作時間極短（數秒或數分鐘）。發作時意識消失。
  > 貧血，體虛，久站，過度勞累，炎熱環境等易誘發。
- 眩暈
  > 平衡系統受到刺激。
  > 自身及四周物體旋轉或搖動，合併噁心、嘔吐、眼球震顫等。
  > 與體位無關，與某特定姿勢改變有關。
  > 起病較急，發作時間長（可持續數日），無意識消失。
  > 腦幹、小腦、前庭、內耳迷路等處疾病。

■ 廣義的眩暈

- 以眩暈症發作為主，可能同時存在暈厥發作，不發作時亦常伴隨頭暈現象。

眩暈的生理

■ 身體的平衡

- 身體的平衡由皮層、皮層下整合作用、平衡三聯共同維持。
- 皮層下整合作用：包括小腦及腦幹。
- 平衡三聯：由視覺系統、本體感覺系統、前庭系統三者組成。

■ 前庭系統

- 指從內耳前庭迷路（包括半規管、橢圓囊、球狀）→前庭神經→前庭神經核→視丘→大腦皮層→顳葉（包括顳上回後部與上半部、顳頂交界處、島葉上部）的整個神經通路。

■ 內耳前庭迷路

- 骨性迷路：包含外淋巴及浸在外淋巴內的膜性迷路。
- 膜性迷路：包括前段聽迷路（耳蝸管/司聽覺）、後段前庭迷路（司平衡）。
- 膜性迷路內的體液=內淋巴。
- 後段前庭迷路：包括球狀囊、橢圓囊、三個半規管。
- 半規管功能：閉眼時仍可感覺身體在轉動。
- 球狀囊及橢圓囊功能：閉眼時仍可感覺身體在前進。

■ 前庭神經

- 前庭傳入神經終止於腦幹之前庭神經核後，再經這些前庭神經核發出神經纖維，連結到動眼神經核、脊髓、小腦、及大腦。
- 前庭和眼球的神經聯繫：使我們在頭轉向一側時，眼球可以很平順地轉到對側，因此能夠維持穩定的視覺固定。
- 前庭和脊髓、小腦的聯繫：維持姿勢的穩定。如體操選手翻筋斗落地後仍可維持直立落地的姿勢。
- 一側前庭迷路或第八對腦神經有病變時，會發生眩暈，同時產生與病變不同側之眼震。

■ 前庭神經核

- 連結到延髓網狀結構的血管運動中樞及迷走神經背核
  >反射性自主神經症狀。

> 眩暈、噁心、嘔吐、呼吸增快、心血管反應、冷汗、面色蒼白。
- 大腦皮質的前庭投射區位於顳葉
  > 雙側協調同步的活動。
  > 單側發生病變=眩暈，景象旋轉、搖擺、傾斜等錯覺。
- 經腦幹內側縱束與各眼球運動和聯繫
  > 病損時出現眼球震顫。
- 經前庭小腦徑達小腦，經前庭脊髓徑達脊髓前角
  > 病損時可表現共濟失調、平衡不穩、肌張力改變。

■ 小腦

- 小腦與前庭功能的關係密切，可抑制前庭眼球與姿勢的反射。
- 小腦的神經纖維與眩暈相關神經核有連結。
- （與眩暈相關神經核：前庭神經核、眼球運動神經核、脊髓本體感覺神經）

■ 體位感覺

- 由視覺、本體感覺、前庭三大系統調控。
- 日常生活的動作，三個系統所測得的訊息是一致的，所以不會頭暈。
- 原地打轉或坐船後突然停止，原來三個系統訊息一致（正在打轉或坐船），突然停止時，視覺和本體感覺都知道停止了，但前庭內半規管纖毛處於減速狀態（仍然在動），三者訊號不一致，再不協調下就會產生眩暈。

眩暈的病理

■ 周圍性眩暈

- 凡因內耳迷路受到損害所產生者稱為周圍性眩暈。
- 眩暈程度較厲害，常伴隨噁心、嘔吐、盜汗、蒼白等症。
- 眩暈屬陣發性，很少持續一個月以上（因中樞神經會啟動代償）。
- 發作時必有眼震，產生水平方向眼震（帶有迴旋）。

■ 中樞性眩暈

- 凡由於腦幹、小腦及前庭神經核等處疾病引起稱為中樞性眩暈。
- 眩暈程度較輕淺。眩暈屬經常性且持久性（持續數月以上）。

- 常伴隨其他腦幹症狀，如顱神經麻痺、肢體無力、肢體感覺缺損、小腦症候……等。
- 發作時常有眼震/但時無。產生垂直方向眼震。

■ 厲害的眩暈

- 會產生厲害的眩暈
  > 前庭內的感覺細胞，會不斷發出高頻率的運動電位至腦幹。
  > 當一側之前庭有急性病變，會導致兩側發放頻率失衡，導致厲害的眩暈。
- 不會產生厲害的眩暈
  > 兩側前庭神經同時病變，如耳毒性藥物，因同時損傷，故只有極小的發放頻率不平衡。
  > 單側漸進發生的病變，如聽神經瘤，因慢慢發生，中樞神經可以代償。

■ 眩暈合併症狀

- 眩暈發生時常合併噁心、嘔吐、腹瀉、流涎、盜汗、臉色蒼白……。
- 前庭神經核位於延腦的背側方，其腹側方主司吞嚥、嘔吐、流汗、胃腸蠕動等內臟機能的神經核，當不協調的訊息刺激時，即會產生相應的症狀。

■ 眼震

- 不協調的訊息在前庭神經核內，會啟動異常的或病理性前庭眼球反射，導致眼球偏向位移，大腦會進行快速矯正，進而產生眼震。
- 眼震慢速相→快速相
  > 因前庭反射產生的眼球偏移的速度較慢，產生眼震的慢速相→大腦矯正產生的眼球運動速度較快，產生眼震的快速相。

西醫治療

- 急性發作時才需要治療。
- 不論是中樞性或周圍性，都是症狀性緩解。
- 治療藥物包括：抗組織胺、抗膽鹼類、止吐劑、鎮靜劑。

常見周圍性眩暈

■ **前庭神經炎**

・發病

> 常見於青年人。

> 可能是上呼吸道感染、或病毒伺機性感染、或自體免疫性。

・症狀

> 突發性眩暈、噁心、嘔吐,因姿勢改變加劇。

> 不會有耳鳴、或聽覺障礙。

・理學檢查

> 單側性水平或迴旋性眼震。

> 患側前庭對冷水或溫水的刺激反應下降或消失。

■ **急性迷路炎**

・發病

> 病毒或細菌感染、藥物毒性(如抗生素)、食物過敏(如巧克力、味精、酒精)。

> 常伴隨腮腺炎、麻疹、流行性感冒等發病。

・症狀

> 突發性眩暈、噁心、嘔吐。

> 常侵犯聽覺迷路,產生耳鳴、突發性耳聾。

■ **耳石脫落(良性陣發性姿勢性眩暈)**

・耳石

> 含碳酸鈣晶體。存在內耳的橢圓囊與球狀囊中,協助平衡。

・發病

> 老化(中老年人)、睡眠過少、過度疲勞者。

> 疾病誘發:頭部外傷、梅尼爾氏症、手術、發炎、感染。

> 耳石從原本在的橢圓囊,掉落至半規管。

・症狀

> 頭部移位就發眩暈=低頭、轉側、翻身、頭部轉動、後仰皆可能眩暈。

> 第一次大發作時,常發生在早上或半夜起床時。

> 可能持續20~30秒。

> 天旋地轉，噁心嘔吐、眼震、臉色蒼白。

- **梅尼爾氏症**

  - 發病

    > 因內耳的淋巴液分泌過多、回收太慢、循環不好，導致內耳淋巴水腫。

    > 會同時影響聽覺及前庭迷路系統。

  - 症狀

    > 以眩暈為主訴。反覆的眩暈發作，起伏的聽覺障礙、耳鳴。

    > 喜臥健側。

    > 每次發作持續20~30分鐘，甚至數個小時。

    > 迴旋式眩暈及迴旋式眼震。

    > 嚴重的眩暈發作，併有耳鳴、耳朵脹痛、聽力減退（低頻起伏性障礙）。

    > 伴隨噁心、嘔吐、冷汗、臉色蒼白、耳悶塞感。

    > 大部分為單側性，少部分為雙側性。

  - 誘發因素

    > 免疫疾病、過敏、病毒感染、家族史、頭部外傷、偏頭痛。

    > 炎症、血管痙攣、血管硬化、水鹽代謝。

- **眼部疾病**

  - 發病：屈光不正、眼肌麻痺、斜視。

  - 症狀：輕微眩暈、複視、視力減退，眼震，閉眼或遮眼症狀可減輕。

- **藥物性**

  - 常見誘發眩暈症的藥物

    > 奎寧、水楊酸、抗生素、降壓劑、止痛劑、抗癲癇劑、鎮靜劑。

- **假性眩暈**

  - 精神官能症。不嚴重，無眼震，檢查正常。

- **應激眩暈**

  - 老年或體虛者，在壓力下產生急性眩暈症狀。

  - 可能伴隨急性高血壓、高血糖、離子紊亂、暈厥、癲癇等症。

常見中樞性眩暈

■ **腦血管疾病**

・發病

> 發生於後顱窩之腦中風（腦梗塞、腦出血）和TIA（短暫性腦缺血發作），都可能發生眩暈。

> 主要病變在腦幹和小腦，與前庭迷路有重要聯繫。

・臨床表現

> 眩暈和眼震。

> 必伴隨以下症狀，如眼球運動障礙、顏面神經麻痺、吞嚥困難、舌頭偏斜、單側肢體無力或感覺缺損或肌腱反射增強、Babinski徵陽性、小腦徵候……等。

■ **腦幹腫瘤**

・發病

> 腫瘤生長在中腦、橋腦、延髓等處。

・臨床表現

> 眩暈漸進性加重。

> 眩暈、頭痛、眼震、共濟失調、吞嚥困難、輕癱。

■ **聽神經瘤**

・發病

> 聽神經瘤（第八顱神經）是由前庭神經開始長出。

> 因腫瘤生長速度緩慢，中樞神經系統有足夠時間可以代償，故少有嚴重的眩暈發作。

・臨床表現

> 眩暈，聽力衰退，耳鳴，共濟失調，進行性聽覺障礙，頭昏（不平衡感）。

> 患側：三叉神經、顏面神經、外展神經、聽神經損傷。

> 當腫瘤壓迫血管，造成突然阻塞，會有大眩暈發作。

> 腫瘤增大時，可出現Bruns-Cushing眼震。

> Bruns-Cushing眼震：當眼球朝病側注視時，即發生高頻率小振幅之眼震，此為腫瘤壓迫腦幹之中樞性眼震。

■ 後顱窩蛛網膜炎

· 發病

> 因感染、外傷、免疫因素、中毒等因素，導致急性或慢性腦蛛網膜發炎。

　1. 中線型：易引起梗阻性腦積水、早期顱內壓增高。發病較快，病情較重。

　2. 小腦凸面型：腦膜炎形成之囊腫可壓迫小腦，形成共濟失調及眼震。病程較緩（1~3年）。

　3. 小腦腦橋型：主要病變在腦幹腹側區，會損害三叉神經、顏面神經、聽神經，導致面肌痙攣和麻痺，亦可能損害舌咽、迷走、副神經。病程較緩（可能長達數年）。

· 臨床表現

> 腦脊髓液循環障礙、顱內壓增高、蛛網膜增厚沾連。

> 發熱、頭痛、嘔吐、眩暈、視力障礙、眼震、共濟失調。

■ 小腦發炎

· 發病

> 因病毒感染、外傷、免疫因素，導致急慢性小腦發炎。

· 臨床表現

> 小腦共濟失調，四肢不隨意運動（震顫），眼球震顫或斜視，肌張力減低。

> 站立及行走不穩，如醉酒狀，言語笨拙，飲水嗆咳，頭痛、嘔吐。

■ 小腦萎縮

· 發病：多見遺傳基因缺陷。

· 病理：神經細胞萎縮變性，髓鞘脫失，膠質細胞增生。

· 病徵

> 漸進性步行障礙、四肢失調，語言障礙，眼球震動，姿勢反射失調。

> 雙手顫動，筋肌及關節僵硬，自律神經失調，肌張力障礙。

■ 小腦卒中

· 出血性

> 眩暈、頭痛、噁心嘔吐、伴隨意識障礙。

· 梗塞性

> 急性眩暈、嚴重頭痛、軟癱、眼震、步伐不穩、說話不靈活。

■ **小腦後下動脈血栓**

・患側：共濟失調、眼震、聲嘶。

・對側：肢體痛溫覺障礙。

■ **基底動脈供血不足**

・發病

  > 因基底動脈循環不全，導致腦幹及小腦的損傷症狀。

  > 常見原因有高血壓、心臟病、糖尿病、高脂血症、頸椎關節粘連症、或遺傳因
    素。

・臨床表現

  > 眩暈、TIA、耳鳴、眼震、噁心嘔吐、步態不穩、9~12顱神經損傷症狀。

  > 損傷腦幹，可見構音障礙、吞嚥困難、複視、感覺障礙、四肢無力麻木。

■ **頸性眩暈**

・發病：因頸部創傷、頸椎病變、循環障礙等因素，導致椎動脈供血不足。

・臨床表現

  > 頭部活動時突發眩暈，伴隨噁心嘔吐、頭痛、頸部麻痛僵硬，甚至猝倒。

  > 交叉性麻痺，枕部頭痛。

■ **多發性硬化症**

・發病

  > 眩暈是某些多發性硬化症病患的最初症狀，亦可出現在整個罹病過程。

・臨床表現

  > 常急性眩暈發作，並伴隨腦幹或中樞神經系統症狀。

  > 同時出現水平及垂直眼震。

  > 內側縱束（medial longitudinal fasciculus，MLF）症候群：病人看向一側時，往
    外的眼球出現眼震，往內的眼球出現麻痺。

■ **眩暈性癲癇**

・發病：顳葉癲癇症的一種。

・臨床表現

  > 病人先覺得一陣眩暈，然後就失去知覺，可能伴隨癲癇大發作，或精神運動發
    作。

> 眩暈持續時間很短，可能只有幾分鐘。

■ 基底動脈型偏頭痛

· 發病：基底動脈不正常痙攣所致。

· 臨床表現

> 眩暈、頭痛、視糊、閃光、複視、共濟失調、構音障礙。

> 常在月經期間發作。

■ 顱腦挫傷

· 顱腦挫傷恢復期表現

> 眩暈、頭痛、噁嘔、失眠、情緒不穩、記憶衰退。

> 損傷相應之神經功能障礙。

■ 低顱內壓

· 發病

> 頭部外傷導致腦脊髓液外漏，腰椎穿刺，自發性。

· 臨床表現

> 頭痛、眩暈、噁心嘔吐、畏光、耳鳴、頸部僵硬。

> 站立或坐起時15分鐘後症狀加劇。

> 嚴重者可能併發癲癇、癱瘓、昏迷。

■ 高顱內壓

· 發病

> 頭部創傷、感染、腫瘤佔位、水腦症、免疫疾病、內臟疾病等多種因素。

> 腦部因各種因素導致發炎、缺氧、缺血。

· 臨床表現

> 頭痛、眩暈、噴射狀嘔吐、意識改變、癲癇。

> 損傷相應之神經功能障礙。

中醫治療思路

從病機探討治則

■ 血氧不足

- 主病機：心肺功能差、營養不良、貧血。
- 屬脾胃氣虛、氣血兩虛、心陽虛。
- 治則：補氣養血、補氣健脾。
- 處方：如半夏白朮天麻湯加黃耆、或聖愈湯。處方必有黃耆（或人參）。

■ 耳石脫落

- 病機：老化、虛損、疲勞、失眠。
- 屬氣血兩虛、腎虛。
- 治則：補氣養血、補腎溫陽。
- 處方：如真武湯、半夏白朮天麻湯、或補腎法加黃耆（人參）。

■ 血管痙攣

- 病機：身體因應情緒、氣候、作息等因素，而出現內分泌、自律神經之應激反應。
- 屬肝鬱氣滯、肝鬱化火、肝陽上亢，常合併腎虛。
- 治則：疏肝緩肝、滋腎養肝。
- 處方：補腎法＋柴胡、白芍、大棗。

■ 病毒感染

- 病機：神經毒性、發炎、腫脹。
- 屬表風熱、少陽熱（合併自體免疫性或餘熱未盡階段）。
- 治則：清熱解表、和解表裏。
- 處方：葛根湯、柴胡桂枝湯。加清熱解毒（抑制發炎感染），加補氣藥（增強免疫）。

■ 代謝廢物阻滯

- 病機：淋巴液增生，可能是發炎性、或虛寒性。

- 發炎性屬痰熱，虛寒性屬脾虛或寒飲。
- 治則：清熱化痰、或補氣健脾、或健脾溫陽。
- 處方：如苓桂朮甘湯、溫膽湯、半夏白朮天麻湯，加理氣化痰藥。

■ **血循環障礙**

- 病機：血瘀合併諸證，如氣滯、氣虛、寒瘀、熱瘀。
- 治則：活血化瘀，視寒瘀或熱瘀加入補氣溫陽或清熱養陰藥。
- 處方：丹參、川芎、沒藥、骨碎補。

■ **神經損傷**

- 屬腎陽虛、氣血兩虛。
- 治則：補腎溫陽、補氣養血。
- 處方：聖愈湯、補腎法、補陽（乾薑、附子、玉桂子）。

從疾病探討治則

■ **前庭神經炎**

- 上呼吸道感染、或病毒伺機性感染、或自體免疫性。
- 中醫治療
  > 急性期：葛根湯、或葛根芩連湯，加清熱、利濕、扶正。
  > 緩解修復期：補氣養血、補腎養血。

■ **急性迷路炎**

- 病毒或細菌感染、藥物毒性、食物過敏。
- 中醫治療
  > 急性期：葛根湯、或葛根芩連湯，加清熱、利濕、扶正。
  > 緩解修復期：補氣養血、補腎養血。

■ **耳石脫落（良性陣發性姿勢性眩暈）**

- 老化、睡眠過少、過度疲勞者、發炎、感染。
- 屬氣血兩虛、腎虛。
- 治則：補氣養血、補腎溫陽。

> 處方：如真武湯、半夏白尤天麻湯、或補腎法加黃耆（人參）。

> 發炎期以葛根芩連湯，加補氣、利濕。

■ 梅尼爾氏症

· 內耳淋巴液分泌過多、回收太慢、循環不好，導致內耳淋巴水腫。

· 中醫治療

> 發炎型：病因處方+（清熱+化痰利濕）。

> 脾虛型：健脾利濕，半夏白尤天麻湯，加黃耆、炒杜仲、大棗、薑附桂（少量）。

■ 應激眩暈

· 老年或體虛者，在壓力下產生急性眩暈症狀，可能伴隨急性高血壓、高血糖。

· 中醫治療

> 大補腎陽+疏肝緩肝+清熱。

■ 腦血管疾病

· 腦梗塞、腦出血和TIA，都可能發生眩暈。

· 中醫治療

> 出血：急性期以清熱+化瘀+利濕+通便。緩解期餘熱未清，加補氣養血。萎縮退化期，須大補氣血、大補腎陽。

> 梗塞：補氣養血化瘀+利濕通便，補氣藥酌量慎用。

■ 腦幹腫瘤

· 腫瘤生長在中腦、橋腦、延髓等處。

· 中醫治療

> 腦壓高：丹沒四物湯、大柴胡湯，加大劑清熱、化瘀、利濕、通便。

> 腦壓不高：丹沒四物湯、建瓴湯，加大劑清熱、化瘀。

> 使用大劑量類固醇後：以大劑清熱、化瘀藥，加補氣溫陽、或半夏白尤天麻湯。

■ 聽神經瘤

· 由前庭神經（第八顱神經）開始長出。

· 患側：三叉神經、顏面神經、外展神經、聽神經損傷。

・中醫治療
> 以清熱化瘀為主，酌加利濕，並加入柴胡、葛根、羌活、白芍、陳皮、砂仁、（半夏、萊菔子），引經解肌同時化痰飲。

■ 後顱窩蛛網膜炎
・腦脊髓液循環障礙，顱內壓增高。
・中醫治療
> 急性期：優先降腦壓，以大柴胡湯、柴胡桂枝湯、葛根湯，加麻黃、清熱解毒、淡滲利濕、大黃通腑。
> 餘熱未盡期：柴胡桂枝湯、小柴胡湯，加清熱、養陰、補氣養血。
> 萎縮退化期：補腎溫陽、柔肝。

■ 小腦發炎
・病毒感染、免疫疾病、頭部挫傷。
・中醫治療
> 發炎期：解表+疏肝+清熱養陰+利濕通腑。
> 萎縮退化期：補腎養血、補腎柔肝、大補腎陽/慎防化燥。

■ 小腦萎縮
・中醫治療
> 發炎期：清熱養陰+補腎+疏肝。
> 萎縮退化期：補腎養血+疏肝+養陰，或大補腎陰腎陽。

■ 小腦後下動脈血栓
・表現：患側=共濟失調、眼震、聲嘶。對側=肢體痛溫覺障礙。
・中醫治療
> 補氣養血+化瘀+葛根、羌活。

■ 基底動脈供血不足
・表現眩暈、TIA、耳鳴、眼震，9~12顱神經損傷症狀。
・中醫治療
> 補氣養血+活血化瘀。
> 補腎養血+補氣化瘀。

■ **頸性眩暈**

· 椎動脈供血不足。交叉性麻痺，枕部頭痛，頭部活動時突眩暈，甚至猝倒。

· 中醫治療

> 發炎性：葛根湯+芩連柏+茯苓、澤瀉+川芎。

> 血瘀性：補陽還五湯（加重丹參、川芎）+沒藥。

> 血管痙攣性：以補腎方（熟地黃、山茱萸、炒杜仲、黃耆），加柴胡、白芍、
大棗。

> 缺血缺氧性：補氣養血、補腎養血。

■ **多發性硬化症**

· 中醫治療

> 急性發炎期：疏肝+清熱養陰+利濕通腑。

> 餘熱未盡期：補氣養血+疏肝+清熱養陰。

> 萎縮退化期：補腎養血、或柔肝養血，加補氣、溫陽、化瘀，預防化燥。

■ **眩暈性癲癇**

· 中醫治療

> 無服抗癲癇劑：氣血兩虛、腎陰陽兩虛、陰虛陽亢、實熱陽亢。

> 服抗癲癇劑：氣陰兩虛、氣血虛、腎陽虛。

■ **基底動脈型偏頭痛**

· 中醫治療

> 補腎+補氣養血+疏肝緩肝+理氣降逆。

> 補腎+補氣養血：（熟地黃、山茱萸、炒杜仲、黃耆、當歸、玉桂子、附子、
黃柏）。

> 疏肝緩肝+理氣降逆：（柴胡、白芍、大棗、陳皮、砂仁、半夏）。

■ **顱腦挫傷**

· 恢復期症狀：眩暈、頭痛、噁嘔、失眠、情緒不穩、記憶減退。

· 中醫治療

> 急性期：以清熱+化瘀+利濕通便為主，加入柴胡、白芍和解，麻黃醒腦。

> 緩解修復期：以補氣養血+清熱化瘀+疏肝理氣。

- **■ 低顱內壓**
- ・中醫治療

  > 大補氣血+大補腎陽。

  > 大補氣血：聖愈湯、補陽還五湯。

  > 大補腎陽：熟地黃、山茱萸、炒杜仲、薑附桂（皆須大劑）、黃柏。

- **■ 高顱內壓**
- ・中醫治療

  > 發炎性、佔位性、出血性、缺血性、缺氧性、中毒性。

  > 視不同病因處置。

病案介紹

案 1 急性迷路炎

女性，62歲。檢＝內耳發炎。

眩暈，腦鳴，耳內及耳周熱痛，翳風腫熱痛，項強痛，血壓升高。

常感冒，畏寒熱，倦怠，燥渴。

舌質暗紅/瘦薄齒痕，脈弦弱。

處方　水煎劑

柴胡4錢　桂枝5錢　黃芩8錢　黃連5錢　連翹8錢　茯苓4錢　陳皮8錢　砂仁4錢　丹參5錢
黃耆15錢　（帖/日）

註：以上處方服14帖後，諸症減緩，接續調理。

〈治療思路〉

・感冒誘發急性迷路炎，以柴胡桂枝湯精神，解表宣肺。

・腫熱痛顯，加重清熱解毒藥，加茯苓，協助消腫消炎，抗菌抗病毒。

・加丹參化瘀，協助清熱利濕藥改善周邊環境，清除代謝廢物，預防發炎後粘連
　或纖維化。

・因感染而起，正氣必虛，加黃耆補氣，誘導專一免疫。

案 2 慢性迷路炎

女性，39歲。

自注射新冠疫苗後，發蕁麻疹/每日服抗組織胺。

併發以下諸症已數月，至今持續每日不舒：

眩暈、頭痛、平衡差、兩耳痛。右側明顯：耳痛、耳鳴甚、耳悶、耳前後及頸項熱。

檢查=聽神經損傷。舌質淡嫩暗紅/舌下瘀，脈弦弱。

初診 111/5/7

熟地黃5錢　炒杜仲8錢　黃芩5錢　黃連3錢　柴胡4錢　白芍4錢　黃耆15錢　丹參4錢　川芎4錢　陳皮8錢　砂仁4錢　（帖/日）

註：服7帖後，諸症改善佳。

　　之後恰逢感冒，復左耳悶、眩暈、耳鳴、聽力差，續調後善。

〈治療思路〉

・注射新冠疫苗後誘發諸症，屬氣虛及腎虛，無力應付疫苗的壓力，復因疫苗導致免疫紊亂，而有反覆蕁麻疹、迷路神經炎諸症。

・以補腎+補氣活血+疏肝+清熱施治。補腎補氣，可快速修復神經損傷。加黃芩、黃連清熱，改善反覆發炎。柴胡、白芍疏肝，令處方行走少陽直達病所，疏肝協同補腎及清熱，可調節並緩解免疫躁亢，改善反覆慢性發炎。加丹參、川芎活血藥，協同清熱藥改善慢性蕁麻疹，並預防腦及神經發炎後粘連及纖維化。

案 3 TIA 性眩暈

女性，32歲。妊娠期間反覆TIA。

100/11/14

妊娠26周，本周TIA=5次（過去偶發），發大眩暈，頭痛，噁嘔，腫脹，喘滿，動悸，腹木硬，腰僵痛顯。

處方 水煎劑

黃耆20錢 當歸4錢 白朮5錢 黃芩5錢 炒杜仲8錢 乾薑5錢 附子5錢 玉桂子5錢 陳皮5錢 砂仁4錢 茯苓5錢 澤瀉5錢　7帖（帖/日）

100/11/21

本周TIA=1次（11/15），眩暈減，頭暈脹悶痛，仍腰痛顯，胃腹脹氣。

處方 水煎劑

黃耆20錢 當歸4錢 白朮5錢 黃芩5錢 炒杜仲8錢 乾薑5錢 附子5錢 玉桂子5錢 陳皮8錢 砂仁8錢 茯苓5錢 （帖/日）

註：之後無再發生TIA，續調至39周順產。

〈治療思路〉

• 本案以補氣養血+補腎溫陽+理氣利濕施治，改善孕婦因腦部血氧低下，產生TIA及大眩暈、頭痛、喘悸……諸症。

案4 前庭神經炎／感冒併發眩暈

女性，78歲。

平日胃弱痞脹/嗝逆/水逆，久咳。

一診 105/6/4

感冒後，發大眩暈，行右偏斜，右側三叉神經痛，右耳痛。

噁心，嘔吐，胃灼熱痛，脹痞甚，溏便日多行，眠難，胸悶。

處方 水煎劑

柴胡4錢 葛根4錢 羌活3錢 白芍3錢 黃芩5錢 黃連3錢 半夏4錢 茯苓4錢 陳皮8錢 砂仁8錢 黃耆15錢 天麻4錢 乾薑1錢　7帖（帖/日）

處方 科學藥粉

柴胡1g 葛根1.5g 羌活1.5g 白芍1g 黃芩1.5g 黃連1.5g 砂仁1.5g 陳皮1.5g 黃耆1.5g 乾薑0.5g　2x7日

註：每日水煎藥1帖與藥粉2次，間隔3~4h服用。

二診 105/6/11

諸症有改善，接續治療。

〈治療思路〉

· 感冒併發三叉神經痛及諸多腸胃症狀，病位屬少陽陽明二經。

· 以柴胡、葛根、羌活、白芍、黃芩、黃連諸藥，少陽陽明二經同治。陳皮、砂仁、半夏、茯苓理氣祛痰，協助改善腸胃，並清除腦細胞因發炎所致淋巴黏液性增生。從而改善神經傳導。黃耆補氣增強免疫，修復神經。天麻改善腦循環。加乾薑1錢，修復病毒細菌對胃腸上皮細胞的損傷。

· 柴胡、白芍，改善細菌病毒導致交感神經興奮所致胸悶、項肩強、眠難、胃酸嚴重逆流……諸症。

案5 梅尼爾氏症 / 脾氣虛型

女性，36歲。常發眩暈。

每逢經前、變天、節氣、熬夜，易發大眩暈至吐。

面白無華，平日體力弱，腰痠、頭暈、頭痛、常憂鬱低潮。

胃腸弱，脹痞、噁心、納差、易溏便。口微渴，易腫脹感。

舌質淡白，脈弦弱。

處方 水煎劑

半夏4錢 白朮5錢 天麻4錢 黃柏5錢 乾薑1錢 附子1錢 玉桂子1.5錢 茯苓4錢 陳皮8錢 砂仁4錢 黃耆15錢 當歸4錢 炒杜仲8錢 大棗8錢 （帖/日）

註：持續調理三個月（近100帖），諸症改善，不復發眩暈。

〈治療思路〉

· 以半夏白朮天麻湯精神（香砂六君子湯基底），改善脾虛型眩暈症。

· 脾虛型病人，其細胞離子、膠體滲透壓、水分與淋巴調節、血中蛋白濃度……等容易失衡，體液容易瀦留，影響神經傳導，須以健脾利濕法治療。

· 在健脾利濕治則的基礎上，加入溫陽、補腎，並加重補氣藥，有利處方的推動，療效更好。

· 加大棗8錢，有利腦中血氧及葡萄糖運作，可改善並預防因脾虛導致憂鬱低潮（臟躁）。

案6 耳石脫落性眩暈

男性，81歲。病史=高血壓、高血糖，服西藥控制。

近一周發大眩暈，頭部稍轉動就天旋地轉。起床後大發，低頭、臥時轉身、頭部轉側皆發作，並伴隨噁心、嘔吐、眼震、乏力、心悸、冷汗。

西醫診斷=耳石脫落症，經耳石復位法及西藥治療，但效果不佳。

平日納便可，口咽乾，腰痠痛。

舌嫩淡暗瘦紅薄，脈弱。

處方 水煎劑

熟地黃5錢 山茱萸4錢 炒杜仲8錢 黃柏5錢 附子1.5錢 玉桂子3錢 黃耆15錢 當歸4錢 川芎4錢 陳皮5錢 砂仁4錢 天麻8錢　7帖（帖/日）

註：服7帖後漸改善，接續調理。

〈治療思路〉

· 補氣+補腎（溫陽）法，協助耳石復位。加天麻改善眩暈造成的不適。

案7 顱腦挫傷性眩暈

女性，34歲。車禍，頭部–頸椎–胸背/挫傷，顱內壓升高，頸項綜合徵。

頭面瘀腫，頭暈，頭痛，噁心嘔吐，頸周紅腫熱痛/項圈固定，胸背腫痛，虛弱乏力，咽腫痛/吞嚥困難，便秘。舌偏紅，脈弦滑數。

初診 101/8/1

處方 水煎劑

柴胡4錢 白芍3錢 半夏4錢 黃芩8錢 黃連5錢 丹參8錢 沒藥4錢 延胡索4錢 桃仁5錢 麻黃1.5錢 陳皮8錢 砂仁4錢 大黃1錢 茯苓4錢 澤瀉4錢　7帖（帖/日）

二診 101/8/10

輕咽痛，仍多處痛，頭暈，嘔吐，大便日2行。

處方 水煎劑

半夏4錢 陳皮8錢 砂仁4錢 茯苓4錢 天麻5錢 黃芩5錢 黃連4錢 丹參8錢 沒藥4錢 川芎4錢 桃仁4錢 麻黃1.5錢 黃耆10錢　7帖（帖/日）

三診 101/8/18

頭痛改善，頸周紅腫痛改善，仍暈吐/頻率減，多處痛，耳鳴，乏力。

處方　水煎劑

半夏4錢　陳皮8錢　砂仁4錢　茯苓4錢　天麻5錢　黃芩5錢　丹參8錢　沒藥4錢　川芎4錢
桃仁4錢　黃耆20錢　　7帖（帖/日）

四診 101/8/25

復頸周灼熱感。暈吐改善，體痛減，體力進步。

處方　水煎劑

半夏4錢　陳皮8錢　砂仁4錢　茯苓4錢　黃芩8錢　黃連3錢　丹參8錢　沒藥4錢　川芎4錢
桃仁4錢　黃耆20錢　　7帖（帖/日）

五診 101/9/12

頸周灼熱感改善，諸症改善，改科學藥粉接續調理。

處方　科學藥粉

桂枝湯9g　黃耆2g　黃芩1.5g　葛根1.5g　　3包x7日

〈治療思路〉

- 頭部及頸椎挫傷，急性期頭部及頸周必發炎紅腫、交感神經亢進、腦壓升高、神經傳導紊亂，中醫治療須能快速消炎、消腫、消瘀、降低腦壓、解除交感亢奮、清除代謝廢物。
- 初診以疏肝+通竅+清熱+化瘀+利濕通便施治。清熱化瘀及通利二便，改善發炎瘀腫並清除代謝廢物。疏肝改善交感神經紊亂。加麻黃宣肺通竅，促進神經傳導。
- 二診之後，交感神經亢進緩解，改以健脾理氣+清熱+化瘀+利濕治療。隨著瘀腫熱改善程度，漸進減少清熱及利濕藥，漸進增加補氣藥，加天麻改善腦損傷後遺。

案 8 基底動脈性眩暈 / 供血不足

男性，66歲。病史：粥狀動脈硬化。失眠/助眠劑。

109/7/25

自午間起發眩暈，後腦暈痛甚，行路偏斜/東倒西歪，至晚間9點方緩解，手足知覺差且無力，諸症已半月。夏季暑熱，溫差不適。舌質暗紅/舌下瘀，脈弱芤。

處方 水煎劑

柴胡4錢 葛根4錢 羌活3錢 黃芩5錢 黃連3錢 白芍4錢 黃耆20錢 川芎5錢 丹參5錢 陳皮5錢 砂仁5錢 7帖（帖/日）

　　註：服7帖後=> 中午頭暈痛1h，之後無再接續治療。

〈治療思路〉

· 以黃耆、丹參、川芎，補氣活血，改善心肺功能，增進腦部血氧供給。

· 柴胡、白芍，改善頸動脈、基底動脈血管痙攣。葛根、羌活、川芎，改善頸動脈、基底動脈及頸肩肌肉的循環。以上諸藥，合併黃芩、黃連，共同改善暑熱溫差調節不良。

· 頭部血氧供給增加，頸動脈、基底動脈血管擴張，頸項溫差調節改善，則頭暈頭痛可快速改善。

110/7/16

三日前暈厥=7/13（CT血管無梗塞）。攝護腺腫大/尿急難出。

處方 水煎劑

黃耆20錢 丹參5錢 川芎4錢 黃芩4錢 黃柏4錢 陳皮5錢 砂仁5錢 何首烏5錢 炒杜仲8錢 山茱萸4錢 柴胡4錢 白芍3錢 茯苓4錢 30帖（帖/日）

〈治療思路〉

· 以補腎+疏肝+補氣活血施治。

· 何首烏、山茱萸、炒杜仲補腎固本，柴胡、白芍疏肝，共同緩解應激性壓力所導致急性血管痙攣、或高血壓、或高血糖。黃耆、丹參、川芎，補氣活血，改善腦部血氧。黃柏、茯苓、丹參，協助改善攝護腺腫大。

110/8/21

時眠難，時暈但症微，憂煩低潮。

處方 水煎劑

黃耆20錢 丹參5錢 黃連3錢 黃柏4錢 陳皮5錢 砂仁5錢 何首烏5錢 炒杜仲8錢 柴

胡4錢　白芍3錢　大棗10錢　7帖（帖/日）

〈治療思路〉

· 以補腎+疏肝緩肝+補氣活血施治。大棗增加腦部葡萄糖，改善臟躁低潮。

案 9　基底動脈型偏頭痛

女性，32歲。每逢月經期間或經前發病。

以下諸症多年，諸治效不佳。檢查正常。

眩暈、頭痛（後頭及左風池穴顯）、噁心、嘔吐。

視力模糊甚至全目黑、閃光、複視。

發音困難，吞嚥梗阻感，心悸，冷汗，虛弱乏力。

無法保持直立姿勢/會輕微晃動、傾倒/閉眼時更明顯。

體瘦無華，焦慮性格。經量偏少，經期正常。

眠難易醒，大便不暢。舌質淡暗紅/舌下瘀，脈弦細緊。

處方　水煎劑

熟地黃5錢　當歸4錢　川芎8錢　柴胡4錢　白芍4錢　大棗10錢　黃連1.5錢　黃柏5錢　附子3錢　玉桂子5錢　黃耆15錢　陳皮5錢　砂仁4錢　（帖/日）

註：後頭及風池不痛後，川芎改4錢。

　　持續調養三個月（102帖）諸症改善後，改2日1帖，續調1月後停藥。

〈治療思路〉

· 嚴重經前症候群，是生殖軸及荷爾蒙諸虛不足，自律神經失調，導致前列腺素分泌過度刺激所致。中醫屬氣血兩虛（或腎虛）+肝鬱氣滯。

· 本案以補氣養血+疏肝+溫陽施治。補氣養血及溫陽，從根本上改善諸虛，加柴、芍、棗疏肝緩肝，修復自律神經。加川芎8錢，擴張頸椎血管及增進血循。

案 10　應激性眩暈 / 急性高血壓

女性，88歲（105年/1月）。

曾發生TIA數次，血壓常高至200mmHg，常急診。

眩暈（天旋地轉），頭暈痛，嘔吐。手足麻逆冷無力，腰膝痠軟。

胸悶吸短，胃酸逆流，心悸甚，胃脹痞甚，納差，口乾，二便少。

項肩強，面黃無華，緊張焦慮。舌質暗紅，脈弦弱。

處方 水煎劑

柴胡4錢 黃芩5錢 半夏4錢 陳皮8錢 砂仁4錢 大棗5錢 黃耆15錢 當歸4錢 何首烏5錢 山茱萸4錢 炒杜仲8錢 高麗參3~5錢 （帖/日）

註：住院期間高麗參5錢（1周）/出院緩解後改3錢。胃酸過多加萊菔子8錢。

> 共服58劑，血壓平穩。之後因蜂窩炎、胃潰瘍、皮膚癌來院治療。

> 110年底復發急性高血壓，調理後平安。（112年=94歲/健康）

〈治療思路〉

· 以補腎+大補氣血+疏肝緩肝，改善急性高血壓所導致的眩暈、頭痛、嘔吐、腰膝痠軟……諸症。

· 本案屬本虛標實。因年老腎虛氣虛，應激性能力儲備不足，故常發生陰陽決離性的眩暈、TIA、急性高血壓…….諸症，此際腎上腺耗弱，交感神經緊張，自律神經紊亂，血管痙攣，末梢神經損傷，若無快速緩解，恐會引發暈厥、中風等壞症。

· 以補氣+補腎+疏肝緩肝施治，快速緩解諸症，並預防復發。補氣補腎，從根本改善，腎氣足（腎上腺–內分泌–神經軸線穩定）則肝不橫逆，進而緩解肝陽上亢、上盛下虛諸症象。

· 眩暈、頭痛、手足逆冷無力、痞脹納差，末梢神經損傷表現，屬脾胃氣虛。胸悶吸短、心悸、胃酸逆流，屬肝鬱化火。交感神經亢進，亦會導致末梢血管痙攣，加重神經損傷。腰膝痠軟，屬典型腎虛表現。

· 本案見亢休治亢，例如僅以西藥強力抑制血壓，或以中藥建瓴湯類平肝降逆，必犯虛虛之害。

案 11 癲癇性眩暈 / 家族基因

女童，12歲7月。其姐=多重性癲癇/在本院治癒。

病史：斜頸/術，顎裂。

初診 92/6/17

眩暈/天旋地轉+目暗，暈時手足乏力，後退行，眼震頻，日發作多次。

常暈厥/跌坐不知，不安腿，溲時冷顫。納便常，舌質淡紅，脈弦細弱。

處方 水煎劑

熟地黃8錢 當歸4錢 山茱萸4錢 乾薑5錢 附子5錢 桂枝5錢 黃耆25錢 黃芩5錢 陳皮5錢 砂仁4錢 （帖/日）

註：持續調養一年痊癒。
> 由每日多發→晨晚發→數日1發→變天或值經發→要發不發→不發。
> 追蹤10年=與其姐皆健康無復發。

〈治療思路〉

・本案為遺傳性腦及神經發育不良，以大補氣血+補腎+溫陽施治，後天補先天。
・因諸虛不足，無力化燥，故僅加黃芩5錢。

案 12 腦幹出血

女性，89歲。

後腦出血性中風，昏睡，腦壓高，頭痛，嘔吐，眩暈。

意識紊亂，有痛覺，輕知人，腹壓稍硬，便秘，納呆。

一診

處方 水煎劑

柴胡4錢 白芍4錢 半夏4錢 枳實4錢 陳皮5錢 黃芩5錢 黃連1.5錢 丹參5錢 川芎3錢 乾薑1錢 黃耆10錢 大棗5錢 茯苓4錢 澤瀉4錢 大黃1錢　4帖（帖/日）

二診

處方 水煎劑

柴胡4錢 桂枝5錢 白芍3錢 陳皮8錢 砂仁4錢 黃芩5錢 黃連1.5錢 丹參5錢 川芎3錢 茯苓4錢 澤瀉4錢 黃耆15錢 大黃1錢　5帖（帖/日）

三診

處方 水煎劑

柴胡4錢 桂枝5錢 白芍3錢 陳皮8錢 砂仁4錢 黃芩5錢 黃連1.5錢 丹參5錢 川芎3錢 茯苓4錢 黃耆20錢 大黃1錢　5帖（帖/日）

註：共服14帖，順利出院到診，右側較無力，時倦，命名鈍。

　　再5帖（共19帖），改善多，無昏睡，夜眠難，痰黏稠，口乾苦。

〈治療思路〉

・本案以補氣+疏肝理氣+清熱化瘀+通利二便治療。

・年老體衰，雖急性期亦須加入黃耆扶正，在消腫消瘀、緩解神經亢進、清除代謝廢物下，同時修復腦細胞。

・二診以後，腦壓漸穩，神智漸清，漸進加重黃耆劑量，預防腦細胞萎縮退化。

案 13 高顱內壓性眩暈 / 出血性中風

77歲女性。101/4/19昏厥後頭挫。

檢查=出血性中風、顱內血腫，預鑽顱手術清除。

右側偏癱，大眩暈，頭大痛，嘔吐，視糊，神識昏蒙。

至101/5/9複檢=瘀血仍無吸收。

初診 101/5/12

右側肢體無力，臥床，頭痛不能稍轉側，嘔吐，意識混亂。

煩躁，嗜睡，面瘀紅浮腫，腹脹滿，數日不大便，舌紅苔厚，脈弦數。

BUN=22，Cr=1.45，eGFR=37。過去病史：痛風。

處方 水煎劑

柴胡5錢 黃芩8錢 赤芍5錢 半夏4錢 枳實5錢 生薑3大片 大棗5錢 麻黃1.5錢 乳香3錢 沒藥3錢 桃仁4錢 澤瀉8錢 茯苓8錢 生大黃1錢　4帖（帖/日）

〈治療思路〉

・以疏肝+通竅+清熱+化瘀+利濕通腑治療。

・離經之血必屬瘀，頭部挫傷後之腦出血及續發性腦壓高，以清熱+化瘀+利濕通腑，溶除血塊，降低發炎，清除代謝廢物，以疏肝理氣緩解挫傷後交感神經紊亂。

二診 101/5/16

神清可自述，頭痛減，轉頭輕盈，食增，便溏。

註：接續調理。

> 病人共服中藥105帖，無創傷後遺症。
> 身體輕健，反應思考敏捷，出入皆自行開車，常四處旅遊。
> 於86歲時，因肺癌來診治，思緒清晰活動力佳。

案 14 低血氧→高顱內壓性眩暈

女，52歲。透析後血壓降至60/40，血氧90。

面浮腫，喜悲哭，頭大痛，發大眩暈，嘔吐。

神滯，意識紊亂，吸短，近無脈，腹大痛，便秘。

處方　水煎劑

黃耆20錢　當歸4錢　川芎4錢　丹參4錢　乾薑5錢　附子5錢　玉桂子3錢　黃芩4錢　茯苓8錢　澤瀉8錢　大棗10錢　半夏4錢　枳實4錢　厚朴4錢　芒硝3錢　大黃1錢　人參5錢（帖/日）

〈治療思路〉

・以補氣養血+溫陽+利濕通腑，改善腦及腸道缺血缺氧，導致急性眩暈及腹痛。
・補氣及溫陽藥皆須大劑量，助諸藥溫瀉氣化，利濕通腑瀉濁，清除代謝廢物。

案 15 小腦萎縮性眩暈

男性，54歲。病史=左膝半月板修補，膽結石術除，中度攝護腺肥大/服西藥3月。

雙和H.=小腦萎縮（112/3月）/西醫Q10。家族=姑母小腦萎縮。

下肢無力，手無力，説話大舌頭/語意不清，行路不穩且慢/持杖，鴨步，頭暈顯，乾渴，眠難，納差，日間頻尿/夜尿1h=1行，大便日1行。諸症近1年快速惡化。

舌質淡暗/舌下瘀，脈弦緊弱。

112/3/31

處方　水煎劑

何首烏8錢　炒杜仲8錢　黃柏8錢　柴胡4錢　白芍3錢　黃耆10錢　陳皮8錢　砂仁4錢　川芎4錢　附子1錢　玉桂子1.5錢　丹參4錢　（帖/日）

註：以上處方持續調理。

　　> 共服20帖後，行路進步，雖持杖/但備用。

> 共服76帖後，去仗，行路快且穩，仍會暈，黃昏會冷顫，接續調理。

〈治療思路〉

· 以補腎（引火歸元）+補氣活血+清熱潛陽+疏肝，治療家族遺傳性小腦萎縮。

 > 本案屬先天不足之腎虛，故以補腎為主。

 > 小腦與前庭、視丘、脊髓、大腦之平衡協調，須考慮疏肝緩肝。

 > 小腦萎縮患者不宜過度溫補或補氣，容易化燥及張力增強，致行動更僵緊俯衝，須考慮清熱潛陽，平衡處方的寒熱。

Chapter

9

老人失智症

老年失智症

概述

- 臨床常見的老年失智症，大部分是阿茲海默症和血管性失智，其他如甲狀腺功能障礙、維他命B12不足、腦積水、腦腫瘤、藥物性失智、情緒抑鬱、營養不良等。
- 阿茲海默症是一種病程緩慢、進行性惡化的神經退化性疾病，可能與遺傳因子有關。
- 血管性失智可能是慢性腦缺血所致，或是在腦動脈硬化基礎上，伴有多處腦梗塞或小洞性梗塞（lacunar infarction）所致的失智症候群（又名多發性腦梗塞失智症（multi-infarct dementia）。
- 失智症臨床表現為不同程度的智能、性格、情感、記憶、行為……等障礙，以及神經系統症狀和體徵。
- 本病呈階梯性惡化及波動性病程。

疾病介紹

病因病機

■ 中醫病因病機

- 先天腎氣虛弱，年老體衰，氣血兩虛，肝鬱氣滯，血瘀痰阻，都會導致氣血無法上注於頭，腦失所養。
- 臟腑功能逆亂，如肝腎虧虛、心腎不交、心失血養、虛陽上擾，神明不歛，易生呆病。

■ **西醫病因病理**

〈阿茲海默症〉

・病因

　> 遺傳基因，類澱粉沉澱，Tau蛋白過度磷酸化，牙周炎螺旋體感染。

　> 細胞內外金屬離子失衡，頭部外傷，免疫因素，腦部發炎，憂鬱症，高血壓，
　　糖尿病…。

・病理表現

　> 神經元和突觸喪失，腦萎縮。

　> 疾病的進程與腦纖維狀類澱粉蛋白斑塊沉積和Tau蛋白有關。

〈血管性失智〉

・病因

　> 高血壓或糖尿病導致腦動脈硬化，心源性腦栓塞，澱粉樣血管病變，腦動脈
　　炎，瀰漫性腦血管病，血液病。

　> 缺血性腦梗塞與腦血流顯著減少，是引起血管性失智的重要原因，多由於腦動
　　脈狹窄或阻塞所致。

・病理表現

　> 腦內有多發性小型腦梗塞病灶，或軟化灶，或膠質細胞增生。

臨床表現

■ **早期**

・學習與記憶障礙，進行性失語。

・有類似神經衰弱的症狀，如頭痛、頭昏、失眠、健忘、注意力不集中，倦怠虛
　弱等。

■ **性格改變**

・病人主動性減少，對家人缺乏情感，不能合群，神經敏感。

■ **記憶障礙**

・逐漸近期記憶障礙，特別是人名和數字，後期遠期記憶也有障礙。

- 認知功能障礙
  - 早期只涉及如計算、命名困難等特定的認知功能障礙，而一般推理、判斷尚保持正常。

- 情感障礙
  - 情緒不穩，易怒，情感性失禁（因微不足道誘因而大哭或大笑），或假性延髓情緒（Pseudobulbar affect, PBA）（是一種突發性、不能自主或不可控制的哭或笑）。
  - 亦可出現抑鬱、焦慮、猜疑。

- 行為障礙
  - 生活懶散，不注重個人衛生，隨地大小便，最後生活不能自理。

- 神經系統症狀
  - 根據腦梗塞部位的不同，可有偏癱、失語、眼球震顫、共濟失調等。

診斷

- 多為老年人發病。
- 有遺傳基因、免疫疾病、腦感染、腦挫傷、高血壓、高血脂、糖尿病、中風等病史。
- 以認知功能障礙為核心的失智症候群。
- 病情呈進行性、階梯式惡化。
- 腦部檢查
  - > 阿茲海默症，大腦皮質可以看到明顯的類澱粉斑塊以及神經元纖維纏結（neurofibrillary tangles）。
  - > 血管性失智，可發現多發性梗塞病灶。

中醫治療思路

中醫治療老年血管性失智，可依臨床表現，考慮以下幾種改善腦部的治則：

■ 補腎

- 腎藏精，生髓通於腦，腎虛是腦退化或腦損傷的基本病機。
- 視臨床表現屬腎陰虛、或腎陽虛、或腎陰陽兩虛，而給予補腎陰、或補腎陽、或補腎引火歸元、或腎陰腎陽兩補。
- 補腎藥：熟地黃（何首烏、生地黃）、炒杜仲、山茱萸。補腎氣+黃耆。
- 補腎陰：補腎藥+黃柏、青蒿。引火歸元+少量附子、玉桂子。
- 補腎陽：補腎藥+大劑桂附+大劑黃耆+黃柏反制。

■ 疏肝緩肝

- 病人長期處於邪正相爭、或餘熱未盡、或表裏不解，須以疏肝藥治療。
- 病人表現情緒不穩，神經敏感，易怒，屬肝鬱氣滯，須以補腎+清熱+疏肝緩肝處方。
- 若表現抑鬱寡歡常悲哭，屬氣虛臟躁，以補氣養血處方加柴胡、白芍、大棗。
- 疏肝緩肝藥：柴胡、白芍、大棗、龍眼乾。

■ 柔肝養血

- 腦部因各種急慢性損傷，導致腦退化萎縮，再生修復力困難。
- 此時膠質細胞增生，腦部呈現慢性纖維化狀態，須以大劑柔肝養血藥，視情況加清熱、養陰、化瘀、解表、補氣養血藥施治。
- 柔肝養血藥：何首烏、當歸、菟絲子、丹參、熟地黃。

■ 化痰飲

- 腦部有不正常的水分或分泌物或各種代謝廢物，可能阻斷神經傳導或阻礙血流，加重腦退化。
- 中醫稱痰飲為病，區分寒痰與熱痰，或兼血瘀或兼氣虛，其痰或黏膩黃稠，或水狀清稀，以化痰飲法治療，可明顯改善腦神經病變，隨著痰飲減少，神識漸清醒。
- 化痰飲藥：熱痰（溫膽湯+清熱藥），寒痰（半夏白朮天麻湯+黃耆+黃柏+杜仲+

桂附）。

■ **活血化瘀**
- 改善腦部各種損傷後遺，預防血栓，抑制膠質細胞增生、或黏連、或纖維變性。
- 許多活血化瘀藥具有多向調解作用，備活血、化瘀、生新血、止血多重藥效。
- 活血化瘀藥：丹參、川七、蒲黃、乳香、沒藥、當歸……等。

■ **淡滲利濕**
- 腦退化併發全身水腫、低蛋白血症、腹水等，可協助改善整體症狀。
- 淡滲利濕藥須配合臨床證型處方，方可達到最好的療效。
- 淡滲利濕藥：茯苓、澤瀉、車前子。

■ **通便**
- 中醫以大黃、桃仁、桃核承氣湯、三承氣湯通便瀉濁，同時溶除腦與脊髓神經細胞各種代謝廢物，使腦細胞儘速恢復功能。

■ **重鎮平肝**
- 腦退化病人平素為本態性高血壓，或失眠，或緊張亢奮，或合併有高血糖、甲亢、或其他腦及內分泌過亢。
- 如：建瓴湯加方。

■ **清熱解毒**
- 腦退化病人合併高膽固醇，高中性脂肪，高尿酸血症，高AST、ALT，高血糖……等。
- 表現腦與內臟內分泌過度亢進的實熱證。
- 清熱解毒藥：黃芩、黃連、黃柏、連翹。
- 合併免疫疾病，再加養陰藥，如青蒿、地骨皮。

■ **補氣活血化瘀**
- 適用腦退化之腦神經細胞修復，低血壓，低血氧，低蛋白血症，心臟衰竭等的功能促進。
- 補氣活血化瘀藥：如補陽還五湯。
- 若見陽虛者，加人參、乾薑、附子、肉桂。

■ 通竅

· 若腦退化病人表現昏蒙、嗜睡、淡漠、倦怠虛弱等，考慮酌加通竅醒腦藥物，刺激腦神經，加快神經傳導，以增進病人對外界刺激的反應。

· 通竅藥：麻黃、細辛、皂莢、冰片。

病案介紹

案 1　阿茲海默症

女性，80歲。中國醫H.=阿茲海默症/西藥3年（愛憶欣）。

失智，躁動，情緒差，全無記憶，營養不良，消瘦。

低血鈉（112/1/13手足顫抖不能走=急診）。

睡眠、胃納、二便正常。舌質暗紅嫩萎/下瘀，脈弦弱數。

處方　水煎劑

何首烏8錢　炒杜仲8錢　黃柏5錢　玉桂子1.5錢　柴胡4錢　白芍3錢　大棗8錢　黃耆10錢　當歸4錢　川芎4錢　丹參4錢　陳皮8錢　（帖/日）

註：以上處方

> 續服3周（共21帖），情緒較穩定，背字號/5句可記得3句（原先全忘記）。

> 續服5周（共35帖），精神佳，情緒穩，能互動，記憶更進步，可背出5句，記得身邊的親人（原先只記得長女）。接續調理。

〈治療思路〉

· 本案以補腎+疏肝緩肝+潛陽+補氣養血（活血）治療。

> 補腎+補氣養血（活血），修復腦神經細胞，改善腦血循環。

> 柴胡、白芍、大棗、黃柏，疏肝緩肝+潛陽，改善腦退化所致神經亢奮、躁動、情緒控制不良。

· 本處方的優勢，全在於陰平陽秘。補氣及溫陽藥太多則躁亢增，太少則無力修復。

案 2　血管性失智

男性，88歲。小中風2次/梗塞性。

近半年明顯失智，記憶力嚴重衰退，嗜睡。

尿失禁/想溲即不禁，雙腿無力，行動遲緩，反應呆滯。

久咳，黃稠痰多。胃納可，二便可。

舌質暗紅/苔厚膩，脈弦弱。

處方　水煎劑

麻黃3錢　桂枝5錢　陳皮8錢　半夏4錢　黃芩4錢　連翹4錢　黃耆20錢　炒杜仲8錢　川芎4錢　丹參5錢　乾薑1.5錢　附子3錢　（帖/日）

註：以上處方持續調理3個月（約100帖），諸症進步，反應及行動較靈敏，記憶力改善。

〈治療思路〉

- 本案以大補氣血+補腎溫陽+宣肺通竅治療。
  > 大補氣血+補腎溫陽，改善腦血循環，增加血氧供應，為大腦帶來大量營養，強力修復腦神經細胞。
  > 久咳喘痰黃，嗜睡呆滯，尿失禁，屬肺失宣肅及神經傳導遲滯，麻黃、桂枝宣肺通竅，協同補氣溫陽藥擴張氣管、促進神經傳導，則咳喘及呆滯可同時改善。

案 3　早發性失智

女性，49歲。早發性失智/48歲起/非遺傳性阿茲海默症。

糖尿病/遺傳性/西藥2年。長期婚姻及工作壓力。

近1月忘記手機放哪裡？馬上忘記要做什麼？無法學習新的事物。

眠難/易醒難再，膚晦暗無華，全身易痠痛。

緊張，逆冷，胃痞痛，偶咳。月經及二便常。

舌質暗紅濁膩/下瘀深，脈弦弱。

處方　水煎劑

熟地黃5錢　山茱萸4錢　當歸4錢　川芎4錢　丹參10錢　黃連1.5錢　黃柏5錢　陳皮8錢

砂仁4錢 炒杜仲8錢 黃耆15錢 （帖/日）

註：以上處方

> 持續調理4周（共計28帖），能全記手機號碼，能記得手機位置及要做的事。
> 持續調理13周（共計90帖），學習快，記憶改善多。

〈治療思路〉

- 病人長期處於高壓力狀態，心神耗弱，復因舌質瘀濁，腦血循環必定不佳。
- 故以補氣養血+補腎處方，修復腦神經細胞，並加重化瘀藥劑量，改善腦血循環。

案 4 暴力型失智症

女姓，67歲。

動脈瘤破裂/手術/ICU（62歲）。台大H.=巴金森氏病/小碎步。

檢=基底核受損/置腦室引流管。

失智，情緒控制差，暴力，髒話，服安眠劑。

唇周疹，體多脂，胃納及二便常。舌質暗紅，脈弦弱。

處方 水煎劑

當歸4錢 白芍4錢 柴胡4錢 茯苓4錢 黃連1.5錢 黃柏5錢 大棗5錢 陳皮8錢 丹參4錢 黃耆10錢 何首烏5錢 炒杜仲8錢 附子1錢 玉桂子1.5錢 （帖/日）

註：以上處方

> 持續調理=共計服21帖，情緒和緩，少有髒話及暴力。
> 持續調理=共計服39帖，會說電視劇情，聽聞電話及門鈴聲會起身應答。

〈治療思路〉

- 以補腎引火歸元+疏肝+清熱潛陽處方治療，同時修復腦神經細胞及緩解躁亢。

案 5 失智症 / 類巴金森氏症

女性，63歲。

近一年記憶力差，反應遲鈍，行遲，表情呆滯。

終夜眠難，面僵，舌強，語音平直細慢，與人無互動。

胃納及二便常。舌質瘦薄淡紅/下瘀，脈弦。

處方 水煎劑

熟地黃5錢　山茱萸4錢　炒杜仲8錢　當歸4錢　川芎4錢　丹參5錢　黃柏5錢　柴胡4錢
白芍3錢　黃耆15錢　陳皮8錢　（帖/日）

註：以上處方持續調理3周（共計21帖）後，表情/反應/行動/說話/睡眠＝皆有進步，
接續調理。

〈治療思路〉

・本案以補氣養血+補腎+疏肝處方治療。

Chapter

10

巴金森氏病

巴金森氏病

概述

巴金森氏病（Parkinson's disease, PD）是一種原發性慢性退行性神經疾病。1817年英國巴金森醫師首先描述了其典型症狀，其病理為黑質和藍斑核變性，殘存神經細胞內出現Lewy小體。

臨床表現為靜止性震顫，肌張力增高，動作緩慢，姿勢反射障礙等四大症狀。疾病初中期對左旋多巴製劑反應良好。

本病屬於中醫學「振」、「顫」、「掉」、「痙病」、「肝風」等範疇。

疾病介紹

病因病理

■ 中醫病因病機

・古籍

> 《內經》：「諸風掉眩，皆屬於肝。」

> 《證治準繩》：「顫，搖也；振，動也。筋脈約束不住而不能任持，風之象也。」

> 清《醫宗己任編》：「顫振，大抵氣血俱虛不能榮養筋骨，故為之振搖，而不能主持者。」

本虛標實為主要病機特點：

・本虛

> 年齡因素：中老年後，肝腎自虛，筋脈失養，肌肉拘攣。

> 情志因素：五志過激化火，木火剋脾，痰濕瘀內生，阻礙經絡。

> 其他因素：勞倦、思慮過度、飲食不調，損傷心脾，不能榮養四肢，血虛風
  動。

> 久病及腎：高年多病重疊，精血俱耗。

- 標實

> 肝腎陰虛、氣血兩虛，為根本病理基礎。

> 進而內生風、火、痰、瘀的病理交互影響。

■ 西醫病因病理

- 病因

> 神經毒素：MPTP（1-甲基-4-苯基-1,2,3,6-四氫吡啶）可導致典型巴金森病症
  狀。MPTP是一種能通過血腦屏障的脂溶性有機化合物，本身沒有毒性，但會
  被腦神經膠質細胞產生的單胺氧化酶B代謝成有毒的陽離子MPP^+（1-甲基-4-
  苯基吡啶），進而殺死黑質緻密部產生的多巴胺神經。在嗎啡及某些毒品上
  有此類物質。

> 其他病因：遺傳基因、年齡老化、病毒感染、環境毒素、粒腺體內酵素缺乏，
  氧化自由基……等。

- 發病機制

> 黑質紋狀體選擇性多巴胺生成減少，臨床出現症狀時，黑質內神經元破壞已>
  80%。

> 藍斑─皮質去甲腎上腺素通路變性，導致患者產生抑鬱、失智症狀。

> 5-HT神經元減少，與病人抑鬱症有關。

> 乙醯膽鹼酯酶作用活性降低。

- 病理

> 中腦黑質體（substantia nigra）的缺失及黑質細胞中發現Lewy body。

> 由於黑質細胞的喪失導致多巴胺的缺失，引起巴金森氏病的各種症狀。

臨床表現

■ 主要症狀

- 三個主要症狀：靜止性震顫、動作緩慢、四肢僵硬。

- 其他主要症狀
  > 面具臉、身體彎曲、小碎步、向前俯衝、字體變小、頻尿、便秘。

■ 初期臨床表現

- 初期表現震顫、僵直、肌力減退、或行動遲緩。
- 通常始於某側上肢或下肢，下頜及舌的震顫亦可成為首發症狀。
- 肌力減退係因肢體強硬、動作遲緩所導致的主觀感覺。

■ 典型臨床表現

- 運動障礙表現

  主要表現為靜止性震顫、肌僵直、體位不平衡、構音困難、寫字過小等。
  > 靜止性震顫：

  不對稱性。天氣變化、情緒激動、疲勞時加劇，睡眠時消失。

  可部分受意識短暫控制，但過後可能出現加劇趨勢。手部震顫呈明顯「搓丸樣」動作。
  > 肌張力增高：

  肌僵直係因錐體外系性肌張力增高所致，是協調肌與拮抗肌同時過度收縮，表現「鉛管樣僵直」、「齒輪樣僵直」，及「路標現象」。

  患者表現前傾俯曲彎膝的特殊姿勢，走路時會呈現越走越快的「慌張步態」。
  > 運動減少：

  由於多巴胺的缺乏對紋狀體的抑制減低，蒼白球外側部功能下降，進而導致下視丘底部興奮，蒼白球內側部功能升高，增加對下視丘和大腦皮質投射區的抑制，以上的改變延長了運動信號的「環路」時間，導致巴金森氏病患動作減慢。

  臨床表現如穿脫衣服、如廁、翻身等困難，面部肌肉及瞬目動作減少（撲克臉），日後更進展嗓音低啞、構音困難、吞嚥困難、重複性言語或口吃、書寫困難、小寫症、走路時上肢自然擺動減少、甚至凍結足現象（開步和轉彎困難）。
  > 姿勢反射障礙：

  表現為向前或向後跌倒的傾向。
- 非運動障礙表現
  > 自主神經功能障礙：

迷走神經背核損害。可能表現面部多汗、皮脂增多、低血壓、括約肌和性功能障礙。

若發生自主神經危象則大汗淋漓、面部充血、心跳加快、情緒緊張及震顫加重。

> 精神行為異常：

表現煩惱–抑鬱症，或皮質下失智（損害主要影響注意力及警覺狀態，導致人格改變，表現冷漠、缺乏自信、焦慮固執、恐懼、情緒不穩）。

左旋多巴胺及抗膽鹼藥物，亦可能產生抑鬱、譫妄、躁狂、偏執等。

> 其他：

可能出現感覺異常，視覺、嗅覺、聽覺功能下降，或睡眠障礙、下肢水腫、乏力、體重減輕等。

分型及分級

■ 巴金森病分型

- 多數巴金森氏病換具有四大典型症狀，即靜止性震顫、肌張力增高、動作緩慢、姿勢反射障礙。
- WHO推薦的分類標準ICD-NA，區分為五個亞型：典型、少動型、震顫型、姿勢不穩步態障礙型、半身型。
- 震顫型的巴金森氏病患，發病年齡輕，精神狀態較好，病情進展較緩慢。姿勢不穩步態障礙型表現更少動、智能下降，病情進展較快。
- 40歲以前發病者，有少年巴金森病及少年巴金森綜合徵二型。

■ 巴金森病分級（依Hoehn&Yahr分級標準）

1級：僅單側出現症狀，功能障礙較輕。

2級：出現雙側和軀幹症狀，尚無姿勢反射障礙。

3級：出現輕度姿勢反射障礙，勞動力喪失，但仍具有日常生活能力。

4級：出現明顯的姿勢反射障礙，勞動力喪失，日常生活也嚴重受到影響，尚可起立，稍可步行。

5級：需他人幫助起床，限於輪椅生活。

診斷及鑑別

■ 診斷

> 典型症狀：

-- 彎腰曲背，動作緩慢僵硬。

-- 面具臉，肢體節律性震顫。

-- 慌張步態，行走時上肢伴隨運動減少。

■ 鑑別診斷

· 繼發性巴金森綜合徵

> 繼發於腦炎後或類似流感病史之後。

· 藥物性巴金森綜合徵

> 阻滯突觸前多巴胺貯存的藥物，如利血平（Reserpine），及某些突觸後多巴胺受體阻滯劑的抗精神病藥物，均可引起。可在停藥數周後症狀減輕。

· 血管性巴金森綜合徵

> 紋狀體的多發性小洞腦梗塞。

> 可見步態障礙，凍結現象，轉身困難，錐體束徵，失智，但震顫少見，左旋多巴通常無效。

■ 巴金森症候群

· 有類似巴金森綜合徵主要表癥

· 誘發病因：腦炎、腦瘤、化學中毒、水腦、多發性腦梗塞、阿茲海默症、甲狀腺低下、副甲狀腺低下、多發性系統萎縮、進行性核上麻痺、皮質基底萎縮、藥物因素（抗多巴胺藥物、威爾遜病藥物）。

中醫治療思路

本虛標實

本病多因中老年後身體虛衰（腎虛、脾虛），內分泌軸紊亂，長期睡眠不足，疾

病因素，遺傳基因，情緒壓力，思慮過多，長期臟腑失衡及代謝廢物阻滯（痰飲瘀），最終形成病理性內耗（陽亢或陰虛）或內衰（脾虛或腎虛）體質，加速疾病惡化速度。

■ 本虛

・腎虛、脾虛、肝腎陰虛、心脾兩虛……，導致自我修復失能。
・血枯：不論是實證或虛證，反覆損傷後導致基質及纖維性增生，替代了正常腦細胞。

■ 標實

・風：因肝腎陰虛進展至肝陽上亢，甚至肝風內動等因虛至實。
・火：因肝鬱氣滯進展肝鬱化火、肝陽上亢等實熱證。
・痰：因實證或虛證所形成的痰飲病理，臨床可表現痰熱、或寒痰，並可能合併夾瘀及其他病理性證型。
・瘀：因氣虛血瘀、或氣滯血瘀、或瘀熱體質，血瘀阻滯血管通透，導致血循障礙，影響神經修復。

中醫治則

■ 主要治則

須掌握：補腎（補氣）（引火歸元）+疏肝（緩肝）+清熱（潛陽）+堅筋骨的主要治則。

・補腎（補氣）（引火歸元）
> 不論是各種因素導致本病，或形成腎虛、脾虛、肝腎陰虛、心脾兩虛等證型，皆須考慮加入補腎藥，可獲得更好的療效。
> 腦細胞的實質性損傷，必從腎論治。
> 脾虛、肝腎陰虛、心脾兩虛，加補腎藥或再加入桂附引火歸元，會比單純健脾養血藥效果更好。例如：
脾虛以香砂六君子湯或半夏白朮天麻湯為主方，再加入何首烏、炒杜仲。
肝腎陰虛以知柏地黃湯為主方，再加入黃耆、炒杜仲、少量桂附引火歸元、陳皮促消化。

心脾兩虛以歸脾湯為主方，加入炒杜仲、山茱萸。

- 疏肝（緩肝）
  > 本病會導致迷走神經背核的損害，而產生情緒及自律神經相關的症狀，補腎（引火歸元）+疏肝（緩肝）+清熱可有效緩解並改善修復。
  > 謹守腎氣足則肝不橫逆，保持腎上腺–腦–內分泌的充足衡定，有助益於巴金森氏病的腦細胞再生及肢體行動平衡。
  > 疏肝（緩肝）藥可避免因補腎陽藥導致肌張力太強，而俯衝前傾。
  > 凡有情緒、或自律神經、或肝失疏泄症狀，可加入疏肝（緩肝）藥，如柴胡、白芍、大棗。

- 堅筋骨
  > 本病雖非筋骨損傷，但所表現行動遲緩、肌張力增強、動作不協調、姿勢反射障礙、上盛下虛等諸症象，皆會體現在關節靈活度。
  > 在補腎養血處方中加入堅筋骨藥，如炒杜仲、骨碎補、續斷等，有效達到上病下取，促進神經協調平衡之效。

■ 臨床常見證型

- 脾腎陽虛型
  > 症見脾腎兩虛，貧血、低蛋白血症、諸虛不足，形寒畏冷，或有水氣者。
  > 以大補肝脾腎加大劑溫陽藥施治。
  > 處方如：熟地黃、山茱萸、炒杜仲、黃耆、當歸、陳皮、砂仁、白朮、黃柏、乾薑、附子、玉桂子。
  > 更虛者加人參。黃耆用15~20錢。薑附桂各3~5錢。考慮加入丹參、川芎活血行血。水氣加茯苓。

- 腎陰虛型
  > 症見腎陰虛，但睡眠尚可。
  > 須考慮腎陰陽兩補。在滋腎陰處方中，加入少量桂附引火歸元，或加少量補氣藥協助推動藥力。
  > 處方如：生地黃、山茱萸、生杜仲、青蒿、黃柏、陳皮、砂仁、附子（1錢/或不用）、玉桂子（1.5錢）、黃耆（5~8錢/或不用）。
  > 但看脈象或舌象，若脈象弦細重按無力+舌嫩紅少苔，可酌情加入少量補氣及溫陽藥。

> 若脈虛舌嫩，單純給予滋腎陰處方，可能會引發眩暈、虛弱乏力、痞脹、便溏、水氣、外感等諸症。

> 必用黃柏潛陽（5~8錢）。加陳皮、砂仁理氣助消化。

・肝陽上亢型

> 症見燥渴，終夜失眠，焦慮煩躁易怒，脈弦緊有力。

> 以平肝重鎮潛陽為主方，酌加緩肝藥。

> 處方如：建瓴湯加方：代赭石、懷牛膝、龍骨、牡蠣、生地黃、白芍、生杜仲、黃連、黃柏、大棗、陳皮。

・腎虛肝鬱化火型

> 症見腎陰虛，合併肝鬱化火。

> 以補腎疏肝加清熱潛陽施治。

> 處方如：生地黃（何首烏）、山茱萸、生杜仲、柴胡、白芍、大棗、黃連、黃柏、陳皮、砂仁。

・脾胃氣虛型

> 症見脾胃氣虛，頭暈，痞脹，乏力。

> 以健脾處方施治。

> 如香砂六君子湯，或半夏白朮天麻湯，加炒杜仲、少量薑附桂，加重黃耆劑量。

病案介紹

案 1 巴金森氏症 + 大腦萎縮

男性，49歲，過去常年酗酒，夜市工作（睡眠分段），每日睡眠合計少於6h。

檢查＝巴金森氏症，多巴胺細胞減少1/4。腦部MR＝大腦明顯萎縮退化（腦回深）。

49歲~55歲（112年）期間，斷續中藥調理，皆無服西藥。

初診病徵

104/4/13

晨起、或疲勞、或冬冷，明顯身體僵硬+手抖顯。

平日不自主磨牙、手震顫，腰痠，眠納便可。

舌暗紅瘦薄萎/下瘀，脈弦。

處方 水煎劑

熟地黃5錢 山茱萸4錢 炒杜仲8錢 黃柏5錢 附子1錢 玉桂子1.5錢 陳皮5錢 川芎3
錢 丹參4錢 黃耆15錢 （帖/日）

註：以上處方共服56帖後，諸症改善。

〈治療思路〉

· 以補氣活血+補腎（引火歸元），修復腦損傷。

失眠腰痠易怒

106/10/21

近2月終夜不能入眠，腰痠甚，燥渴，煩躁易怒。

處方 水煎劑

熟地黃5錢 山茱萸4錢 炒杜仲8錢 陳皮8錢 砂仁4錢 柴胡4錢 白芍5錢 大棗10錢
黃柏8錢 川芎4錢 附子1錢 玉桂子1.5錢 （帖/日）

註：以上處方服14帖後好眠，但仍燥渴，腰痠甚。

　　去大棗，加黃耆10錢，再服36帖（共50帖），諸症改善後停藥。

〈治療思路〉

· 以補腎（引火歸元）+疏肝緩肝+清熱潛陽施治。

· 補腎（引火歸元），修復腦神經，改善腰痠、煩躁。

· 腎氣足則肝不橫逆，再加入柴、芍、棗，疏肝緩肝，並以大劑黃柏潛陽，共同
改善腎虛陽亢諸症。

· 睡眠改善後，仍燥渴及腰痠，加黃耆補氣，協助諸藥推動藥力。

夏季失眠

107/6/22

終夜眠難，燥渴甚，煩躁焦慮。

處方 水煎劑

懷牛膝8錢 龍骨5錢 牡蠣5錢 黃柏8錢 白芍5錢 陳皮8錢 何首烏5錢 生杜仲8錢
大棗8錢 代赭石8錢 （帖/日）

註：以上處方服14帖後眠善，再7帖鞏固療效。

〈治療思路〉

· 以夏日嚴重煩躁及失眠，陽亢更甚，改以建瓴湯精神，平肝重鎮潛陽，加大棗緩解緊張且助眠。

· 諸症改善後，處方必快速回復補腎+疏肝法，避免過度抑制。

入秋失眠

108/9/23

入秋復失眠，手顫抖。

處方　水煎劑

熟地黃5錢　生杜仲8錢　骨碎補8錢　黃連1.5錢　黃柏8錢　柴胡4錢　白芍4錢　大棗8錢
黃耆8錢　陳皮5錢　砂仁4錢　（帖/日）

註：以上處方服21帖後改善。

〈治療思路〉

· 入秋換季，復因腎虛陽亢，故以補腎+疏肝緩肝+清熱潛陽施治。

飲酒後症復

109/8/5

飲多量酒後，眠難，左面抽搐，左手震顫，燥渴，疲倦，詞不達意，焦躁。

處方　水煎劑

熟地黃5錢　山茱萸4錢　炒杜仲8錢　黃連3錢　黃柏5錢　柴胡4錢　白芍3錢　丹參4錢
川芎4錢　黃耆15錢　陳皮5錢　砂仁4錢　（帖/日）

註：以上處方服21帖後諸症改善，接續調理。

〈治療思路〉

· 酗酒後必致腦部發炎及損傷，改以補氣活血+補腎+疏肝+清熱施治。

案 2 巴金森氏病 / 寒流急遽惡化

男性，70歲。巴金森氏病。
頭暈顯，平衡差，行路不穩，頭及身體偏斜右側/坐不正（須其妻在側靠倚）。
一字步困難，下肢乏力，唇舌震顫，諸症近2周顯。

口渴，睡眠、胃納、大便正常。

面晦無華，皮膚癢/毛囊炎、濕疹。

舌淡暗紅/下瘀，脈弦弱。

初診 109/9/4~110/4月

處方　水煎劑

熟地黃5錢　山茱萸4錢　炒杜仲8錢　黃連3錢　黃柏5錢　陳皮5錢　砂仁5錢　黃耆15錢
當歸3錢　丹參5錢　附子1錢　玉桂子1.5錢　（帖/日）

註：以上處方續服28帖後，諸症改善多，面色潤，面舌無震顫，行路較穩，獨立
　　挺坐無歪斜（無靠椅背）。
　　再續服28帖（共56帖），改科學藥粉（續服至110/4月後自行停服中藥）。

冬天病復

110/12/18

巴金森氏病復發/西藥3次，行動仍緩慢困難，生活難自理，須妻子在旁協助。

處方　水煎劑

熟地黃5錢　山茱萸4錢　炒杜仲8錢　黃連3錢　黃柏5錢　黃耆15錢　當歸5錢　丹參5錢
附子1.5錢　玉桂子3錢　陳皮5錢　砂仁5錢　7帖（帖/日）

註：以上處方服7帖後，適逢寒流，症狀更嚴重。

寒流增惡

110/12/25

寒流來襲，溲不禁，全身乏力，反應呆滯，反覆跌挫，黃昏後面脹紅，皮膚癢顯。

處方　水煎劑

熟地黃5錢　炒杜仲8錢　黃連3錢　黃柏5錢　黃耆20錢　當歸4錢　丹參8錢　乾薑5錢　附
子5錢　玉桂子5錢　陳皮5錢　砂仁5錢　（帖/日）

註：以上處方續服21帖後，諸症改善。

111/1/15

行動及反應俱佳。

處方　水煎劑

熟地黃5錢　炒杜仲8錢　黃連1.5錢　黃柏5錢　黃耆20錢　當歸4錢　丹參8錢　乾薑3錢

附子3錢 玉桂子5錢 陳皮5錢 砂仁5錢 （帖/日）

註：以上處方接續調理，續服35帖後，反應更好，行動更佳，病人妄想騎機車代
　　步。之後改服科學藥粉調理。

〈治療思路〉

· 初期以補氣活血+補腎（引火歸元）+疏肝+清熱施治。

· 冬天加重桂附劑量。

· 寒流來襲，諸症轉惡，更加重黃耆、乾薑、附子、玉桂子，方可順利轉危為
　安。

案3 巴金森氏病 / 終夜難眠

男性，75歲。雙和H.檢=巴金森氏病/曾服西藥半年。

病史：高血壓，眠難/常終夜不眠/數十年。

110/1/23

起身僵緊遲緩/左側較差，平衡差，彎腰俯行前衝，舌僵顫，肌肉僵緊，肌少瘦削，
多退化暗斑，入眠難/眠淺易醒，水氣，大便日2行，夜尿/2行。舌淡暗紅/下瘀，脈弦
弱。

處方 **水煎劑**

何首烏5錢 山茱萸4錢 炒杜仲8錢 黃柏5錢 白芍3錢 大棗5~8錢 乾薑1錢 黃耆15
錢 當歸5錢 玉桂子1.5錢 陳皮5錢 砂仁4錢 （帖/日）

註：以上處方持續調理。

　　＞服7帖後睡眠進步。

　　＞服28帖後，無小碎步，行路穩但無力伸膝。

　　＞服56帖後，起身快且穩。

　　＞之後接續調養，血壓改善，長肌斑退。

〈治療思路〉

· 以補氣養血+補腎（引火歸元）+緩肝潛陽施治成功。

· 補腎藥修復腦細胞，並協同緩肝藥穩定腎上腺–交感神經–垂體及視丘軸線，有
　助於脊髓、前庭神經、中腦及小腦的平衡連結。

・加黃耆、當歸，補氣養血，在處方平衡不化燥下，改善腦血循環，增加血氧供給，協助修復腦細胞。

案 4 巴金森氏病 / 雙手震顫十多年

男性，77歲。

雙手震顫十多年/近漸增惡，唇顫，語疾，表情僵，體僵行遲，寫字手顫顯。

入眠難/易醒難再眠，面膚晦暗，皮膚癢疹，乾渴，項背緊僵，起身暈顯。

攝護腺腫大/夜尿多次，急且不暢。

舌淡暗紅/下瘀深，脈弦弱。

初診 110/11/17

處方 水煎劑

何首烏8錢　山茱萸4錢　炒杜仲8錢　黃連1.5錢　黃柏5錢　丹參8錢　附子1錢　玉桂子1.5錢　大棗5錢　黃耆10錢　陳皮5錢　砂仁5錢　（帖/日）

註：以上處方接續調理：
>　＞續服14帖後，唇舌顫改善，寫字進步
>　＞續服42帖後，諸症皆有進步（起身/行走/談話/表情），靜止15分鐘後輕顫。
>　＞之後合併其他問題（腎結石血尿/體外震波碎石、注射新冠疫苗、雙側疝氣手術），經由中西醫療後，老年性震顫雖有復發，但皆改善回復健康。

〈治療思路〉

・本案以補氣+化瘀+補腎（引火歸元）+清熱施治。

・舌淡暗紅/下瘀深，且有攝護腺腫大排尿困難，故加重丹參活血化瘀，協助改善諸症。

案 5 巴金森氏病 / 老年退化性

女性，77歲。巴金森氏病。

糖尿病，胃潰瘍，雙膝退化關節炎/手術，眠難多年。

胃弱，納差，燥渴，過敏性咳，多溏便。

唇舌齒頷震顫/午後顯，牙關緊，右手震顫顯，表情僵，反應遲滯，行遲不穩，起身僵。

西藥：Levodopa/0.5粒/日3次，安眠藥，降血糖藥。

舌暗紅/下瘀深，脈弦。

處方 水煎劑

何首烏8錢 山茱萸4錢 炒杜仲8~10錢 黃連1.5錢 黃柏5錢 丹參8錢 乾薑1.5錢 附子1.5錢 玉桂子3錢 陳皮8錢 砂仁4錢 黃耆10錢 （帖/日）

註：以上處方服14帖後，唇舌齒頰震顫/午後幾無，行路較穩，表情反應進步，接續調理。

〈治療思路〉

· 本案以補氣+化瘀+補腎（引火歸元）+清熱施治。

· 舌質瘀象，加丹參化瘀。

· 容易溏便及過敏性咳嗽，加乾薑改善氣管及腸道細胞。

案6 巴金森氏病＋小腦萎縮

女性，63歲。檢＝小腦萎縮、巴金森氏病。西藥4年。

頭暈甚，構音平直，四肢無力，身體不自主舞動，起身難，腿重著/如石頭壓住，行難，須攙扶。長期眠難，眠淺易醒/安眠藥。乾渴，胃納及二便常。

西藥＝利福全、腦循環改善劑、維他命、軟便劑。

舌淡紅/下瘀，脈弦。

處方 水煎劑

何首烏5錢 炒杜仲8錢 黃連1.5錢 黃柏5錢 柴胡4錢 白芍4錢 大棗5錢 黃耆15錢 丹參5錢 川芎4錢 陳皮8錢 大黃1錢 （帖/日）

註：以上處方服7帖後，自行進診間，不自主舞動/減少，語調改善，起身較快，腿重著感改善/無石頭壓住感，自行停服＝利福全、腦循環改善劑。

　　再服7帖（共14帖），說話更進步，接續調理。

案7 巴金森氏病／社交恐懼

男性，64歲。

台大H.＝巴金森氏病2期，多巴胺/黑質體＝（<1/2），巴金森氏病西藥半年/日1次。

右手震顫，手僵體僵，微前傾，表情僵，鬼臉，面唇舌震顫。

高血壓/降壓藥，焦慮急躁，社交恐懼。

易面紅脹，多夢，納可，大便/1~2日1行，偶溲不暢。

舌淡暗嫩/下輕瘀，脈弦弱。

111/10/15

處方　水煎劑

何首烏8錢　山茱萸4錢　炒杜仲8錢　骨碎補8錢　黃柏8錢　附子1錢　玉桂子1.5錢　柴胡4錢　白芍3錢　黃耆10錢　當歸5錢　川芎4錢　陳皮8錢　（帖/日）

註：以上處方服33帖後，血壓平穩，面紅脹減，右手不抖顫，行走靈活，表情改善，面唇無顫/舌顫仍。接續調養，諸症漸改善，停服西藥。

案8 老年震顫 / 家族性

女性，69歲。老年性震顫（子=青年性震顫）。

震顫及諸症近2年增惡，頭部及手震顫，語音平直拖曳，語顫遲，說話須用力，脊背麻，全身麻及僵緊，不自主扭動感，全身有電流感/之後體顫/影響睡眠。

眠難多年/自更年起/服安眠藥，胸悶吸短，緊張抑鬱/負面情緒，燥渴。

納可，易痞脹，腰痠，大便日1行，夜尿頻。

舌淡暗紅/下瘀，脈弦弱。

106/4/1~112/3/24

處方　水煎劑

何首烏8錢　炒杜仲8錢　黃連1.5錢　黃柏5錢　大棗8錢　黃耆10錢　當歸4錢　川芎4錢　柴胡4錢　白芍4錢　陳皮8錢　砂仁4錢　（帖/日）

註：以上處方服14帖後，諸症有明顯改善，之後接續調養數周，自行停服中藥。
　　自106~112年期間，每逢症狀明顯時，斷續調理，皆有明顯進步。

案9 巴金森症候群

男性，59歲。巴金森氏症候群。

頭昏重/走路5分鐘=即肩頸僵硬，頭皮緊脹。頭暈，站不穩，膝緊僵屈，腰僵前傾，

動作緩慢，晨起心區悶，諸症近2月顯。

高血壓，輕度地中海貧血，竇性心搏過速/西藥Inderal、贊安諾。

消瘦，無華，緊張焦慮，乾渴，睡眠、胃納、大便正常，溲不暢。

舌暗紅齒痕/下瘀，脈弦弱。

111/11/26

處方 水煎劑

熟地黃5錢 山茱萸4錢 炒杜仲8錢 黃連1.5錢 黃柏5錢 附子1.5錢 玉桂子3錢 柴胡4錢 白芍4錢 黃耆10錢 川芎4錢 陳皮8錢 砂仁4錢 （帖/日）

註：服14帖後，諸症進步，行走快且可行遠。接續調理。

案 10 類巴金森氏症 / 錐體外症後群

女性，81歲。類巴金森氏症/錐體外症候群。

躁鬱症10年以上（72歲/曾松德住院），

110/7月=松德住院（狂燥/幻聽、幻視、妄想、自傷）

110/8月=暈厥（腦出血）

初診 110/11/3

震顫，體僵，舌僵，吞嚥困難，張力強，意識不佳，反應遲滯，輪椅代步。

頭大痛，納差，消瘦，褥瘡，虛弱乏力，大便日1行/軟便劑。Acglu=170

舌淡暗紅，脈弦弱數。女兒自行減服抗精神病西藥中/已告誡。

處方 水煎劑

懷牛膝8錢 黃連1.5錢 黃柏8錢 大棗8錢 黃耆10錢 何首烏5錢 炒杜仲8錢 丹參4錢 陳皮8錢 砂仁4錢 7帖（帖/日）

二診 110/11/10

胃口增，張力減，可簡單對答，可扶著行走，頭已不痛，起身易大汗。

處方 水煎劑

同一診方 7帖（帖/日）

三診 110/11/17

會說謝謝，輕攙扶能行走，能翻身，左側體僵，acglu=240

處方 **水煎劑**

懷牛膝8錢　黃連3錢　黃柏8錢　大棗8錢　黃耆10錢　何首烏5錢　炒杜仲8錢　丹參4錢
陳皮8錢　砂仁4錢　　7帖（帖/日）

四診 110/11/24

神智清醒，能自己行走/手扶牆桌，血糖改善，二便常，胃納可，夜眠難/躁煩。

處方 **水煎劑**

懷牛膝8錢　黃連3錢　黃柏8錢　大棗8錢　何首烏5錢　炒杜仲8錢　白芍5錢　龍骨5錢
牡蠣5錢　陳皮8錢　砂仁4錢　　7帖（帖/日）

〈治療思路〉

‧以平肝潛陽+補氣補腎，改善因服抗精神病藥物，所導致之類巴金森氏症。

‧補氣補腎藥，改善因西藥過度抑制神經，所產生之反應遲鈍、體僵、虛弱乏
　力⋯⋯等症。但躁狂妄想本屬肝陽上亢逆亂，故以懷牛膝、黃連、黃柏、大棗
　等建瓴湯精神，平肝降逆緩肝，協同何首烏、杜仲等補腎藥，一方面釜底抽薪
　穩定神經內分泌軸線，一方面治療疾病本質並預防驟停西藥後症象急速反彈。

‧四診起，神智清醒，能自行扶牆行走，開始眠難躁煩，隨即捨去黃耆補氣，快
　速加入龍骨、牡蠣、白芍，慎防躁狂症復發。

‧本案虛實夾雜，以邪實為主，切莫因初階段見虛弱遲滯，輪椅代步，而遽給予
　補氣補血溫陽⋯⋯等扶正方藥，必導致宿疾快速復發。

案 11 巴金森氏病 / 基底核受損

女姓，67歲。62歲時腦動脈瘤破裂/ICU/手術。
台大H.=巴金森氏病，基底核受損/置引流器。
小碎步，體僵，手顫。失智，情緒差，暴力，飆罵髒話。
唇周小疹，體胖多脂，胃納可，二便常，眠難/服安眠藥。
舌淡暗紅/下瘀，脈弦弱。

初診 109/11/2

處方 水煎劑

當歸4錢 白芍4錢 柴胡4錢 黃連3錢 黃柏5錢 大棗8錢 丹參4錢 何首烏5錢 炒杜仲8錢 黃耆10錢 陳皮8錢 11帖（帖/日）

二診 109/11/13

情緒稍和緩。

處方 水煎劑

當歸4錢 白芍4錢 柴胡4錢 黃連3錢 黃柏5錢 大棗8錢 何首烏10錢 炒杜仲10錢 黃耆10錢 陳皮8錢 10帖（帖/日）

三診 109/11/25

情緒和緩，行暈。

處方 水煎劑

當歸4錢 白芍4錢 柴胡4錢 黃連1.5錢 黃柏5錢 大棗5錢 何首烏8錢 炒杜仲8錢 黃耆10錢 陳皮8錢 附子1.5錢 玉桂子3錢 10帖（帖/日）

四診 109/12/4

情緒愉悅，暈善，巴金森氏病漸改善（體僵、小碎步、震顫）。

處方 水煎劑

當歸4錢 白芍4錢 柴胡4錢 黃連1.5錢 黃柏5錢 大棗5錢 丹參8錢 何首烏8錢 炒杜仲8錢 黃耆10錢 陳皮8錢 附子1錢 玉桂子1.5錢 10帖（帖/日）

五診 109/12/16

情緒佳，會談論電視劇情，聽到電話聲或門鈴響會起身應答。

處方 水煎劑

當歸4錢 白芍4錢 柴胡4錢 黃連1.5錢 黃柏5錢 大棗5錢 丹參8錢 熟地黃5錢 炒杜仲8錢 黃耆10錢 陳皮8錢 附子1錢 玉桂子1.5錢 10帖（帖/日）

註：接續調理。

〈治療思路〉

‧本案以補氣+補腎+疏肝緩肝+清熱潛陽，為治療主軸。

- 初期躁症明顯，清熱及緩肝藥劑量加重（黃連、大棗）。
- 三診以後情緒和緩，減黃連及大棗劑量，加入附子、玉桂子促進修復。
- 舌淡暗紅/舌下瘀，四診後加入丹參八錢，改善腦血循環。

Chapter

11

小腦萎縮症

小腦萎縮症

概述

小腦萎縮症，又稱脊髓小腦萎縮症（Spinocerebellar Atrophy）或脊髓小腦失調症
（Spinocerebellar Ataxia，簡寫為SCA），是以共濟失調症狀為主的慢性、進行
性、遺傳性之神經系統變性疾病。神經變性範圍可能累及小腦、脊髓、腦幹、周
圍神經、基底神經節、大腦皮質及自律神經。臨床表現步態不穩、顫抖、構音障
礙、吞嚥困難、眼球運動異常等症狀。

（所謂共濟失調，係指肌力正常的情況下運動的協調障礙，肢體隨意運動的幅度
及協調發生紊亂，以及不能維持軀體姿勢和平衡。）

疾病介紹

病因病理

■ 病因

・病因不明，但大多有家族遺傳傾向。

　＞青少年發病者多為常染色體隱性遺傳。

　＞中年以後發病者則多為常染色體顯性遺傳。

・可能與病毒感染、免疫缺陷、生化酶缺乏、DNA修復功能異常……等有關。

■ 病理

・長小腦萎縮症病理改變為多樣性，常見的有神經細胞的萎縮、變性，髓鞘的脫
　失，膠質細胞增生，從而出現小腦半球及蚓部、小腦中下腳廣泛變性，浦肯野
　細胞消失，脊髓後柱及克拉克柱的神經細胞萎縮或消失，神經膠質細胞增生，

後根與脊神經節變性、髓鞘脫失，尤其在腰、骶段脊髓更為明顯。

· 亦可見到大腦皮質、基底核、丘腦、橋腦基底核等腦幹部分核團的變性。

臨床症狀與體徵

以漸進性的步伐不協調為主要症狀，伴隨手部動作、言語、眼部活動等失調。
行走動作搖晃，辨距不良，無法精細協調肌肉運動，言語不清或呈吟詩狀。
患者心智能力大多不受影響，但有部分病人表現癡呆退化狀態。

■ 體檢表現陽性

· 闊底步態或醉漢步態、Romberg氏徵、Babinski徵、指鼻試驗、快速輪替動作、
  跟-膝-脛試驗障礙、深層感覺障礙、眼球障礙。

依主要臨床表現，大致可區分：

■ 小腦損傷性運動失調

· 步行障礙：步行時出現搖晃。到後期會變成步行困難。
· 四肢失調：四肢不能依自己的意思活動，不能從事精細動作如拿筷用餐或綁鞋
  帶，寫字變得混亂。
· 語言障礙：發音不清楚，音韻及音律混亂，語意不明。
· 眼球振動：左右或上下眼震。
· 姿勢反射失調：身體左右傾斜。

■ 脊髓損傷性運動失調

· 顫動：不受意識控制，雙手出現不隨意顫動。
· 肌筋僵縮：筋肌及關節出現僵硬現象。
· 巴賓斯基反射（Babinski Reflex）：雙足的大拇趾出現向腳背方向彎曲現象。

■ 自律神經損傷障礙

· 直立性低血壓，急速起身會出現暈眩。睡眠呼吸中止症。出汗障礙。尿失禁。

■ 不隨意運動障礙

· 肌肉痙攣，舞蹈運動，肌張力增強，肌肉變形，無法依照自身的意志活動。

診斷及鑑別

小腦萎縮症的診斷，以臨床表現為主要依據，結合家族史、發病年齡、CT、MRI、血清酶學檢查、誘發電位檢查，懷疑有遺傳性，可做DNA檢測。

小腦萎縮症須與其他疾病作鑑別診斷，如亞急性聯合病變、顱頸交界處畸型、腦腫瘤併發小腦變性、多發性硬化症、肌萎縮側索硬化症、腦萎縮、進行性核上性麻痺、自律神經功能不全綜合徵……等。

中醫治療思路

小腦萎縮症隸屬中醫「痿證」、「顫證」、「骨繇」、「眩暈」等範疇。

從病因病機探討治療策略

小腦萎縮臨床症象可能出現各種不同的神經學症狀，包括步態不穩、肢體共濟失調、口齒不清、眼震、複視、視力障礙、肢體僵直、動作異常、肢體末端麻木、智能減退及癲癇發作等。

中醫觀察其病因病機，提供以下幾點明確的治療策略：

（1）與肝脾腎有密切關係

‧肝

> 肝藏血主筋，筋脈無所榮養，則足攣痿躄。

> 諸風掉眩皆屬於肝，小腦萎縮病人頭暈視昏，肢體動搖。

‧脾

> 病脾主肌肉，為氣血生化之源，脾虛則肉痿、中氣下陷、痰濕內蘊。

> 表現神疲乏力，肌肉萎縮消瘦、弛緩、拘急，內臟下垂，水分代謝失常。

‧腎

> 腎主骨生髓通腦。

> 腎虛精虧，髓海不足，則腦轉耳鳴，脛酸眩冒，目無所見，懈怠安臥。

（2） 腎虛是主要病機

· 小腦萎縮症不論是遺傳性先天稟賦不足，或久病勞損，或年老體衰，或因臟腑失調，脾胃虛弱，腎精虧乏所致，皆歸屬腎虛範疇。

· 中醫的「腎」涵括全身之生殖、泌尿、內分泌、免疫、腦下垂體、腎上腺、腦、髓、骨骼、神經、代謝……等多個系統功能運作，甚至細胞的修復與再生及所有物質基礎及活動功能。

· 小腦細胞萎縮退化，以腎虛為基本病機，可能合併氣血兩虛、或肝腎陰虛、或氣滯血瘀、或陰虛陽亢、或脾胃氣虛，晚期可出現腎陽虛、腎陰陽兩虛、脾腎陽虛等證型。

（3） 考慮疏肝緩肝藥

· 小腦萎縮的病人，有某程度會連帶中腦及下視丘的退化，表現自律神經失調、睡眠障礙、緊張焦慮、恐慌易怒、心悸、自汗盜汗……等，臨床須考慮在補腎的基礎上加入疏肝緩肝之藥，如柴胡、白芍、大棗、合歡皮、玫瑰花等。。

· 在平衡協調上，避免因溫補脾腎，使得病情在進步的過程中，肌張力過強，導致身體及四肢僵緊快步前傾俯衝，須從疏肝及緩肝著手。於溫補脾腎的處方上，減少補氣補陽藥，加入疏肝緩肝及清熱養陰藥。

（4） 考慮清熱養陰藥

· 若合併中腦及下視丘的退化，表現自律神經失調諸症，必呈現腎陰虛、或肝腎陰虛證型，須加入清熱養陰藥，如黃柏、青蒿。

· 有些小腦萎縮的病因，可能合併自體免疫紊亂所致，尤其是發生在頭頸部外傷、或感染、或注射疫苗、或女性更年期嚴重失眠之後，須加重清熱養陰藥。

· 視病因及表現證型
> 頭頸外傷後陽亢不退以平肝重鎮＋清熱＋化瘀。
> 感染誘發以疏肝解表＋清熱＋化瘀。
> 注射疫苗引起者以補腎＋清熱養陰。
> 女性更年失眠後誘發以補腎疏肝＋清熱養陰施治。

（5） 化瘀及柔肝

· 小腦萎縮症病灶，進行性神經細胞的萎縮、變性、退化。

- 腦凋亡過程中，髓鞘的脫失，膠質細胞的增生，類澱粉的沉澱，神經代謝廢物的阻塞，在中醫須考慮以血枯合併瘀證論治。
- 活血化瘀藥須貫穿整體醫療過程。
  > 發炎期以清熱化瘀。
  > 緩解期以補氣養血化瘀。
  > 萎縮退化期以大補氣血或大補腎陰腎陽加化瘀藥治療。
  > 若痰熱或寒痰或水濕，視病情需要，於主方上加入活血化瘀藥。
- 視情況加入柔肝養血藥，有助腦神經細胞再生與修復。
  > 於萎縮退化期，或表現肝腎陰虛、肝腎陰陽兩虛，或見舌質瘦薄，皆可考慮加入。

非遺傳性小腦萎縮症的治療

■ 感染性小腦萎縮
- 發炎期表裡三焦實熱證，以大柴胡湯，或柴胡桂枝湯，加清熱解毒、利濕、化瘀、通便藥治療。
- 緩解期以半夏白朮天麻湯，或溫膽湯合併補陽還五湯施治。
- 萎縮退化期，以大補腎陰腎陽治療。

■ 創傷性小腦萎縮
- 初期急熱性腦壓高，以丹沒四物湯加清熱解毒、利濕通腑治療。
- 緩解期及萎縮退化期同感染後遺施治。

■ 免疫性小腦萎縮
- 初期以大劑清熱養陰加淡滲利濕藥治療，後期以補腎活血養陰。
- 若使用大劑量類固醇後，前期以清熱養陰，後期以大補腎陽治療。

■ 酒精或藥物或營養缺乏引起小腦萎縮
- 以脾腎兩補施治。

■ 血管性疾病引起小腦萎縮
- 以補氣養血化瘀＋補腎治療。

- **輻射傷害性小腦萎縮**

- 以大補陽加養陰化瘀藥治療。

- **腫瘤佔位性小腦萎縮**

- 以大劑活血化瘀+清熱解毒+淡滲利濕藥治療。

- **長期精神壓力導致小腦萎縮**

- 以疏肝解鬱+清熱化痰或重鎮安神治療，
- 症象緩解後酌加補腎補氣養血藥。

依病性病理探討治療策略

- 腦細胞發炎、水腫，如感染、創傷、自體免疫等病因，以清熱解毒+淡滲利濕為主。
- 腦細胞缺氧、缺血，如慢性疾病、脾胃虛弱、老年體虛、營養缺失等病因，以補氣養血、或脾腎兩補治療。
- 腦膠質細胞增生，類澱粉沉澱，以補氣養血柔肝化瘀治療。
- 腦細胞因代謝廢物阻滯，影響神經傳導，以化痰飲加化瘀藥治療，但須視寒痰或熱痰。
- 腦細胞萎縮、凋亡，以大補腎陰腎陽，酌加養血化瘀治療。

階段性分期治療

- 急性期：以清熱解表、或清熱解毒、或清熱養陰、或重鎮安神。
- 緩解期：以補腎養陰清熱，酌加安神，考慮加入少量的玉桂子、附子、或補氣養血藥，或以疏肝緩肝方劑治療。
- 萎縮退化期：以大補腎陰腎陽治療，須加入清熱藥（預防化燥、浮越）。
- 各階段皆須考慮加入活血化瘀藥及開脾胃。

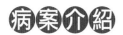

案 1 免疫性小腦萎縮 / 陽虛→化燥

男性，38歲。2年前凌晨，在醫院陪伴妻子待產之際，於病房門口突然無預警性暈厥。

台大醫院診斷為免疫性小腦炎、小腦萎縮症。

初發病時身體無發熱，免疫科血液檢查正常。

病史：氣喘20年，鼻竇炎史，口腔白斑，平日易口糜。

一診

言語困難，吟詩狀顫音，助行器，行動極緩慢困難，手顫抖甚，表情僵硬甚至變形，吞嚥分解動作，喜悲難控制，指鼻試驗困難，交替動作困難，Babinski徵陽性，跟–膝–脛試驗困難。意識可但退化至3~5歲，入眠難，無低熱，頭暈頭痛頭脹，視物模糊，發病後血糖升高，目前acglu=160，HbAlc=7.5，服降血糖西藥。大便2日1行，舌瘦紅，脈弦弱。

處方 水煎劑

熟地黃5錢　山茱萸4錢　玉桂子5錢　附子3錢　黃柏5錢　川芎3錢　陳皮5錢　砂仁4錢
黃耆20錢　14帖（帖/日）

〈治療思路〉

· 免疫性小腦萎縮症，病程歷經二年，初期西醫必以大劑量類固醇治療，依症象判斷係進入腦細胞萎縮退化階段以大補腎陽、大補氣血治療。

· 因病人有糖尿病及易口糜，故不用乾薑。

二診

體溫正常，天冷易咳喘，易倦，較好眠。

處方 水煎劑

同初診方，加乾薑1.5錢　14帖（帖/日）

〈治療思路〉

· 天冷發氣喘，復加乾薑1.5錢。

三~五診

處方 水煎劑

維持二診處方

（三診：指鼻試驗及交替動作改善/可對焦，手不抖，有力。合計服28帖）

（四診：可夾麵，血糖改善acglu=125。合計服42帖）

（五診：起身行走較穩，顫音改善，吞嚥進步，但不咬即吞。合計服56帖）

六診

口糜顯、復眠難、acglu=165（合計服70劑）

處方 水煎劑

熟地黃5錢 當歸3錢 川芎3錢 陳皮5錢 砂仁4錢 黃耆15錢 黃芩5錢 黃柏5錢 骨碎
補4錢 炒杜仲4錢 柴胡4錢 白芍3錢 14帖（帖/日）

〈治療思路〉

· 合計服70劑後，發口糜、眠難、血糖復升高，此際處方須預防免疫反撲。故捨
去玉桂子、附子、山茱萸，減少北耆劑量（原先20錢，減量為15錢），加重清
熱藥，加入柴胡、白芍。

七診

口糜及睡眠改善。雙手持筷匙不抖，腿無力。

處方 水煎劑

熟地黃5錢 山茱萸4錢 陳皮5錢 砂仁4錢 黃耆15錢 黃柏5錢 黃連1.5錢 懷牛膝5錢
骨碎補5錢 炒杜仲8錢 14帖（帖/日）

〈治療思路〉

· 合計服84帖後，口糜及睡眠改善，以補氣血加補腎養陰治療，但期間反覆口
糜、盜汗、膚癢，加青蒿及加重黃連。

八診~二十診

處方 水煎劑

維持七診處方

（九診：步行較穩，晚間說話較清楚。合計服112劑）

（十診：去助行器，acglu=120。合計服126劑）

（十一至二十診：反覆口腔潰瘍、盜汗、膚癢。以七診處方加黃連1.5錢（共3錢）、青蒿4錢）

註：以上二十診，合計服280劑，可去杖行動正常自理，無顫音，吞嚥正常。

口糜、盜汗、咳喘、血糖及口腔白斑改善，停服降血糖西藥。

〈治療思路〉

· 本案未進展至免疫反撲後的陰虛陽亢階段，若是免疫反撲，則須快速改以免疫過亢方、或知柏地黃湯、或建瓴湯加重清熱藥治療。

案2 家族性小腦萎縮

女性，53歲。4年前頭面及右耳挫傷後，諸症陸續惡化進展，西醫診斷為小腦萎縮症。有家族病史，胞妹及妹之女兒皆小腦萎縮病患，症狀嚴重程度與其相當。

初診病徵：

右耳聽力差僅可聽低頻音，平衡感極差，企鵝狀闊步，持杖仍須攙扶，在家須扶牆壁緩步前進，嚴重眩暈，頭晃動，指鼻試驗困難，交替動作困難，Babinski徵陽性，跟–膝–脛試驗困難。易怒，躁鬱，緊張焦慮，眼震嚴重，表情僵硬，下肢無力且僵緊疼痛，動喘，虛倦，燥渴，入眠極難，多驚夢，頻尿，漸消瘦，肌弱無力，大便日1行。脈弦，舌質淡暗紅/下瘀。

治療經過：

· 經由中醫調理10個月，肌肉復長且體力佳，指鼻試驗及交替動作改善，可去杖自由行動，行路膝可彎曲，在家無須扶牆壁行走，但過馬路仍需攙扶，眼震改善。

· 回復社交，因娶媳與胞妹及其女兒會面，驚覺進步很多，原三人症狀相當，現落差極大。

· 持續調理至一年半後，媳婦生產，可獨立在家育孫，但其胞妹因發病較早已逝。

前期處方（為期二個月）

處方 水煎劑

熟地黃5錢 山茱萸4錢 炒杜仲8錢 黃連1.5錢 黃柏5錢 川芎3錢 白芍4錢 大棗8錢 黃耆15錢 陳皮5錢 砂仁5錢 當歸4錢 天麻8錢 附子1.5錢 玉桂子1.5錢 （帖/日）

中期處方（為期六個月）

處方 水煎劑

熟地黃5錢 山茱萸4錢 炒杜仲8錢 黃連1.5~3錢 黃柏5~8錢 川芎3錢 白芍4錢 大棗8錢 黃耆10錢 陳皮5錢 砂仁5錢 丹參4錢 天麻4錢 （帖/日）

（初=黃連1.5錢、黃柏5錢/漸化燥後調整=黃連3錢、黃柏8錢）

後期處方（為期一年）

處方 水煎劑

生地黃5錢 生杜仲8錢 黃柏8錢 白芍5錢 川芎3錢 丹參4錢 大黃1錢 懷牛膝8錢 柴胡4錢 黃耆8錢 陳皮5錢 砂仁5錢 （帖/日）

〈治療思路〉

· 病程損傷4年，再加上更年期及家族遺傳病史，理應以大補腎陰腎陽、大補氣血論治。

· 但從症象觀察，須考慮可能是創傷後誘發免疫失調，適逢更年期間雌激素銳減，不能約制交感神經，雖表現萎縮退化、腎陰陽兩虛症象，仍須慎防化燥及免疫反撲。

· 故以補腎法治療，北耆15錢，玉桂子、附子各1.5錢，並加大劑清熱藥反制。

· 中期後化燥，去玉桂子、附子，加重清熱藥，減北耆劑量。

· 後期處方，預防陰虛陽亢，改生地黃、生杜仲（原熟地黃、炒杜仲），再減北耆，加入懷牛膝、大黃。

案3 餘熱未盡期

女性，84歲，半年前小腦發炎，台大醫院診斷為免疫性小腦炎（但免疫血檢指數皆陰性）。

發病前數周，血壓升高/西藥難降，平素性急易緊張，照護中風先生不遺餘力，精神壓力大。

初診病徵：

血壓高/西藥難降（BP=170/100），眠難，坐輪椅，無法起身，語遲，顫音，複視，虛弱無華，表情僵緊，指鼻試驗困難，交替動作困難，Babinski徵陽性，跟–膝–脛試

驗困難。神智清醒，胃納可，大便常。脈弦弱，舌質暗紅/下瘀。目前服類固醇（日/10mg）。

處方 水煎劑

熟地黃5錢 山茱萸4錢 生杜仲8錢 骨碎補8錢 懷牛膝5錢 黃連3錢 黃柏5錢 丹參8錢 白芍3錢 陳皮5錢 砂仁5錢 蒼朮4錢 附子1錢 玉桂子1.5錢 7帖（帖/日）

〈治療思路〉

· 發病前即屬陰虛陽亢（高血壓/西藥效差），發病已屆半年，發炎程度已緩和，亦有實際腦損傷，但仍血壓高、眠難、舌質暗紅、續服類固醇抑制……等免疫慢性發炎狀態，中醫屬餘熱未盡階段。

· 以補腎法，加重清熱藥，佐少量桂附引火歸元。病人舌暗瘀深，加重丹參。

· 此階段不宜加入黃耆、人參……等補氣藥。

二診

睡眠進步，語言進步，大便正常。

處方 水煎劑

熟地黃5錢 山茱萸4錢 炒杜仲8錢 骨碎補8錢 懷牛膝5錢 黃芩5錢 黃連3錢 黃柏5錢 丹參10錢 白芍3錢 陳皮5錢 砂仁5錢 7帖（帖/日）

〈治療思路〉

· 病人漸化燥，捨桂附，加重清熱藥。

· 瘀象不退，加重丹參劑量。

三診

起身跨行進步，語言更進步，指鼻試驗改善。

處方 水煎劑

熟地黃5錢 山茱萸4錢 炒杜仲8錢 骨碎補8錢 懷牛膝5錢 黃芩5錢 黃連3錢 黃柏5錢 丹參8錢 陳皮5錢 砂仁5錢 14帖（帖/日）

四診

可雙手攙扶行走，但腿乏力。複視有改善，血壓改善（服西藥，BP=125/78），睡眠及二便正常。

處方 水煎劑

熟地黃5錢 山茱萸4錢 炒杜仲8錢 骨碎補8錢 懷牛膝5錢 黃連3錢 黃柏5錢 丹參4錢 陳皮5錢 砂仁5錢 黃耆10錢　14帖（帖/日）

〈治療思路〉

‧陽亢瘀象漸退，減清熱藥及丹參劑量，再加入黃耆。

五診

說話清楚，攙扶可行走入診間。感冒、腹脹、眠難。

處方 水煎劑

改感冒處方。

案 4 基因缺陷

女性，40歲。P1，幼年時常發生TIA，台大=小腦萎縮症/基因缺陷。

近3年常跌倒，行路不穩，企鵝步態，起身緩慢，須用力扶物或抓緊人。

瘦高/萎黃/諸虛不足相。經期24日，乾渴，眠難，胃納少，大便3日1行。

咬字不清/語音抖細平直，舌質瘦薄萎軟齒痕/淡紫暗/下瘀，脈弦弱。

初診 111/4/30

處方 水煎劑

熟地黃5錢 山茱萸4錢 炒杜仲8錢 黃柏5錢 當歸5錢 川芎4錢 黃耆15錢 柴胡4錢 白芍4錢 陳皮8錢 砂仁4錢　7帖（帖/日）

111/5/7

好眠，軟便/日1行。

處方 水煎劑

熟地黃5錢 骨碎補8錢 炒杜仲8錢 黃柏5錢 黃耆15錢 柴胡4錢 白芍4錢 陳皮8錢 砂仁4錢 乾薑1錢 附子1錢 玉桂子1.5錢　14帖（帖/日）

111/5/20

新冠病毒確診，咽痛，體痛，鼻水，痰不出/（日服1.5帖）

處方 水煎劑

麻黃1.5錢 桂枝5錢 葛根4錢 白芍3錢 黃芩5錢 黃連3錢 連翹5錢 陳皮8錢 黃耆20錢 炒杜仲8錢　10帖（1.5帖/日）

111/5/27

新冠病毒確診=尚有感冒症狀。

處方 水煎劑

柴胡4錢 桂枝5錢 白芍3錢 黃芩5錢 黃連1.5錢 連翹5錢 陳皮8錢 黃耆20錢 炒杜仲8錢 何首烏5錢　7帖（帖/日）

111/6/4

面膚無華/囑加強營養。

處方 水煎劑

熟地黃5錢 炒杜仲8錢 當歸8錢 陳皮8錢 砂仁4錢 黃柏5錢 黃耆15錢 柴胡4錢 白芍3錢　14帖（帖/日）

111/6/17

處方 水煎劑

同6/4方　14帖（帖/日）

111/7/2

走路進步，納增，手足麻/左顯/須保暖（原本感覺較遲鈍）。

處方 水煎劑

同6/4方+丹參4錢　14帖（帖/日）

接續調理（骨盆腔炎、感冒），行路進步。

111/8/20

旅遊/疾行（攜長輩及小孩），過勞，行路退步。

111/9/17

眠淺/夢遊（以前常夢遊），大便日3行/溏。

> **處方** 水煎劑

熟地黃5錢 炒杜仲8錢 當歸4錢 陳皮8錢 砂仁4錢 黃芩4錢 黃柏4錢 黃耆15錢 柴胡4錢 大棗10錢　14帖（帖/日）

111/9/30

好眠/無夢遊，大便日1行/溏。

> **處方** 水煎劑

同9/17方　14帖

111/10/15

起身及跨步快，不會東倒西歪，咬字清楚，但易前傾。

> **處方** 水煎劑

熟地黃5錢 山茱萸4錢 炒杜仲8錢 黃連1.5錢 黃柏5錢 黃耆15錢 當歸4錢 柴胡4錢 大棗5錢 陳皮8錢 砂仁4錢　14帖（帖/日）

接續調理

111/12/10

天冷左手麻（原已改善），說話進步，行快且穩/仍有鴨步。

112/2/4

自行來診（坐公車/背負14帖水藥回家），行穩，好眠。

〈治療思路〉

・本案病人表現諸虛不足，故全程以補腎+大補氣血，修復先天基因缺陷。

・小腦萎縮病人，與中腦協調能力較不穩定，在小腦萎縮進步至某一階段，會開始有化燥現象，此際下視丘亢進，張力過強，臨床表現或失眠、或亢奮、或夢遊、或夢中燥動、或因肌肉張力過度增強走路前傾及俯衝。

・若產生上述症狀，須降低補氣藥劑量，捨溫陽藥，並加重清熱潛陽藥，同時加入柴胡、白芍、大棗疏肝緩肝。

案5 家族性小腦萎縮

男性，54歲。家族=姑母小腦萎縮。

病史=左膝半月板修補，膽結石術除，中度攝護腺肥大/服西藥3月。

雙和H.=小腦萎縮（112/3月）/西醫給Q10。

下肢無力，手無力，說話大舌頭/語意不清，行路不穩且慢/持杖，鴨步，頭暈顯，乾渴，眠難，納差，日間頻尿/夜尿1h=1行，大便日1行。諸症近1年快速惡化。

自年輕起，睡夢中容易高聲喊叫及手足揮舞。

舌質淡暗/舌下瘀，脈弦緊弱。

112/3/31

處方 水煎劑

何首烏8錢 炒杜仲8錢 黃柏8錢 柴胡4錢 白芍3錢 黃耆10錢 陳皮8錢 砂仁4錢 川芎4錢 附子1錢 玉桂子1.5錢 丹參4錢 （帖/日）

註：以上處方持續調理。

> 共服20帖後，行路進步，雖持杖/但備用。

> 共服76帖後，去仗，行路快且穩，仍會暈，黃昏會冷顫，接續調理。

〈治療思路〉

- 本案以補氣+補腎+引火歸元+疏肝+清熱潛陽施治。
- 病人容易乾渴，睡夢喊叫揮舞，故重用黃柏清熱潛陽，何首烏及炒杜仲各八錢，腎陰腎陽同補，黃耆不可多量（氣有餘便是火），並加入疏肝藥緩解。
- 川芎、丹參改善腦血循環，協同修復腦細胞。

Chapter

12

癲癇

✦ 癲癇 ✦

癲癇是由腦部某些神經元細胞突然過度的病態放電,所引起的腦功能短暫紊亂,以反覆發作為特徵。由於病灶不同,臨床上可表現為短暫的感覺障礙、肢體抽搐、意識喪失、行為障礙、自主神經功能異常等,每次發作數秒至數分鐘(很少超過5分鐘)。大部分病人發作間歇期腦電圖等檢查可有異常發現。

· 症狀表現

> 可能有意識障礙、肢體抽搐、舉動異常、皮膚感覺異常……等。

> 腦波或腦電圖顯示有一群腦神經細胞異常齊發放電狀況。

· 發病原因

> 任何疾病,造成腦神經細胞損害,日後都可能發生癲癇。

> 腦部損傷後遺,如頭部外傷、腦膜炎後產生疤痕組織,腦膿瘍,腦腫瘤,腦中風,動靜脈畸形,腦部先天發育障礙,全身性代謝障礙(低血糖、內分泌失調、缺氧),特異遺傳性體質。

· 誘發因素

> 發燒、飲酒、感冒、月經前後、睡眠不足、過度飢餓、天氣驟變、服用某些藥物(如感冒藥、抗精神病藥)、甚至飲食。

· 鑑別診斷

> 本病應與暈厥、偏頭痛、心因性抽搐、低血鈣症、低血糖症、熱痙攣(febrile seizure)、短暫腦缺血發作……等鑑別。

疾病介紹

病因病機

■ 中醫病因病機

· 先天因素

> 母體妊娠期間，營養不良氣血虛弱，或突受驚恐氣機逆亂，致使胎兒發育異
   常。

> 胎兒出生即發育不良。

· 後天因素

> 七情逆亂，突受驚恐，進而損傷臟腑。

> 腦部外傷或中風（中臟腑），氣血瘀阻。

> 其他：如外感時疫溫毒、蟲積腦絡，飲食不節，勞倦過度，大病之後，年老體
   虛等。

■ 西醫病因病理

· 原發性癲癇

> 原因不明。

· 繼發性癲癇

> 腦部病變

-- 先天性（如先天性腦積水、結節性硬化症、腦性麻痺）。

-- 頭部外傷，腦感染，腦腫瘤。

-- 腦血管病（如腦血栓、顱內出血、動靜脈畸形）。

-- 神經退化性疾病（neurodegenerative disorder）（如進行性肌陣攣性癲癇、阿
   茲海默症、額顳葉失智症）。

-- 脫髓鞘疾病（如多發性硬化症）。

> 全身性疾病

-- 缺氧（如窒息、一氧化碳中毒）。

-- 代謝及內分泌障礙（腎衰竭、低血糖、肝性腦病）。

-- 心血管疾病（如高血壓性腦病）。

-- 兒童（熱痙攣、維生素B缺乏）。

　　-- 鉛汞中毒，嗜酒突然戒斷，長期服用安定劑或苯巴比妥突然戒斷。

・病理

　＞位於癲癇灶內抑制性神經元（GABA）數目減少。

　＞受累神經元細胞突觸明顯脫失（屬GABA抑制性細胞突觸）。

　＞膠質細胞增生及膠質化。

臨床表現

■ 局部性癲癇發作（Partial seizure）

區分＝簡單性局部發作（simple partial seizure）與複雜性局部發作（complex partial seizure），以發作時意識障礙與否而定。

・簡單性局部癲癇發作

　＞發作意識清醒，能與外界溝通。

・複雜性局部癲癇發作

　＞意識障礙，對談或刺激不能有正確反應。

　＜簡單性局部癲癇發作＞

・運動症狀

　＞大腦皮質運動區不正常放電，不同位置肌肉抽動或無力。

・感覺症狀

　＞大腦皮質感覺區不正常放電。

　＞枕葉或後顳葉＝視幻覺。

　＞聽覺區＝聽幻覺。

　＞嗅覺區＝不舒服嗅感覺。

　＞顳葉＝眩暈。

・自主神經

　＞嘔吐、面色蒼白、潮紅、流汗、雞皮疙瘩、瞳孔放大、腹瀉、二便失禁。

・精神症狀

　＞常伴有輕度意識障礙。

　＞失語症（說話中斷、發出聲音、言語重複）。

> 記憶錯亂（熟悉變陌生，陌生變熟悉）。

> 認知症狀（時間認知異常、突然好像與周遭環境脫節）。

> 情感症狀（恐懼、喜悅、沮喪、生氣）。

> 錯覺（複視、聲音異常大小、形體大小改變）。

<複雜性局部癲癇發作>

- 意識障礙：不一定意識完全喪失，可能意識模糊，同時伴有自動症（無意義動作）。

- 進食性：咀嚼、吞嚥動作。

- 表情擬態性：恐懼、愉快、發笑。

- 姿態性；反覆搔癢、搓衣。

- 行走移動：漫無目的行走。

- 發音言語性：無意義聲音或言語。

<局部性癲癇發作前兆>

- 簡單性癲癇：前兆即是發作的全部。

- 複雜性癲癇：前兆是最初的表現。

■ **全身性癲癇發作**（Generalized seizure）

- 非來自一個特定區域，而是同時左右兩側大腦產生。

<失神性癲癇發作>（Absences）

- 即「小發作」，患者原有進行中活動突然中斷，如說話停頓、食物含在嘴裡，伴隨茫然眼神，或短暫眼球向上翻轉，然後突然恢復。

- 有以下數種表現：只有意識障礙、伴隨輕微陣攣（眼皮、嘴角陣攣，手上物品掉落）、伴有肌張力消失、伴有僵硬現象（張力增加，不協調動作）、伴有自動症。

<僵直陣攣性癲癇發作>（Tonic-clonic seizures）

- 即「大發作」，跌倒（僵直收縮），突然喘不過氣、呼吸困難（呼吸肌收縮），咬舌，失禁。

- 經過一段時間後，進展至陣攣期，肢體肌肉抖動、口水流出、呼吸深重。

- 然後發作停止，肌肉完全鬆弛，患者陷入深度睡眠，醒時有全身痠痛及頭痛現象。

<肌躍性癲癇發作>（Myoclonic seizures）

- 全身或局部肌肉如電擊般之顫抖。
- 易出現睡眠時或剛睡醒時，症狀可輕微如僅膝部肌肉抖動，或嚴重致摔倒在地。

<陣攣性癲癇發作>（Clonic seizures）

- 只有陣攣期，無僵直期。
- 常發生在新生兒及幼兒。

<僵直性癲癇發作>（Tonic seizures）

- 固定而激烈的收縮，常導致頭部及眼球甚至全身轉向一側，伴隨喊叫聲。
- 可能出現低血糖或缺氧性發作。

<肌力喪失張性癲癇發作>（Atonic seizures）

- 某部分或全身肌力喪失。

<無法分類之癲癇發作>

中醫治療思路

治療思路

- 中醫治療癲癇，須區分先天性、挫傷性、感染性、老化性、萎縮退化性、陳舊性，並考慮中西治療處境，如純中醫治療，或中西醫合療的處方進退。
- 各種原因所造成的癲癇發作，治療上皆須與當前所表現的中醫證型合參，在去除主要病因的處方下，再加入修復腦部的藥物，令身體達到陰平陽秘狀態，則癲癇治療較能順利成功。
  > 如腦挫傷性癲癇，初期以治療腦挫傷為主，中後期加入修復腦細胞的處方。
  > 或因腦感染、免疫性腦炎，以治療腦感染或免疫性腦炎為主，緩解後漸進加入修復腦細胞的處方。
- 修復腦細胞的處方

> 以補腎處方為主，視體質或補腎陰、或補腎陽、或腎陰陽兩補。

> 適時加入補氣養血、疏肝緩肝及化瘀藥。

> 陳舊性癲癇，病灶膠質細胞增生及膠質化，考慮以補腎+柔肝養血+化瘀治療。

• 中西醫合療階段，主要著重在：

> 西藥治療後癲癇仍控制不良的中醫輔助治療。

> 西醫癲癇藥造成副作用的中醫補救。

> 中醫協助抗癲癇西藥的戒斷或減服。

> 各種原因腦損傷併發癲癇後的腦神經修復。

疾病誘發

■ 幼兒癲癇

• 感染發熱後誘發

> 初期以治療感染發炎的處方為主，同時加入補氣、補腎、疏肝藥。

　　-- 如柴胡桂枝湯加麻黃，加重清熱藥及黃耆，或再加人參，並加入補腎藥如熟地黃或何首烏、炒杜仲。注意開脾胃。

> 緩解期改以補腎+補氣+疏肝緩肝治療。

　　-- 如聖愈湯，或香砂六君子湯，加黃耆、當歸、柴胡、白芍、大棗、黃芩。

• 營養不良或發育遲緩

> 以補氣健脾+補腎+溫陽處方治療。

　　-- 如香砂六君子湯、或半夏白朮天麻湯，加熟地黃、炒杜仲、黃耆、黃芩、乾薑、附子、玉桂子。

> 或補腎處方加健脾理氣藥治療。

　　-- 如熟地黃或何首烏、山茱萸、炒杜仲、黃耆、黃芩、陳皮、砂仁、乾薑、附子、玉桂子。

• 腦部結構異常

> 腦性麻痺：以大補氣血+補腎+活血治療。

> 結節性硬化症：以補氣養血+化瘀+疏肝治療。

■ 腦感染

• 急性期

229

> 以宣肺解表+清熱+補氣活血+利濕通便治療。

> 如葛根湯，加黃芩、黃連、連翹、黃耆、當歸、川芎、茯苓、澤瀉、大黃。

> 處方劑量須大，並加快服藥頻率，方可力挽。

・餘熱未盡期

> 以疏肝理氣+清熱養陰+補氣活血治療。

> 如柴胡、白芍、黃耆、當歸、川芎、黃芩、連翹、青蒿、地骨皮。

・退化期

> 以補氣養血+補腎+溫陽，或補腎+溫陽+柔肝養血+化瘀治療。

> 如黃耆、當歸、川芎、熟地黃、山茱萸、炒杜仲、黃柏、乾薑、附子、玉桂子。

> 或何首烏、當歸、菟絲子、炒杜仲、丹參、黃柏、乾薑、附子、玉桂子。

> 適時加入養陰藥（夜間燥渴煩熱，或舌質瘦薄紅）。

■ 腦挫傷

・急性期

> 以疏肝+清熱+化瘀+利濕通便治療。

> 如大柴胡湯，加黃連、黃柏、丹參、沒藥、桃仁、茯苓、澤瀉、大黃。

・緩解期

> 以補氣養血+清熱+化痰治療。

> 如黃耆、當歸、川芎、丹參、黃芩、黃柏、陳皮、半夏、竹茹、茯苓。

・退化期

> 以補氣養血+補腎+溫陽，或補腎+溫陽+柔肝養血+化瘀治療。

> 如黃耆、當歸、川芎、熟地黃、山茱萸、炒杜仲、黃柏、乾薑、附子、玉桂子。

> 或何首烏、當歸、菟絲子、炒杜仲、丹參、黃柏、乾薑、附子、玉桂子。

註：活血化瘀藥須貫穿治療全程。

■ 顱內出血

・急性期

> 以疏肝+清熱+化瘀+利濕通便治療。

> 如柴胡、白芍、丹參、沒藥、桃仁、川芎、黃芩、黃連、黃柏、茯苓、澤瀉、大黃。

- 緩解期
  > 以補氣養血+疏肝+化瘀+清熱治療。
  > 如黃耆、當歸、川芎、丹參、黃芩、黃柏、柴胡、白芍。
- 退化期
  > 以補氣養血+補腎+溫陽，或補腎+溫陽+柔肝養血+化瘀治療。
  > 如黃耆、當歸、川芎、熟地黃、山茱萸、炒杜仲、黃柏、乾薑、附子、玉桂子。
  > 或何首烏、當歸、菟絲子、炒杜仲、丹參、黃柏、乾薑、附子、玉桂子。
  註：活血化瘀藥須貫穿治療全程。

■ 脫髓鞘疾病

- 急性期
  > 以大劑清熱+養陰+利濕通便治療。
  > 如黃芩、黃連、黃柏、青蒿、知母、地骨皮、茯苓、澤瀉、大黃。
- 餘熱未盡期
  > 以補氣養血+疏肝+清熱養陰治療。
  > 如黃耆、當歸、川芎、柴胡、白芍、黃芩、黃連、黃柏、青蒿、知母、地骨皮。
- 退化期
  > 以補腎+補氣活血+清熱+養陰，或補腎+柔肝+化瘀+清熱+養陰治療。
  > 如熟地黃、山茱萸、炒杜仲、黃耆、當歸、丹參、黃柏、青蒿。
  > 或何首烏、當歸、菟絲子、炒杜仲、黃耆、丹參、黃柏、青蒿。
  > 考慮加入附子、玉桂子溫陽，但須注意免疫化燥反彈。

■ 腦退化

- 補氣養血+補腎+溫陽
  > 如黃耆、當歸、川芎、熟地黃、山茱萸、炒杜仲、黃柏、乾薑、附子、玉桂子。
- 補腎+溫陽+柔肝養血
  > 如何首烏、當歸、菟絲子、炒杜仲、丹參、黃柏、乾薑、附子、玉桂子。

- **代謝性腦病**
  - 大補腎陰腎陽+疏肝+化瘀+清熱+通利二便
    > 以如熟地黃或何首烏、炒杜仲、附子、玉桂子、黃耆、柴胡、白芍、丹參、川芎、黃連、黃柏、茯苓、大黃。

- **嗜酒或神經安定劑戒斷後誘發**
  - 補脾胃、大補氣血、大補腎陰腎陽。
  - 處方必有黃耆、當歸、大棗，或再加人參。

中西醫合療

- **服大劑量抗癲癇藥仍控制不佳**
  - 臨床常見癲癇積重症患者，久服大劑量抗癲癇西藥，仍控制不佳或頻繁小發作，病人出現反應僵滯、動作遲緩、面手震顫……等藥物副作用。
  - 若加入中藥治療，可改善西醫藥物副作用，並減少抗癲癇藥的使用。
  - 此階段屬氣血兩虛或腎陽虛，但可能夾陰虛陽亢、或肝鬱化火。
    > 中醫可單純以大補氣血、或補腎溫陽處方治療。
    > 視臨床表現，或者加入疏肝清熱、或平肝潛陽藥治療。

- **協助減服抗癲癇藥（由扶正→抑亢）**

有些病人在發病初期，以陽亢燥熱證型表現，久服大劑量抗癲癇藥後，進入萎縮退化的亢衰同現證型，中醫介入輔助治療，先以扶正處方→之後改以重鎮平肝清熱。

  - 初期
    > 屬腎陽虛、氣血兩虛階段，以大補氣血、或補腎溫陽。
    > 須注意預防化燥，視情況加入疏肝清熱、或平肝潛陽藥物。
    > 此階段處方可促進腦神經修復，協助減少西藥的劑量。
  - 正氣來復
    > 猝當西藥副作用漸進改善，精神及活動力趨向正常時。
    > 改以疏肝+活血+清熱+補腎處方。
    > 如柴胡、白芍、當歸、丹參、黃連、黃柏、大棗、何首烏、炒杜仲。

> 如此可協助減少西藥的劑量。

・陽亢恢復期

> 漸進減服西藥階段，若回復肝陽上亢證型，須快速改以平肝重鎮處方治療。

> 如建瓴湯，加黃連、黃柏、大棗。

・注意

> 全程考慮加入化瘀藥，有助腦神經修復。

> 若舌質瘦薄暗瘀，考慮加入柔肝養血化瘀藥，促進修復。

■ **協助減服抗癲癇藥（依病因治療→扶正）**

・如腦感染、或免疫性腦病、或腦挫傷

> 急性期以治療原發疾病處方為主，病因緩解後，抗癲癇西藥自然可減服。

> 緩解期以大補氣血、補腎溫陽處方，修復腦神經為主，考慮餘熱未盡加清熱養陰，或萎縮纖維化加柔肝化瘀，可協助漸進減服或停服抗癲癇西藥。

・老化性、或萎縮退化性、或神經失養性

> 以大補氣血、補腎溫陽、補腎柔肝處方，修復腦神經，可協助漸進減服或停服抗癲癇西藥。

病案介紹

案 1 陽亢性癲癇

男性。47歲。糖尿病10年。40歲時因頭部挫傷手術，酗酒後發大癲癇。

入眠難/易醒難再，緊張焦慮。

行動遲緩，面僵體僵，唇顫舌顫，雙手震顫，反應及表情呆滯，狀如老人。

服安眠藥、抗焦慮藥、抗癲癇藥，仍眠難，時常癲癇小發作，但近2年無大發作。

大便2日1行，唇紅，舌瘦薄紅絳，脈弦弱。

自頭部挫傷後，不能工作，日常生活須由家人協助。

（Dilantin 100mg*3）+（Clonazepam 0.5mg*6/ Topiramate 100mg*3）

第一階段處方 促腦神經修復階段

初診 100/9/16~八診 100/11/11

處方 水煎劑

地黃5錢 丹參5錢 川芎4錢 黃耆15錢 黃芩5錢 黃柏5錢 半夏4錢 厚朴4錢 大棗10錢 陳皮8錢 大黃1錢 （帖/日）

註：表情及行動改善，安眠藥及抗焦慮藥減半（100/9/30起）

第二階段處方 促減服抗癲癇藥

九診 100/11/18~103/4月

處方 水煎劑

懷牛膝8錢 龍骨4錢 牡蠣4錢 生地黃5錢 白芍5錢 生杜仲8錢 黃芩5~8錢 黃連3~5錢 黃柏8~10錢 大黃1錢 大棗10錢 陳皮8錢 丹參8錢 （帖/日）

註：

八診，減抗癲癇藥。

九診，煩躁欲發作感，服後即改善。

十診起，動作較敏捷。

101/6/11起，（Dilantin 100mg*3）＋（Clonazepam 0.5mg*3/Topiramate 100mg*1）

101/6/18起，（Dilantin 100mg*2）＋（Clonazepam 0.5mg*3/Topiramate 100mg*1）

101/8/13起，（Dilantin 100mg*2）＋（Clonazepam 0.5mg*1/Topiramate 100mg*1）

102/8/26起，（Dilantin 100mg*1）＋（Clonazepam 0.5mg*1）

102/11/18起，（Dilantin 100mg*每2日1顆）＋（Topiramate 100mg*1）

102/12/16起，（Dilantin 100mg*每3日1顆）＋（Topiramate 100mg*1）

103/1/13起，（Dilantin 100mg全停），Topiramate 100mg*1

103/4月，好眠/8h，回職場工作，身輕體健，再三叮囑須作息正常、睡眠充足。

<後記>

病人自回職場擔任保全工作（持續12小時/作1日休1日），常因講義氣，幫人連續代班（常連續48小時甚至更長無睡覺）/睡眠長期不足，服中藥因工作關係常中斷，菸酒不忌，屢勸不聽。

於104/9月，時值中秋節氣＋颱風將至（氣壓低）＋菸酒＋長時間眠不足，癲癇大發作，再服回Dilantin 100mg*3顆。

〈治療思路〉

· 初期服大劑量抗癲癇藥及神經安定劑，仍頻繁癲癇發作，且表現僵硬、遲緩、

呆滯狀態，屬氣血兩虛合併肝鬱化火的亢衰同現狀態。故以補氣活血+清熱+緩肝降逆處方治療。

- 正氣來復，表情及行動改善，協助減服抗癲癇藥階段，改以平肝重鎮+清熱+化瘀處方治療。
- 本案病人回歸職場後，無遵守醫囑，長期熬夜及睡眠不足，終至癲癇復發，甚為可惜。

案 2 幼年癲癇 / 結節性硬化症

男童，9歲。結節性硬化症，智能障礙/檢測約1歲智力。

服多種抗癲癇劑，仍常癲癇大發作/夜間尤頻發。

常抽筋，尿失禁，少飲，便秘。因癲癇控制不良無法上學（特教班），須母親在家陪伴照顧（母親亦無法上班/家庭無收入陷困難）。

處方　水煎劑

熟地黃5錢　當歸4錢　川芎4錢　黃耆20~30錢　丹參4錢　炒杜仲8錢　黃柏5錢　陳皮8錢　山楂4錢　大黃1錢　（帖/日）

註：以上處方加減，持續調養6周（共42帖）起，穩定性進步，大發作減少。
　　再接續調理，減服抗癲癇劑，可順利上學（仍持續服中藥），母親可回復職場工作。

〈治療思路〉

- 以大補氣血+補腎處方，協助修復腦神經及減服抗癲癇劑，改善生活品質。

案 3 產後發癲癇

女性，57歲。30年前（28歲）/產後因忙碌及壓力/癲癇發作。

目前仍日服癲通5粒/降血壓藥。

近日午後4點即發眩暈，噁心痞脹隔，面晦黃/皺眉。舌嫩紅/下瘀，脈弦弱。

處方　水煎劑

半夏4錢　天麻5錢　白朮4錢　黃柏5錢　乾薑1.5錢　附子1.5錢　黃耆15錢　當歸4錢　川芎4錢　陳皮8錢　砂仁4錢　炒杜仲8錢　（帖/日）

註：以上處方加減，續服35帖後，諸症改善佳，血壓改善。
　　再接續調理，漸進減服癲通/配合血檢。

〈治療思路〉
・以補氣健脾+補腎+溫陽，改善午後4點，發作諸症。
・本案屬脾腎兩虛，故黃昏期間發作以脾胃症狀為主的癲癇前兆。

案4 少年多重性癲癇

女童，13歲。經來二年，初經一年尚屬正常，來經第二年，疑因成長過快，
每日頻發癲癇，反應思考遲滯，休學中。
身材削瘦高挑，面膚慘白無華，面暗痘多。
平日皆頭暈目眩，心悸氣短，面白無華，大汗淋漓，四肢抽搐，或無意識手
足亂動，不能控制，常嚴重至暈厥。入睡極困難，會在床上無意識滾動亂
踢，但入睡後無論如何皆難叫醒。月經先期，經量過多，值經期間，諸症更明顯頻
繁。舌質淡紅，脈弱。
北榮檢：多重性癲癇（算術、記憶、思考、伸展…皆誘發癲癇發作），西醫
給予抗癲癇劑，病人無服。

處方　水煎劑

熟地黃5錢　當歸4錢　白芍4錢　川芎3錢　山茱萸4錢　黃芩8錢　黃耆20錢　炒杜仲8錢
陳皮8錢　砂仁4錢　柴胡4錢　玉桂子5錢　附子3錢　大棗8錢　（帖/日）
註：以上處方持續服半年，諸症改善後復學。
　　再服半年鞏固療效，共持續治療1年，始終無服西藥，訪查皆無再發。

〈治療思路〉
・此案病人因成長太快，腦神經及性腺軸功能發育不全，故有月經過多及多重性
　癲癇，以大補氣血及大補腎陰腎陽治療，修復腦神經。
・雖服藥半年諸症改善復學，但其舌象、脈象及氣色仍未達中醫所謂有根之陰平
　陽秘，故要求再續服，共調養一年後停藥，如此較不會因虛勞復發。

案5 成年 / 結節性硬化症

女性，33歲。結節性硬化症/7歲發病。面多紅斑及結節。服抗癲癇藥（3種/6顆）。

常躁狂自語，幻想/幻聽，焦躁易怒。每當=月經前後/睡眠太少/疲勞/感冒=易發作癲癇。

平日眠難，便秘。舌暗瘀紅/下瘀，脈弦弱。

處方　水煎劑

柴胡4錢　白芍4錢　大棗8錢　黃柏8錢　陳皮8錢　砂仁4錢　何首烏5錢　炒杜仲8錢　骨碎補8錢　丹參8錢　（帖/日）

註：以上處方加減，持續調理。

> 服44帖後，原月發癲癇多次（5次以上），現僅經間發1次，躁狂自語頻率減少。

> 再服28帖（共72帖），月經期間小發作(原大發作)，中秋及颱風無發作（原本必發作）。

> 再服28帖（共100帖），全無癲癇發作，躁狂改善。

〈治療思路〉

· 本案以補腎+清熱潛陽+疏肝緩肝+化瘀，改善癲癇及躁狂。

· 骨碎補、丹參、黃柏，清熱化瘀潛陽，改善腦部纖維性增生，並降低腦部神經興奮。

· 補腎+清熱潛陽+疏肝緩肝，修復長期服抗癲癇藥導致腦神經受抑制，並緩解神經亢躁。

案 6 中風後癲癇

女性，88歲。巴金森氏病多年，84歲曾自發性左腦深部出血，以上二病在本院治療恢復佳。

近日數次癲癇小發作，無服抗癲癇劑，心搏過速，西醫建議神經燒灼術/轉中醫治療。

腰腿無力，煩躁焦慮，頭暈，頭痛，口乾，嗜睡，二便常不知，胃納不佳，不知飢，大便日1行。舌嫩暗/下瘀，脈弦細數。

處方　水煎劑

熟地黃5錢　當歸4錢　丹參8~5錢　天麻5錢　黃耆15~20錢　炒杜仲8錢　黃柏5錢　乾薑1.5~3錢　附子1.5~3錢　玉桂子3~5錢　陳皮8錢　砂仁4錢　（帖/日）

註：以上處方加減，接續治療。無再癲癇小發作，心搏速率正常，諸症漸改善。

〈治療思路〉

・以補氣養血+溫陽+化瘀，修復中風後腦損傷，改善腦血循環，則癲癇自可緩解。

案7 頭部挫傷後癲癇

男性，23歲。癲癇/14歲頭部挫傷後發病/長期西藥控制。

平日仍易小發作/偶有大發作，玩電動易發作，天熱/感冒/過勞=易發作。

眠難/多夢，易頭痛，記憶及反應不佳。

舌質淡暗胖大齒痕/下瘀，脈弦。

第一階段處方

處方 水煎劑

黃耆10錢 熟地黃5錢 當歸4錢 川芎5錢 白芍4錢 丹參8錢 沒藥4錢 炒杜仲8錢 黃連1.5錢 黃柏5錢 大棗8錢 （帖/日）

註：以上處方接續調理3個月，少癲癇發作/幾無，好眠，無頭痛。

第二階段處方 修復腦神經

處方 水煎劑

黃耆15錢 熟地黃5錢 當歸4錢 川芎4錢 白芍4錢 丹參5錢 炒杜仲8錢 黃柏5錢 附子1.5錢 玉桂子3錢 （帖/日）

註：以上處方接續調理6個月，諸症進步，漸減抗癲癇西藥。

〈治療思路〉

・第一階段處方，以補氣養血+緩肝+補腎+清熱+化瘀，清除頭部挫傷後形成的血瘀及膠質纖維化，改善睡眠，平衡陰陽。

・第二階段處方，以補氣養血活血+補腎+溫陽，加強修復腦神經細胞。

案8 腦感染性癲癇

男童，9歲。

111/5/19~6/2住院=新冠肺炎/腦炎/昏厥，肢僵，咽痛，高熱不退。

（西藥=免疫球蛋白/類固醇/降腦壓藥/瑞德西韋）

初診 111/6/12

頭痛頻繁/（思考或走動誘發），虛暈，動喘，乾渴，眠納可，大便2日1行。
停學中，帝拔癲/日3顆。

處方 **水煎劑**

柴胡4錢 桂枝5錢 白芍3錢 黃芩4錢 連翹4錢 陳皮8錢 砂仁4錢 川芎4錢 黃耆15錢 熟地黃5錢 炒杜仲8錢 7帖（帖/日）

二診 111/6/18

處方 **水煎劑**

如初診方 14帖

三診 111/7/2

帝拔癲/日2顆，無頭暈，思考無頭痛，服中藥咽痛。

處方 **水煎劑**

柴胡4錢 白芍3錢 黃芩5錢 黃連1.5錢 陳皮8錢 砂仁4錢 川芎4錢 黃耆15錢 熟地黃5錢 炒杜仲8錢 甘草1.5錢 乾薑1錢 附子1錢 玉桂子1.5錢 14帖（帖/日）

四診 111/7/16

伏感，睡前嗝頻，矢氣臭穢。夜間煩熱，入眠難。

處方 **水煎劑**

柴胡4錢 葛根4錢 白芍3錢 羌活3錢 黃芩5錢 黃連3錢 陳皮8錢 砂仁5錢 川芎4錢 黃耆15錢 炒杜仲8錢 14帖（帖/日）

五診 111/7/30

耳溫36.7~36.9。

處方 **水煎劑**

柴胡4錢 葛根4錢 白芍3錢 羌活3錢 黃芩5錢 黃連3錢 陳皮8錢 砂仁4錢 川芎4錢 黃耆15錢 青蒿4錢 大棗5錢 14帖（帖/日）

六診 111/8/13

看書無頭痛，溲泡多，眠善，活動易虛暈，爬梯輕喘，大便溏/日2行。

處方 水煎劑

柴胡4錢 白芍3錢 黃芩5錢 黃連3錢 陳皮8錢 川芎4錢 黃耆15錢 青蒿4錢 大棗5錢 何首烏5錢 炒杜仲8錢　14帖（帖/日）

七診 111/8/20

複檢=腦波常。

處方 水煎劑

柴胡4錢 白芍3錢 黃連1.5錢 黃柏5錢 陳皮8錢 砂仁4錢 熟地黃5錢 炒杜仲8錢 川芎4錢 黃耆15 乾薑1錢 附子1錢 玉桂子1.5錢　14帖（帖/日）

八診 111/9/2

感冒，鼻塞痛，汗多，慢跑=頭痛+喘。

處方 水煎劑

柴胡4錢 桂枝5錢 白芍3錢 黃芩5錢 黃連3錢 陳皮8錢 砂仁4錢 熟地黃5錢 炒杜仲8錢 丹參4錢 黃耆15錢 乾薑1錢　14帖（帖/日）

九診 111/9/15

輕感，帝拔癲/日1顆，大便溏/日4行。

處方 水煎劑

柴胡4錢 桂枝5錢 白芍3錢 黃芩5錢 黃連1.5錢 陳皮8錢 砂仁4錢 何首烏5錢 炒杜仲8錢 川芎4錢 黃耆15 乾薑1.5錢　14帖（帖/日）

十診 111/9/29

打羽球2h後，額輕痛，大便溏/日3~4行。

處方 水煎劑

柴胡4錢 桂枝5錢 白芍3錢 黃芩5錢 黃連1.5錢 陳皮5錢 砂仁5錢 何首烏5錢 炒杜仲8錢 川芎4錢 黃耆15錢 乾薑3錢　14帖（帖/日）

十一診 111/10/14

帝拔癲,晨鼻塞,體力佳,運動無不適,大便溏/日2行。

處方 水煎劑

同十診方,乾薑改5錢　14帖(帖/日)

註:之後再續調1月,維持耐力測驗、激烈運動後皆無不適,鞏固療效後停服中
　　藥。

〈治療思路〉

・以解表+疏肝+補氣+補腎,治療腦感染後腦細胞損傷,誘發癲癇及餘熱未盡。

　>低熱時加清熱養陰。

　>餘熱未盡期緩解後,漸進加入溫陽藥。

　>最後仍易溏便,加重乾薑劑量,修復腸道黏膜細胞。

Chapter

13

運動神經元疾病

運動神經元疾病

概述

- 運動神經元疾病（motor neuron disease，MND），本病患者運動神經元細胞逐漸退化死亡，是一組病因尚未明確的神經系統進行性變性疾病。
- 肌萎縮性側索硬化症（amyotrophic lateral sclerosis，ALS，俗稱漸凍人），是本組或類疾病的代表，同時累及上、下運動神經元，平均發病年齡為50~60歲。
- 本病主要影響脊髓前角細胞、腦幹運動核、椎體束、大腦椎體細胞，但無感覺障礙。
- 臨床表現肌無力、肌萎縮、肌束顫動、腱反射亢進、延髓麻痺、椎體束徵。
- 本病隸屬中醫的「痿證」、「痙證」、「顫證」等範疇。

疾病介紹

病因病機

■ 中醫病因病機

- 本病起病隱匿，常無外感或內傷前因，大多數病人一但出現症狀，便主要表現快速且進行性的虛損證象。
- 《景岳全書·痿證》
  > 「痿證之義……元氣敗傷則精虛不能灌溉，血虛不能營養」。
- 本病主要是由先天稟賦不足，後天失養（如飲食不節、勞倦過度、久病失治等），損傷脾胃和肝腎，致氣血生化乏源或精血虧耗，筋脈肌肉失養，肌痿肉削，發為本病。
- 疾病持續進展，之後陰虛動風，可出現肌束顫動，腱反射增高的反應。

- 主要病機
  > 脾胃虛損
    -- 脾主肌肉、四肢，氣血生化之源。
    -- 素體脾虛或因病致虛，致生化不足，肌肉肢體無以生肌為用，久則損傷肝腎及筋骨。
  > 脾腎陽虛
    -- 先天稟賦不足，或勞倦傷腎，不能溫煦脾陽。
    -- 脾腎兩虛，則骨枯髓虛，形瘦肉痿，腰脊四肢痿軟無力。
  > 肝腎陰虛
    -- 肝藏血主筋，腎藏精主骨，肝腎同源，精血相生。
    -- 肝腎陰虛，則精血俱虛，筋骨肌肉萎縮無用。陰虛動風，出現肌束顫動，反射亢進。
  > 濕熱浸淫
    -- 濕熱或寒濕浸淫，或化熱化燥，氣血運行受阻，致筋脈肌肉失養。

■ 西醫病因病機

- 感染和免疫
  > 本病可能與病毒慢性感染中樞神經，或自體免疫缺陷有關。
  > 臨床發現病人的CSF免疫球蛋白升高，或血中T細胞數目及功能異常，或乙醯膽鹼受體的抗體，或中樞神經細胞有病毒樣顆粒，或單株免疫球蛋白K鏈球蛋白異常增高……等。
- 金屬元素異常
  > 可能與金屬中毒或某些元素缺乏有關。
  > 臨床發現某些患者體內的鋁、或錳、或汞含量增高，而鈣、鎂元素降低。
- 遺傳因素
  > 大多為散發性，少數有家族史。
  > 主要為常染色體顯性遺傳，遺傳機率約5%~10%。
- 神經傳導介質
  > 患者神經傳導介質明顯降低，而去甲腎上腺素升高，病情越嚴重，差距越明顯。
  > 興奮性胺基酸（谷氨酸和天門冬胺酸）過度分泌，導致大量鈣離子向細胞內

流，破壞神經元細胞膜，產生本病各種臨床表現。

- 自由基損害
  > 某些家族遺傳性，體內有銅（鋅）超氧歧化酶基因突變，導致神經元細胞易受
    自由基損害。
- 癌症和其他腦變性疾病
  > 癌症、巴金森氏病、失智、腦感染……等，可能伴隨本病。

■ **病理**
- 脊髓萎縮變細，脊髓前角細胞變性脫失。
- 受累神經膠質增生、軸突斷裂、髓鞘脫失、軸突變性、纖維減少、吞噬活動不
  明顯。
- 肌肉呈現失神經支配性萎縮。
- 病程晚期，心肌、腸道平滑肌亦出現變性改變。

臨床表現

■ **症狀與體徵**
- 四肢肌肉逐漸消瘦、無力，同時伴有肌腱反射增強、肌肉張力增加、不規則肌
  束自發性收縮。快速進行性上、下肢無力，說話及吞嚥困難，心智清醒。
- 病變累及
  > 脊髓前角：肢體肌肉萎縮及無力，腱反射降低，病理徵陰性。
  > 腦幹運動核：發音障礙，言語含糊，吞嚥障礙，進食嗆咳等球麻痺症狀。
  > 錐體束：肢體痙攣性癱瘓，病理徵陽性。

■ **病程**
- 疾病早期
  > 遠端肢體無力。
    -- 手部小肌肉萎縮、無力、肌束顫動，大小魚際肌萎縮，骨間肌及蚓狀肌萎
       縮。
    -- 下肢僵直無力痙攣，肌束自發性收縮（夜顯），腱反射亢進。
- 疾病中期

> 消瘦、乏力、痛性痙攣，動作遲鈍笨拙，常無故摔跤。

> 說話、吞嚥困難，喝水易嗆到。

> 發病起12~18個月，需輪椅協助。

· 疾病晚期

> 上、下運動神經元損害並存。

> 無力症狀擴展到軀幹及頸部，出現抬頭、豎頸困難、延髓麻痺（bulbar paralysis）。

> 延髓麻痺：發音含糊不清、鼻音、聲音微弱，吞嚥困難，嚴重嗆咳，舌肌萎縮纖顫。

> 最後常因肺部感染或呼吸困難而死亡。從發病至死亡約2~5年。

臨床分型

■ 肌萎縮側索硬化症（ALS）

· 肌萎縮側索硬化症（ALS）

> 本型最常見。侵犯軀幹、四肢、延髓的上、下運動元為主。

· 肌萎縮側索硬化-巴金森-癡呆複合型。

■ 漸進性脊髓肌肉萎縮症

· 下運動神經元疾病，預後較好。

· 上、下肢及軀幹有肌肉萎縮、無力，但沒有肌反射增強。

■ 進行性肌萎縮症

· 嬰兒型進行性肌萎縮症

> 為染色體隱性遺傳病，父母常有近親血緣關係。

> 出生前即胎動減少，或出生後數月即發病，絕大部分18個月內死亡。

· 少年型進行性肌萎縮症

> 多數為染色體隱性遺傳，起病年齡為出生到8歲間。

· 成年型進行性肌萎縮症

> 晚發型，多數在30歲前後發病。

> 慢性進行，預後良好，常能繼續行走二、三十年。

■ 進行性延髓麻痺

- ·較罕見，預後最差。選擇性累及下部腦幹運動核。
- ·主要症狀為延髓麻痺，吞嚥、咀嚼、呼吸困難。

■ 原發性側索硬化

- ·罕見。中老年起病。
- ·首先累及下肢，出現痙攣性輕截癱，然後擴展至上肢。

中醫治療思路

本病誠屬中西醫界的世紀難題，病情快速惡化大崩壞狀態，如土石流般難以阻擋，尚須醫界同道悉心努力，尋找破解之道。但若積極加入中醫治療，大多可有效延遲崩壞狀況。

以下僅就幾點觀察提出治療思路，並提出三個醫案，誠請參考：

腎虛中夾實

■ 以腎虛為主

- ·主本病以虛證多見，且以腎虛為主。
- ·虛者見氣血兩虛、脾胃氣虛、腎陰陽兩虛、腎陽虛……等證型，都須考慮加入補腎藥。
- ·係因神經元細胞及肌肉大範圍受損，全身處於進行性大崩壞狀態。

■ 慎防伏熱、肝鬱化火

- ·在積極補虛中須考慮：
  > 或因臟腑陰陽逆亂，或因病毒潛伏熱鬱，或因免疫躁動傷陰，或因自律神經失調，或因焦慮憂鬱恐懼甚至絕望，或因應激性壓力……等。

> 所產生的肝腎陰虛、陰虛陽亢、伏病熱鬱、邪正相爭、痰濕熱瘀……等證型夾
　　　雜。

　　 > 須視情況加入疏肝、解表、清熱、養陰、柔肝養血、化瘀......等治則。

■ 虛損中隱藏燥亢

- 患者多數發病年齡在50~60歲間，適逢男女性身體處於更年期退化逆亂狀態。

- 此時全身臟腑及細胞普遍進行性退化，<u>腎上腺-神經-內分泌-免疫軸線</u>功能紊
  亂，免疫辨識能力降低，身體應激能力儲備不足，再加上腦中樞可能有病毒潛
  藏，或自體免疫啟動攻擊，或因身體失衡產生慢性發炎狀態（陰虛）……等。

- 臨床表現可能存在虛中夾實、或虛不受補的狀態。

病程治則

■ 初期/補腎+引火歸元

- 本病初期，多發生在男女性更年後，身體無緣故功能低下、神經及肌肉快速損
  傷，但同時表現或自律神經失調，或免疫躁動，或莫名發炎、寒熱不調……等
  腎陰不足、陰虛陽亢、邪正相爭、肝火鬱伏等熱象，此階段切忌見火治火、見
  亢治亢，必犯直折根本，虛虛之害也。

- 若見邪正相爭、或肝火鬱伏，在和解表裏、清熱養陰的同時，考慮加入補腎
  藥，或再加入少量補氣藥，但不可加溫陽藥，避免伏邪閉塞不散。

- 若見腎陰不足、或陰虛陽亢，在補腎養陰、或滋腎潛陽的同時，加疏肝緩肝，
  並且加少量桂附引火歸元。

■ 肝陽上亢型

- 喘急痰音大，汗出如油或大下不止，眼瞪大外凸，舌紅絳外吐不收，唇黑瘀
  腫，面紅腫大，頸動脈怒張跳動，但病人無便秘，無胸肋滿脹痞鞕。

- 治療：以建瓴湯為主方，降逆平肝。
  > 如建瓴湯+杜仲、黃連、黃柏、丹參、沒藥、茯苓、澤瀉、大黃。

■ 中期/腎陰腎陽兩補

- 當身體耗損到一定程度後，熱亢或陰虛漸衰，會呈現陰損及陽，或陽損及陰，
  或腎陰陽俱衰的狀態。

- 此階段須補氣血及補腎陰腎陽，即腎陰陽兩補時加入補氣養血藥，並加清熱養陰藥反制。

■ 晚期大補腎陽

- 晚期諸衰虛損已到無力化燥階段，屬腎陽虛，須大補肝脾腎陽，力求挽回或延緩惡化。
- 大補肝脾腎陽時，仍須注意顧護陰液，並加入疏肝健脾藥，注意通利二便。

方藥參考

治療本病，臨床但見各種證型，都須加入補腎藥，同時考慮疏肝及健脾。

■ 但見氣血兩虛

- 以補氣養血處方，加入補腎藥。
- 如黃耆、熟地黃、當歸、川芎、白芍、山茱萸、炒杜仲、黃柏、陳皮、砂仁。
- 眠難，加柴胡、大棗。黃耆劑量減少，黃柏劑量加重。

■ 但見脾胃氣虛

- 閉以健脾養胃處方，加入補腎藥，加少量桂附補火生土。
- 如半夏白朮天麻湯，加黃耆、當歸、黃柏、炒杜仲、少量（乾薑、附子、玉桂子）。
- 或香砂六君子湯，加黃柏、炒杜仲、少量（乾薑、附子、玉桂子）。

■ 但見肝腎陰虛

- 以滋腎養陰處方，加少量桂附，引火歸元。
- 如何首烏（或地黃）、生杜仲、黃柏、陳皮、砂仁、少量（附子、玉桂子）、少量黃耆。
- 眠難，加柴胡、白芍、大棗。黃耆劑量更少，黃柏劑量加重。

■ 但見腎陰陽兩虛

- 以補氣養血+補腎陰腎陽。
- 如熟地黃、山茱萸、炒杜仲、黃柏、黃耆、人參、當歸、陳皮、砂仁、附子、玉桂子。

■ **但見腎陽虛（肝脾腎陽虛）**

· 以大補肝脾腎陽處方，同時考慮顧護陰液、疏肝、通利二便。

· 如熟地黃、山茱萸、炒杜仲、黃柏、黃耆、人參、當歸、陳皮、砂仁、乾薑、附子、玉桂子。

· 補氣藥及溫陽藥皆須大劑。

■ **但見合併伏病熱鬱**

· 若見本病又兼伏病熱鬱，以解表或解肌+疏肝+清熱處方，須同時加入補腎藥。

· 如柴胡桂枝湯、或柴葛芩連湯，加何首烏或熟地黃、炒杜仲、黃耆。

· 柴胡桂枝湯加方

  > 柴胡、桂枝、白芍、黃芩、黃連、黃柏、陳皮、砂仁、黃耆、熟地黃、炒杜仲。

  > 適用本病患者，處於症狀初期但易反復感冒狀態。

· 柴葛芩連湯加方

  > 柴胡、葛根、白芍、羌活、黃芩、黃連、陳皮、砂仁、黃耆、何首烏、炒杜仲。

  > 適用本病患者，處於症狀初期但易伏暑、或寒溫調節不良、或易腸胃型感冒。

■ **但見合併免疫紊亂**

· 若見本病又兼自體免疫失衡，以清熱養陰處方，加疏肝及補腎藥。

· 如黃芩、黃連、黃柏、青蒿、地骨皮、柴胡、白芍、何首烏、炒杜仲。

· 考慮加入少量黃耆、少量桂附引火歸元。

· 待免疫疾病改善後，再改以補腎+補氣+疏肝+清熱處方。

■ **但見合併自律神經失調**

· 若見本病又合併自律神經失調，以補腎+補氣+疏肝緩肝+清熱+少量桂附治療。

· 如熟地黃、炒杜仲、黃柏、黃耆、柴胡、白芍、大棗、附子、玉桂子、陳皮、砂仁。

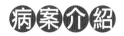

案1 持續惡化但中藥可緩解

女性，55歲。

一診 111/12/23

自111/8月起，右足乏力/垂足/知覺差/步履緩慢，膝部肌腱反射亢進，夜間右手麻。

腿部肌束顫動明顯，右手大小魚際萎縮，手足肌肉緩鬆

緊張焦慮，憂鬱低潮，心悸，眠難多年，胃弱，二便可。舌質淡暗/齒痕，脈弦弱。

醫學中心高度懷疑＝運動神經元疾病，安排進一步檢查，病人抗拒逃避。

處方 **水煎劑**

柴胡4錢 白芍3錢 桂枝5錢 黃柏5錢 陳皮5錢 砂仁5錢 黃耆15錢 何首烏5錢 炒杜仲8錢 川芎4錢 大棗5錢　14帖（帖/日）

註：囑咐病人須接續檢查，確定診斷。

二診 112/1/7

進步改善，行路較穩，可抬足，手足麻改善，無肌束顫動。

處方 **水煎劑**

同一診方　21帖（帖/日）

三診 112/1/28

近期冬日天冷，症狀持平，體力及肌力皆善。

處方 **水煎劑**

同一診方，加乾薑1錢 附子1錢　14帖（帖/日）

註：之後病人無回診，曾電話訪查，相勸積極治療，但病人自覺狀況良好。

四診 112/5/10

狀況退步，諸症更明顯，憂鬱低潮，胃潰瘍，胃脹痞甚。

處方 **水煎劑**

柴胡4錢 白芍3錢 黃柏5錢 陳皮8錢 砂仁4錢 黃耆15錢 當歸5錢 炒杜仲8錢 大棗

8錢 乾薑1錢 附子1錢 玉桂子1.5錢　14帖（帖/日）

註：再三囑咐病人接續服藥，但病人情緒差即斷續服藥。

五診 112/6/2

胃脹痞甚改善，持續憂鬱焦慮低潮，上次處方尚存3帖未服。

處方　**水煎劑**

同四診方　4帖（帖/日）

六診 112/6/7

胃更進步，諸症持平。

處方　**水煎劑**

同四診方　14帖（帖/日）

七診 112/6/24

嚴重=低潮、心悸、眠難、胃納少、手足心熱，快速消瘦。

醫學中醫確定診斷=運動神經元疾病/漸凍人。

處方　**水煎劑**

柴胡4錢　白芍3錢　黃柏5錢　陳皮8錢　砂仁4錢　黃耆15錢　當歸5錢　炒杜仲8錢　大棗8錢　黃連1.5錢　附子1錢　玉桂子1.5錢　15帖（帖/日）

八診 112/7/7

服上次處方後，諸症較緩解，手足麻及肌束顫動皆改善，停止進行性消瘦。

3日前無因由跌挫/後腦勺撞擊/出血多，緊急送醫住院。

西醫：抗癲癇+鎮靜劑，復發肌束嚴重震跳+肌肉萎縮無力。

原預計住院7日觀察，病人3日後因肌肉急速退步緊急出院，轉赴中醫門診。

入診時：

坐輪椅進門診，嚴重消瘦，稍言或稍動即喘虛，心動悸甚。

唇紅舌紅絳/瘦薄嫩萎，脈弦滑數。

處方　**水煎劑**

柴胡4錢　白芍3錢　黃芩5錢　黃連1.5錢　陳皮8錢　砂仁4錢　丹參5錢　黃耆15錢　何首烏8錢　炒杜仲8錢　附子1錢　玉桂子1.5錢　10帖（帖/日）

九診 112/7/1

持續退步消瘦中，低熱盜汗乏力喘虛。

處方 水煎劑

柴胡4錢 白芍3錢 葛根4錢 青蒿5錢 黃連1.5錢 黃柏5錢 陳皮8錢 砂仁4錢 黃耆15錢 當歸4錢 何首烏10錢 炒杜仲10錢　15帖（帖/日）

十診 112/8/9

症狀停滯/無再退步，偶刺痛筋緊，自律神經退化失調症狀有減輕。

處方 水煎劑

同九診方　14帖（帖/日）

十一診 112/8/5

進步，納增，自行走進診間。

處方 水煎劑

同九診方　14帖（帖/日）

十二診 112/9/8

有進步，平日可散步走1000步，長肉，無肌束肌束顫動或麻木，體力進步。

處方 水煎劑

柴胡4錢 白芍3錢 陳皮8錢 砂仁5錢 黃耆15錢 青蒿5錢 黃連1.5錢 黃柏5錢 當歸4錢 何首烏5錢 熟地黃5錢 炒杜仲10錢 附子1錢 玉桂子1.5錢　14帖（帖/日）

十三診 112/9/22

持平，心律穩，持續長肉，胃納佳，眠淺，無低熱盜汗，可每天散步1200步。

處方 水煎劑

同十二診方　14帖（帖/日）

註：接續治療中。

案2 持續穩定病案

男性，35歲。榮總診斷＝運動神經元疾病。

雙手無力萎縮，明顯多處肌束顫動。

幼時曾腦震盪昏迷。舌質淡紅胖大，脈弦弱。

就診 92/6/13~93/4/2

處方　水煎劑

黃耆15~20~30~40錢　當歸4錢　丹參4錢　川芎4錢　柴胡4錢　白芍3錢　黃芩5~8錢　乾薑3~5錢　附子3~5錢　玉桂子3~5錢　陳皮8錢（帖/日）

註：持續調養近一年期間，補氣藥及溫陽藥漸進加重劑量，症象穩定無退步。

案3 快速惡化病案

男性，63歲。運動神經元疾病。

近1月全身肌束顫動/手足尤甚，手臂及雙大腿萎縮，消瘦，面膚萎黃無華。

手足無力，尺膚熱，燥渴，煩熱多汗，餐後頭頸多汗。

眠難/易醒難再/助眠劑。胃納可，不耐飢/多食。

舌質暗紅，脈弦滑數。

108/6/10~108/9/18

處方　水煎劑

熟地黃5錢　山茱萸4錢　炒杜仲8錢　黃耆10錢　當歸4錢　黃連1.5錢　黃柏5錢　青蒿5錢
地骨皮5錢　葛根4錢　陳皮8錢　砂仁4錢（帖/日）

108/9/27~108/12/4

心悸，胸悶吸短，憂鬱低潮。

處方　水煎劑

熟地黃5錢　山茱萸4錢　炒杜仲8錢　黃連1.5錢　黃柏8錢　黃耆15錢　當歸4錢　丹參4錢
陳皮8錢　砂仁4錢　大棗5錢　附子1.5錢　玉桂子5錢（帖/日）

109/1/8~109/2/24

腹顫，易飢多食，喘甚。

處方 水煎劑

熟地黃5錢 山茱萸4錢 炒杜仲8錢 黃連1.5錢 黃柏5錢 黃耆20錢 當歸4錢 陳皮8錢 砂仁4錢 乾薑1.5錢 附子1.5錢 玉桂子5錢（帖/日）

109/3/11~109/8/14

血氧94，呼吸器，肌肉持續萎縮，喘甚，吞嚥可，易飢，無寒熱往來。

舌淡紫淨苔，脈洪大。

處方 水煎劑

熟地黃5錢 山茱萸4錢 炒杜仲8錢 黃柏5錢 黃耆20錢 當歸4錢 陳皮8錢 砂仁4錢 乾薑3錢 附子5錢 玉桂子5錢（帖/日）

Chapter

14

骨化性肌炎

骨化性肌炎

概述

骨化性肌炎為進行性骨質結構在骨骼肌和結締組織內沉積，引起肌肉的硬化、趾和拇指畸形的疾病。臨床表現為骨骼肌腫脹、變硬、關節活動受限。亦可見創傷性骨化肌炎。

疾病介紹

病因病機

■ 中醫病因病機

· 先天稟賦不足，腎精肝血虧虛，筋脈肌肉失養，又因素體陽盛，復感外邪，易從陽化熱，致氣血運行不暢，經脈阻滯而發病。

· 脾虛水濕運化失利，鬱久化熱，致經脈閉阻肌肉失養。

· 感受外來濕邪，鬱久化熱。或飲食不節損傷脾胃，濕熱內蘊，浸淫筋脈和四肢肌肉。

· 因外傷、手術，或長期勞損，筋脈運行受阻。

■ 西醫病因病理

· 病因

> 尚不清楚。全身性進行性骨化性肌炎，可能與染色體異常或代謝異常有關。

> 肌電圖顯示為骨化的肌肉有肌原性損傷，血ATP酶活性減低，二者皆有利於鈣鹽沉積和骨化。創傷性骨化性肌炎可造成關節內出血，骨膜下及周圍軟組織血腫，進而血腫部位骨化。

- 病理
  > 早期肌肉有明顯的間質內水腫和結締組織增生，之後肌纖維萎縮變性，軟骨化生，鈣鹽沉積，最終骨化。

臨床表現

■ 進行性骨化性肌炎

- 多在幼年發病（10歲前），病變多自頸背肌肉向下蔓延，終於肘膝關節。全身性骨骼肌皆可受累，但以背部、肩胛帶、骨盆帶肌肉最嚴重。
- 可能無肌肉疼痛，或肌肉明顯疼痛，並伴隨關節腫痛及發熱。腫脹肌肉逐漸變硬成骨質狀，導致關節活動受限，最後關節固定和畸形。

■ 創傷性骨化性肌炎

- 外傷後4-8周，或手術後6-12周，出現局部肌肉腫脹、發熱、疼痛，關節活動受限。後期患肢肌肉萎縮發硬無彈性，關節屈伸障礙，可觸及條索狀硬結。
- 進展
  > 早期：炎性增生期。表現骨骼肌和軟組織紅腫、疼痛、輕度發硬，邊界不清，關節活動正常。
  > 中期：類軟骨或骨小樑形成期。骨骼肌和軟組織腫脹疼痛僵硬，邊界較清楚，關節活動輕度受限。
  > 後期：骨化完成期。骨骼肌和軟組織骨化，關節固定畸形，功能障礙。

中醫治療思路

善用以下治則

■ 和解（疏肝）

- 任何病因導致本病，都可能產生或邪正相爭、或表裡不解、或交感神經亢奮等

症象。

- 善用和解藥，如柴胡、白芍，可誘導陰陽平衡，邪去正安。

■ 補腎養肝血

- 肝主筋藏血，腎主骨藏精，肝腎精血同源，以補腎養肝血藥，可有效改善並預防復發。
- 藥物：熟地黃、當歸、川芎、白芍、炒杜仲、骨碎補、菟絲子。

■ 堅筋骨

- 堅筋骨藥搭配各種治則，可快速改善並重建關節肌腱及骨骼肌的硬化損傷。
- 骨碎補、炒杜仲、續斷。

■ 清熱養陰

- 本病初中期必有急慢性發炎，全程皆須加入清熱藥。
- 初期清熱藥須大劑，並加入利濕藥消腫，考慮搭配化瘀藥預防纖維化。
- 中後期加清熱養陰藥，並搭配各種修復的處方。

本虛標實

本病為本虛標實，治療須考慮病毒誘發、免疫因素、女性更年、創傷後等誘發因素，給予不同病因病機之處方。

■ 病毒誘發

- 考慮正氣不足，須加入補氣養血或再加補腎藥，並同時加入解表藥如麻黃、桂枝，協助免疫抗病毒。

■ 免疫因素

- 考慮免疫過亢或因虛致亢，須加入清熱養陰，或再加入補腎藥。

■ 女性更年

- 注重補腎，須加入熟地、何首烏、菟絲子、山茱萸、炒杜仲等。

■ 創傷誘發

- 初期以瘀熱論治，以清熱+化瘀+利濕為主。

• 緩解期加入養肝血及堅筋骨，如熟地、炒杜仲、骨碎補、續斷等，加黃柏清除餘熱。

治療時機

中醫治療骨化性肌炎，在早期紅腫、疼痛、發硬炎性增生，或中期骨骼肌和軟組織腫脹疼痛僵硬，治療效果皆佳。後期已形成骨骼肌和軟組織骨化畸形，則療效緩慢。

■ 早期炎性增生

• 解表+疏肝+養血+清熱+化瘀+利濕

• 柴胡、桂枝、白芍、黃耆、當歸、丹參、黃芩、黃連、黃柏、茯苓、澤瀉。

• 急性發炎期，清熱利濕藥加重。必用化瘀藥，亦可加入骨碎補、炒杜仲。

• 病情緩解後，以補腎養血+疏肝+養陰+堅筋骨收功。如熟地黃、炒杜仲、骨碎補、黃柏、柴胡、白芍。

• 若因感冒誘發，須加入補氣藥（黃耆），協助免疫抗病毒。

■ 中期腫痛僵硬

• 疏肝+補腎+清熱養陰+化瘀+堅筋骨

• 柴胡、白芍、熟地黃、當歸、炒杜仲、骨碎補、黃柏、青蒿、丹參。

■ 後期骨化畸形

• 大補腎陰腎陽+化瘀+清熱+堅筋骨

> 熟地黃、山茱萸、炒杜仲、骨碎補、黃耆、當歸、丹參、黃柏、乾薑、附子、玉桂子。

• 柔肝+化瘀+清熱+溫陽+堅筋骨

> 何首烏、當歸、菟絲子、丹參、炒杜仲、骨碎補、黃耆、黃柏、乾薑、附子、玉桂子。

■ 創傷性骨化性肌炎

• 創傷初期：補腎+堅筋骨+清熱+化瘀+利濕

• 緩解期：補腎+清熱養陰+化瘀+堅筋骨

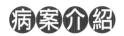

病案介紹

案 1 感冒即發病

女性，66歲。病史：垂體腫瘤，RA，SLE，子宮內膜增厚，左腕骨折。

感冒期間處方

每逢感冒後，即全身僵緊，關節處僵硬腫痛/屈伸不利，脊背僵痛難挺直。

頭暈頭痛，咽痛，畏寒，全身痛。納呆/痞脹嗝，胃酸逆流，二便可。

舌質暗嫩紅/舌下瘀，脈浮數。

處方 水煎劑

柴胡4錢 桂枝5錢 黃芩5錢 黃連3錢 連翹5錢 陳皮8錢 砂仁5錢 黃耆15錢 何首烏5錢 當歸5錢 炒杜仲8錢　14帖（帖/日）

註：以上處方服14帖後諸症皆改善，但逢感冒易復發。

〈治療思路〉

· 以和解（疏肝）+補腎養肝血+清熱+堅筋骨，改善感冒時，發骨化性肌炎。

· 感冒時身體發炎及正氣虛弱，加重清熱藥及黃耆扶正。

全身僵緊二年

109/11/27

近二年：晨起全身關節處僵緊，項背駝，起身或翻身困難，須活動至中午較靈活。

易抽筋抽搐，反應遲滯，呵欠頻，凝神即瞌睡，頭暈脹痛，行動緩慢，胃痞脹痛。

舌質暗嫩紅/舌下瘀，脈弦弱。

處方 水煎劑

柴胡4錢 桂枝5錢 黃芩5錢 黃連1.5錢 黃柏5錢 陳皮8錢 砂仁4錢 黃耆10錢 何首烏4錢 當歸4錢 炒杜仲8錢 骨碎補8錢（帖/日）

註：以上處方續服3個月後痊癒。晨起舒，體靈活，反應佳，感冒極少再發作。

〈治療思路〉

· 以和解（疏肝）+補腎養肝血+清熱+堅筋骨，改善骨化性肌炎平日症狀。

· 平日處方（相較於感冒時），減少清熱藥及黃耆劑量，加骨碎補加強堅筋骨，改

善關節周圍循環。

案 2 產後及更年發病

女性，41歲。病史：甲狀腺乳突癌（1期）/35歲。

骨化性肌炎/產後發病。

100年起症顯，全身僵痛，骨關節周圍肌肉腫硬痛，勞即低熱。

經痛（經26/常量），血枯膚暗，眠納便常。

唇暗，舌質暗紅/下瘀，脈弦弱帶滑。

一診 101/12/14

處方 水煎劑

熟地黃5錢 當歸4錢 川芎4錢 白芍3錢 黃芩4錢 黃柏4錢 黃耆10錢 炒杜仲8錢 骨碎補8錢 桃仁4錢 陳皮8錢　14帖（帖/日）

二診 102/1/4

處方 水煎劑

何首烏8錢 當歸8錢 炒杜仲8錢 骨碎補8錢 黃芩4錢 黃柏4錢 黃耆10錢 陳皮8錢 14帖（帖/日）

註：水煎藥共服28帖後，諸症改善（從酸痛腫脹→酸楚），改科學藥粉。

復發/改服水煎藥

一診 102/4/19

值經+過勞，骨化性肌炎復發，全身性關節肌肉熱痛。

處方 水煎劑

熟地黃5錢 當歸4錢 川芎4錢 白芍3錢 黃芩5錢 黃柏5錢 黃耆15錢 炒杜仲8錢 骨碎補8錢 陳皮8錢　7帖（帖/日）

二診 102/4/26

改善6成。

處方 水煎劑

熟地黃5錢 當歸4錢 川芎4錢 白芍3錢 黃芩5錢 黃柏5錢 黃耆15錢 炒杜仲8錢 骨

碎補8錢 陳皮8錢 附子1.5錢 玉桂子1.5錢 7帖（帖/日）

註：改善後改科學藥粉調理。

（102/7/17）復發，到院服21帖水煎藥。

> 103/10/8）入秋復發+感冒，到院服14帖水煎藥。

> 自101/12~104/9 接續科學藥粉+斷續水煎藥。

更年期復發

一診 110/10/2

50歲。月經周期30~90日/常量/持續3年。

近二年，全身肌肉關節僵緊痛/或鬆軟無力，曾數次坐輪椅急診。

疲勞即牙齦腫痛，煩熱，視糊，記憶差，右三叉神經痛/經間顯。

處方 水煎劑

熟地黃5錢 當歸4錢 川芎4錢 柴胡4錢 白芍3錢 黃芩4錢 黃柏4錢 黃耆15錢 炒杜仲8錢 陳皮5錢 砂仁5錢 7帖（帖/日）

二診 110/10/8

諸症改善，但右肘臂僵痛甚/輕度紅腫熱。

經詢問=嬰兒期（8月大時）曾因氣爆灼傷右臂/嚴重燒燙傷（現今外觀完全無傷痕）。

處方 水煎劑

熟地黃5錢 當歸4錢 川芎4錢 柴胡4錢 白芍3錢 黃芩5錢 黃連3錢 黃柏5錢 黃耆15錢 炒杜仲8錢 陳皮5錢 砂仁5錢 7帖（帖/日）

三診 110/10/15

右臂緊/微熱，變天項背強緊。

處方 水煎劑

柴胡4錢 桂枝5錢 白芍3錢 熟地黃5錢 當歸4錢 黃芩5錢 黃連3錢 黃柏5錢 黃耆15錢 炒杜仲8錢 陳皮5錢 砂仁5錢 7帖（帖/日）

註：自110/10/2起調理，共服119帖（17周×7帖）後痊癒。

〈治療思路〉

• 以生產後發病，以補腎養肝血+堅筋骨+清熱治療。當熱痛改善，加少量桂附引

火歸元，協助修復。

· 更年後發病，以和解（疏肝）+補腎養血+堅筋骨+清熱治療。更年期間交感亢
進，須以補腎+疏肝+清熱潛陽緩解。

· 當諸症改善，唯有曾經幼兒期氣爆灼傷處紅腫熱，係因經修復後周邊免疫來
復，故加重清熱藥即可緩解。

· 變天不舒，以感冒邪正相爭之柴胡桂枝湯精神治療。

Chapter

15

多發性硬化症

多發性硬化症

概述

- 多發性硬化症（multiple sclerosis，MS）是一種中樞神經系統原發性脫髓鞘疾病。
- 本病在中樞神經系統（腦與脊髓）白質散在多發性不規則的脫髓鞘、硬化斑塊，及膠質增生炎性病灶，病程呈現反復緩解與復發，臨床表現複雜多樣，早期易誤診。
- 根據臨床不同的表現，相當於中醫學中不同病證。
  > 如肢體無力或癱瘓為主，相當於中醫「痿證」、「風痱」。
  > 如語言障礙伴有肢體無力或癱瘓者，相當於中醫「喑痱」。
  > 以頭暈為主者，相當於中醫「眩暈」。
  > 走路不穩，共濟失調者，相當於中醫「骨繇」。
  > 以視力障礙為主者，相當於中醫「視瞻昏渺」、「青盲」等範疇。

疾病介紹

病因病機

■ 中醫病因病機

- 正虛感邪
  > 正氣不足，復感六淫之邪，閉阻經脈，筋肉失養，手足麻木，四肢萎軟無力。
- 脾胃虛損
  > 脾失健運，痰濕內生，清陽不升，痰阻清竅，發為「眩暈」、「喑痱」。
- 久病肝腎虧虛

> 筋骨失養，肢體無力，步態不穩，為「痿證」、「骨繇」。

> 肝目失養，為「視瞻昏渺」、「青盲」。

■ **西醫病因**

・易感基因

> 10%有家族病史。

> 病患人類白血球抗原（HLA）較一般人高，可能是第6對染色體的HLA與本病有關。

> 其他易感基因，如熱休克蛋白基因、腫瘤壞死基因、干擾素基因、介白質基因等。

・病毒感染

> 某部分患者在發病前有感染史。

> 呼吸道或腸胃道病毒感染亦常使病情加劇。

・自體免疫

> 在疾病進展期，週邊血T淋巴細胞升高，腦脊髓液中IgG增高，病灶周圍有免疫細胞浸潤。

・其他因素

> 營養或微量元素缺乏：如鎂離子、VitB12缺乏。

> 環境因素：地理、氣溫、日曬等。

> 性激素：妊娠時病情改善，分娩後即復惡化。

> 情緒波動、勞累、精神刺激、外傷、手術、感染、作息等因素。

■ **病理**

・主要侵犯

> 大腦半球、腦幹、小腦、脊髓等中樞神經系統的白質、視神經、視神經交叉、視束等。

> 侵犯部位普遍形成斑塊。

・急性期

> 大腦軟腦膜輕度充血、輕度腦水腫。脊髓呈節段性腫脹，軟脊膜充血。

> 冠狀切面，斑塊色深，呈灰暗或灰紅，邊界不清，輕度水腫。

・慢性期

> 軟腦膜增厚，侷限性腦萎縮。脊髓呈節段性萎縮變細。

> 冠狀切面，斑塊色淺，呈灰白，邊界清晰，腦室擴大，腦萎縮。
- 病理三階段
  > 早期：以炎性反應及髓鞘溶解為主。
  > 中期：大量吞噬細胞，將脫失的髓鞘和壞死的產物分解清除。
  > 晚期：星形細胞增生，大量網狀纖維和膠質纖維增生，形成硬化斑。

臨床表現

- 起病快慢不一，急性（一周之內）、亞急性（一個月之內）、慢性（一個月以上）。
- 病情呈反覆緩解與復發（症狀好轉且穩定一個月以上稱為緩解，病情復發加重出現新的徵候且持續24小時以上稱為復發）。
- 中樞神經系統白質中，散在多發性病灶。

■ 首發症狀
- 中樞神經系統損害引起的任何一種神經功能障礙表現。
- 臨床常見突然視力障礙、感覺異常、肢體無力等。

■ 運動障礙
- 早期出現肢體無力或癱瘓，可表現單癱、偏癱、三肢癱、四肢癱、截癱等。
- 肌張力增高，腱反射亢進，踝陣攣，病理反射陽性等上運動神經元損害。
- 少數伴有下運動神經元損害，表現相應部位肌肉萎縮。
- 小腦或脊髓小腦徑受損者，表現步態不穩、共濟失調、意向震顫（intention tremor）等。

■ 感覺障礙
- 常見症狀，表現肢體麻木，蟻行感，奇癢，束帶感。
- 可為偏側、雙側、或節段性，可對稱性或不對稱性。

■ 精神症狀
- 常見情感障礙，表現欣快、抑鬱、焦慮等。
- 記憶障礙和認知障礙，是本病心理障礙的主要表現。
- 某些病人表現智能障礙，晚期可表現失智。

■ **腦神經損害**

· 早期以視神經受損最常見。表現一側視力突然減退，或兩眼交替出現症狀，甚至黑矇。

· 其他腦神經損害，有眼球運動障礙、複視、眼球震顫、面癱、吞嚥障礙、構音障礙等。

■ **核間性眼肌麻痺**

· 表現為向一側注視時，一眼內收不能，另一眼能充分外展但有水平眼震。

· 提示內側縱束受損，腦幹有病變。

■ **發作性症狀**

· 症狀突然發生，突然停止，持續時間短，數秒至數分鐘。發作頻率不等，每日數次或數日1次。多為自發，亦可誘發。

· 常見發作症狀：癲癇，痛性強直，三叉神經痛，發作性猝倒，發作性複視、奇癢、構音障礙等。

■ **括約肌症狀**

· 脊髓橫斷性損害時，伴有括約肌障礙。

· 表現尿失禁、尿瀦留、便秘、排便困難。

臨床分型

■ **按病損部位**

· 脊髓型

> 表現：運動障礙，感覺障礙，二便障礙，痛性強直發作。

> 頸段病損可出現烏托夫現象（Uhthoff's phenomenon）及萊爾米特徵（Lhermitte's sign）

-- 烏托夫現象＝隨著體溫上升而出現視線模糊。

-- 萊爾米特徵＝把頸部前彎時，會感到一股電流傳到背上。

· 腦幹或腦幹小腦型

> 表現：腦神經症狀，交叉性運動、感覺障礙，charcot三聯徵（意向震顫、眼球震顫、掃描式語言）。

- 大腦型
  > 表現：癲癇發作，運動障礙，精神症狀，其他如頭痛、嘔吐、眩暈、構音障礙等。

伴發病症

■ 重症肌無力
- 可同時發病，也可先後發病，病情輕重不一。

■ 系統性紅斑狼瘡
- 可能與病毒感染作用於有遺傳體質個體，構成二者發病的共同機制。

■ 頭部外傷
- 外傷後激發了本病，可能病前就有隱性侵襲。

中醫治療思路

純中醫治療

■ 急性發作期
- 突然視力障礙、感覺異常、肢體無力或癱瘓等，有輕度腦水腫，身體處於發炎狀態，可能合併發熱、身重痛、頭痛、噁心、便秘、亢躁……。
- 屬免疫過亢、實熱性陽亢。
- 治療以育生免疫過亢方+疏肝+利濕+化瘀+通腑。
  > 如：黃芩、黃連、黃柏、青蒿、知母、地骨皮、柴胡、白芍、茯苓、澤瀉、大黃。
  > 急性期處方劑量須大，方可快速緩解病勢。

■ 非急性發作期
- 疾病反覆遷延，有神經損傷症狀，燥渴低熱，寒溫不適，常因感冒、月經、情

緒、勞倦、失眠，諸症復起。

· 屬少陽熱、陰虛勞熱、氣血兩虛合併骨蒸。

· 治療以小柴胡湯、或育生免疫過亢方、或知柏地黃湯、或加味逍遙散等加方。

> 必加清熱養陰及補腎藥，斟酌加入補氣養血藥（黃耆、當歸），加化瘀藥以利推動。

> 合併外感，改以柴葛芩連湯加方（柴胡、葛根、羌活、白芍、黃芩、黃連、陳皮）。

■ 萎縮退化期

· 陳舊性神經損傷，症象表現虛損狀態，即進入萎縮退化階段，屬氣血兩虛夾熱、或脾腎兩虛夾熱，或陰虛（氣陰兩虛、腎陰虛，合併血枯夾瘀）。

· 治療以補氣養血、或補腎補氣、或補腎溫陽、或補腎養陰處方。

· 必加入清熱、養陰、化瘀藥，避免化燥，促進修復。

· 或用補氣補腎+柔肝+化瘀+清熱，糾正神經膠細胞於修復過程中形成的膠質纖維增生，促進正常神經細胞再生。

中西醫合療

■ 使用類固醇(非大劑量)

· 屬氣陰兩虛、或免疫過亢。

· 氣陰兩虛者以補氣養血加清熱養陰、或補腎養陰加清熱藥，如以聖愈湯加黃連解毒湯加青蒿、知母、地骨皮，或知柏地黃湯加方。

· 免疫過亢者，以育生免疫過亢方加減。

■ 使用大劑量類固醇前期

· 屬仍屬免疫過亢。

· 治療以清熱養陰為主，如育生免疫過亢方加減。

■ 使用大劑量類固醇中期

· 屬氣血兩虛或腎虛，合併陰虛血熱。

· 治療以補氣養血加清熱養陰，或補腎滋陰加清熱藥。

· 如聖愈湯加黃連解毒湯加青蒿、知母、地骨皮，或知柏地黃湯加方。

- 使用大劑量類固醇中後期，萎縮退化狀態，仍補體偏低/Cr、BUN升高
  - 屬腎陽虛、氣血兩虛、脾腎陽虛。但皆夾大熱。
  - 治療以補腎陽、補氣血、補脾胃處方。如右歸飲加方、補陽還五湯加乾薑、附子、玉桂、黃芩，或香砂六君子湯加方、聖愈湯加方，並加入清熱利濕藥。
  - 脾陽虛兼氣虛：以香砂六君子湯，加乾薑、附子、玉桂、黃芩。
  - 肺氣虛兼陽虛：以補中益氣湯或歸耆建中湯加方。
  - 心陽虛兼氣虛與寒瘀：以育生補陽還五湯加方。
  - 氣血兩虛兼陽虛：以十全大補湯加方。
  - 肝血虛兼陽虛寒瘀：以育生血枯方加方。
  - 腎陽虛兼寒瘀：以右歸飲加方。

- 使用大劑量類固醇緩解後遷延期，促使停用類固醇階段
  - 屬氣陰兩虛、或少陽熱。
  - 治療處方如聖愈湯加方、小柴胡湯加方、柴胡桂枝湯加方。
  - 必加清熱養陰藥，斟酌加入柔肝化瘀藥。

- 使用大劑量類固醇經中醫調理，恢復本態階段
  - 平日調理，可用知柏地黃湯、小柴胡湯、柴胡桂枝湯，必加清熱養陰藥。
  - 免疫反彈(過亢)，以育生免疫過亢方加減。

病案介紹

案 1 純中醫治療

女性，57歲。病史=多發性硬化症，貝西氏腦炎，高血壓，糖尿病。

今日到院：

2日前復發多發性硬化症，發熱不退，手足無力/須攙扶，肌肉萎縮，焦躁，憂鬱低潮。

後頭痛，多夢，不能眠，步態不穩，體僵，項強，共濟失調，吞嚥及構音障礙，便秘。

唇舌紅絳，脈弦滑數。

一診 101/12/14

處方　水煎劑

柴胡4錢　白芍3錢　陳皮8錢　半夏4錢　葛根4錢　羌活3錢　黃芩8錢　黃連5錢　黃柏8錢
青蒿8錢　地骨皮8錢　茯苓8錢　澤瀉8錢　大黃2錢　14帖（帖/日）

二診 102/1/5

諸症改善多，自行走進診間。

仍全身麻，體僵，項強，頸以下無力，轉身慢，眠難，口乾，溏便/日2行。

處方　水煎劑

柴胡4錢　白芍3錢　陳皮8錢　葛根4錢　羌活3錢　黃芩5錢　黃連3錢　黃柏5錢　青蒿4錢
地骨皮4錢　黃耆15錢　當歸4錢　川芎4錢　丹參4錢　14帖（帖/日）

三診 102/1/19

走路更進步，平衡仍不佳，適逢冬日寒流，天冷手足麻顯，復發眩暈，倦怠乏力。

處方　水煎劑

柴胡4錢　白芍3錢　陳皮8錢　黃芩4錢　黃連1.5錢　黃柏4錢　天麻5錢　黃耆15錢　丹參4
錢　何首烏8錢　炒杜仲8錢　28帖（帖/日）

註：以上處方續服28帖，諸症改善，停服中藥。

〈治療思路〉

• 一診：

> 急性期發炎期，屬表裏三焦實熱之免疫過亢階段。

> 以大劑清熱+養陰+利濕+通腑+疏肝+解肌，改善腦水腫，削減免疫亢躁，緩
　解交感神經，清除代謝廢物。羌活、葛根，協同疏肝藥調節小腦與中腦的平
　衡。

• 二診：

> 餘熱未盡期，屬正虛邪戀、免疫僵滯與氣血兩虛階段。

> 以清熱+養陰+利濕+解肌+補氣養血，持續治療免疫過亢，同時修復腦神經細
　胞損傷。

- 三診：
  > 免疫恢復穩定但仍須預防復發，身體進入修復階段，屬腎虛肝鬱夾熱。
  > 以補腎+補氣+疏肝+清熱治療，持續修復腦神經細胞損傷，並預防化燥復發。

案2 合併高血糖

女性，70歲。多發性硬化症病史/發作數次。

糖尿病，高血壓，左手乏力（右大腦脱髓鞘）。

眠難，易久咳，目多黏眵，手僵。

112/2/10

近日血糖突升高，ac/pc（glu）=295/480。

左手突無力/手顫/肢端刺痛，行路左偏+後傾=跌挫，音顫，頻尿，便秘。

舌質暗紅/下瘀，脈弦弱數。囑咐=配服降血糖西藥。

處方 水煎劑

何首烏8錢 山茱萸4錢 炒杜仲10錢 黃連3錢 黃柏8錢 附子1錢 玉桂子1.5錢 陳皮8錢 砂仁4錢 黃耆10錢 當歸5錢 大黃1錢 7帖（帖/日）

112/2/18

音顫、行偏、手無力及刺痛=皆改善。

ac/pc（glu）=220/280，HbAlc=13.4，無服降糖西藥/再三叮嚀配服降血糖西藥。

處方 水煎劑

何首烏8錢 山茱萸4錢 炒杜仲10錢 黃連3錢 黃柏8錢 附子1錢 玉桂子1.5錢 陳皮8錢 砂仁4錢 黃耆10錢 丹參5錢 大黃1錢 7帖（帖/日）

112/3/25

acglu=100（配服降糖西藥），手顫輕復，眠淺。

處方 水煎劑

何首烏8錢 山茱萸4錢 炒杜仲8錢 黃柏8錢 陳皮8錢 砂仁4錢 黃耆10錢 丹參5錢 大黃1錢 柴胡4錢 白芍3錢 7帖（帖/日）

〈治療思路〉

· 老年冬日急性高血糖，須考慮屬腎虛應激力弱所致，正所謂「見火休治火也」。

· 但「內分泌−免疫−神經」陰陽互根，相互應激消長，故因腎虛→肝陽上亢體質狀態下，同時併發急性高血糖及多發性硬化症。

· 本案補虛瀉實，標本同治。以補腎引火歸元+補氣養血+清熱潛陽處方治療。

> 補腎引火歸元+補氣養血，滿足老年素體腎虛條件並修復損傷，腎氣足則無亢害之變。

> 以大劑黃連、黃柏，清熱潛陽，改善高血糖及免疫過亢。

案 3 促戒停類固醇

女性，26歲。母親=乾燥症+類風濕。

熬夜8年（網拍凌晨3點~中午12點）

多發性硬化症（103/10/8發病）=侵犯C4/5/6/7

103/12/5

目前持續服類固醇/每日5顆。

頸以下沉重僵緊，手足無力，麻木刺痛，燥渴，眠難，焦慮低潮。

舌淡紅，脈浮滑。

處方 水煎劑

黃芩5錢 黃連3錢 黃柏8錢 茯苓8錢 澤瀉8錢 柴胡4錢 白芍4錢 甘草3錢 大棗8錢 陳皮8錢 懷牛膝8錢　14帖（帖/日）

103/12/19

症狀明顯改善，2日前感冒，咳嗽。

類固醇/日5顆/服1日休1日/（103/12/16日起）。

處方 水煎劑

黃芩5錢 黃連3錢 黃柏5錢 茯苓4錢 澤瀉4錢 柴胡4錢 桂枝5錢 白芍3錢 大棗5錢 陳皮8錢 黃耆10錢 炒杜仲8錢　17帖（帖/日）

104/1/5

諸症改善，行路輕快，僅疲勞時手足麻。

類固醇/日3顆/服1日休1日/（104/1/1日起）。

| 處方 | 水煎劑

黃芩5錢 黃連3錢 黃柏5錢 茯苓4錢 柴胡4錢 白芍3錢 大棗5錢 陳皮8錢 黃耆10錢 何首烏8錢 炒杜仲8錢 16帖（帖/日）

104/1/28

體力進步，回職場工作，僅偶爾手足麻，入眠難/眠淺。

類固醇/日1顆/服1日休1日/（104/2/1日起）。

| 處方 | 水煎劑

黃芩5錢 黃連3錢 黃柏5錢 懷牛膝5錢 白芍5錢 大棗8錢 陳皮8錢 何首烏8錢 炒杜仲8錢 骨碎補8錢 14帖（帖/日）

104/2/11

無不適。睡眠改善且入眠快。

自104/3/1日起，將全停類固醇。

| 處方 | 水煎劑

同104/1/28日方 14帖（帖/日）

〈治療思路〉

‧ 自發病至中醫就診已近二個月，仍服高劑量類固醇（每日5顆），但整體病情仍控制不佳。

‧ 初期處方，以大劑清熱+利濕+疏肝平肝施治，快速消炎消腫，則免疫攻擊腦神經細胞可獲得緩解。加入中藥後諸多症象改善，西醫接續降低類固醇劑量。

‧ 發炎期緩解後，漸進降低清熱、利濕藥的劑量，漸進加入補氣、補腎藥。此時體力及症象漸進步，類固醇亦隨之遞減中。

‧ 最後當體力改善，正氣來復，全停類固醇階段，須捨棄補氣、補陽藥，並加重清熱藥，或再加平肝緩肝藥，方可保障停服類固醇後不再復發。

周期性麻痺

✦ 周期性麻痺 ✦

本病是以周期性反覆發作的骨骼肌弛緩性無力或癱瘓為主要臨床表現的肌病。
發病突然，持續數小時或數周後恢復。發作時大多伴有血鉀降低，也可見血鉀增高或正常者，以低血鉀性最常見。
若伴隨甲狀腺功能亢進、腎功能衰竭、代謝性疾病者，稱為繼發性周期性麻痺。
本病隸屬中醫「痿證」範疇。

疾病介紹

病因病機

■ 中醫病因病機

・由於飲食不節，或過度勞累傷及脾胃，致使津液及水穀精微來源不足，筋脈肌肉失養，而出現肢體萎弱無力。

・腎為先天之本，素體腎虛，致腎陰陽俱虛，導致氣血不足，筋脈肌肉失養，造成肢體萎軟無力等症。

・外感寒濕之邪，浸淫筋脈肌膚，致氣血運行不暢，筋脈肌肉失養，肢體萎軟不用。

■ 西醫病因病理

・鉀離子代謝異常

　> 肌肉細胞上之「鈉-鉀離子通道」受腎上腺素、胰島素、兒茶酚胺、男性賀爾蒙所激發，使血中的鉀離子進入細胞內，血液中鉀離子濃度下降，肌肉組織

傳導受阻，出現嚴重的肌肉麻痺症狀。

> 病人的「鈉-鉀離子通道」，可能因下列因素，造成低鉀性周期性麻痺：

-- 基因突變：造成「鈉-鉀離子通道」較常人活躍。

-- 腎上腺素：敏感度增加（如甲狀腺亢進）、分泌量增加（如激烈運動後、焦慮、受傷、感染）。

-- 胰島素：分泌量增加（在進食高糖分、或大量碳水化合物後）。

-- 甲狀腺接受器抗體的產生：與體質有關。

> 低鉀性周期性麻痺發作時，肌細胞內K^+增多，細胞外液K^+減少，使細胞內外的K^+濃度差過大，致使細胞靜止膜電位過極化，靜止膜電位下降，而引起肌無力或癱瘓。

> 高鉀性周期性麻痺，可能由於膜電位下降，對鈉的通透性增加，或肌細胞內鉀、鈉轉換能力的缺陷有關。

・遺傳因素

> 高鉀性或低鉀性周期性麻痺，皆因常染色體顯性遺傳。

> 周期性麻痺的病人，存在骨骼肌鈉通道的基因變異。

・其他因素

> 低鉀性周期性麻痺，可能與兒茶酚胺、胰島素、腎上腺皮質激素分泌增加有關，或肌纖維膜的離子通透性異常、或間腦病變因素。

> 高鉀性周期性麻痺，可能與肌細胞膜電位降低，膜對鈉通透性增加，肌細胞內對鉀、鈉轉換能力缺陷等有關。

臨床表現

■ 症狀與體徵

・反覆發作性四肢軟癱，近端重於遠端，下肢重於上肢，可以從下肢逐步累及上肢。

・嚴重者可引起呼吸肌麻痺。

・肌張力降低，腱反射減低或消失，無感覺障礙。

■ 誘發因素

・作息因素：疲勞、受涼、酗酒、精神刺激、飽餐、飢餓、劇烈運動……。

- 疾病因素：甲亢、腎衰、代謝性疾病、間腦病變、腹瀉、嘔吐、免疫疾病……。
- 藥物因素：利尿劑、胰島素、ACEI、類固醇、干擾素、AIDS抗病毒藥物……。
- 高鉀性周期性麻痺
  > 腎衰、醛固酮過低、腎上腺皮質功能不足、第17對染色體缺陷、ACEI藥物、保鉀利尿劑……。
- 低鉀性周期性麻痺
  > 甲亢、碳水化合物、汽水、運動、腹瀉、嘔吐。
  > 類固醇藥物、AIDS抗病毒藥、干擾素、第1對染色體缺陷。

臨床分型

■ **低血鉀性周期性麻痺**

- 病因
  > 神經科常見的急診疾病。多在20~30歲發病。
  > 家族性遺傳患者，為染色體顯性遺傳，女性為不完全的遺傳。
  > 非家族性遺傳患者，常合併甲狀腺功能亢進。

- 臨床表現
  > 發作時血清鉀降低。
  > 發作時只有運動系統會出現無力現象，但感覺系統無任何症狀。
  > 常於清晨或夜間熟睡中突然四肢軟癱，數小時至1~2日內發展到高峰，之後逐漸恢復。
  > 發生無力的區域，主要從下肢近端肌肉群開始，可維持輕度且局部的肢體活動，或陸續嚴重影響其他的肢體癱瘓。
  > 發作前常伴有肢體僵硬、肌肉痠麻脹痛、沉重，可能有激動、恐懼、口渴、自汗、多尿、關節痛……等前驅症狀。
  > 嚴重者可有呼吸肌麻痺、心律失常、血壓升高、呼吸衰竭等危象。
  > 發作早期若能做輕度肢體活動，可使發作症狀減輕或停止。

■ **高血鉀性周期性麻痺**

- 病因

> 神經科常見的急診疾病。多在10歲以前發病。

> 染色體顯性遺傳的自發性麻痺症。

・臨床表現

> 發作時有電位上肌肉強直，血清鉀離子過高。

> 常在日間發作，症狀較輕，持續時間短，症狀多在數小時內消失。

■ 正常血鉀性周期性麻痺

・發作時血清鉀正常。多在10歲以前發病。

・常在夜間發作，發作時間持續2日~3周不等。

■ 心臟節律障礙暨周期性麻痺症候群

・病因

> 因心臟的鉀離子通道功能缺陷，所導致的心臟節律障礙暨周期性麻痺。

> 本病屬基因缺陷（第17對染色體異常），臨床上罕見。

・臨床表現

> 心臟QT波間隔延長，心室出現雙聯律，雙向心室性心搏過速。

> 身材短小，耳位低，眼距寬，下巴小，第五手指彎斜向內，脊椎側彎，步態障礙。

■ 甲狀腺毒性周期性麻痺

・病因

> 因甲狀腺機能亢進，而使得細胞膜上Na^+/K^-－ATPase pump的數目和活性，以及 ß2-recetpor增加。

> 當catecholamine增加，會促使細胞外鉀離子移入細胞內，同時血磷也會下降。

・臨床表現：突然發作的嚴重肌肉無力與麻痺。

・確定診斷：檢測血清中TSH、T3、T4濃度。

■ 家族性低血鉀周期性麻痺

・是一種罕見的體染色體顯性遺傳疾病。

・突然發作的肌肉麻痺。

・血清鉀離子濃度降低（常低於2.5mmol/L）。

・可能是攝取了大量碳水化合物或鈉離子而被誘發。

中醫治療思路

中醫治療周期性麻痺，須考慮原發疾病、臨床證型、病程、有否西藥治療等。
以甲亢性周期性麻痺為例，中醫介入治療：

- 若在急性發病初期，表現肝鬱化火、肝陽上亢等亢熱階段，以建瓴湯加清熱藥緩解後，再以補腎疏肝處方收功。
- 若若反覆發病已久，或服抑制甲亢西藥一段時日後仍常發病，且表現肌肉萎縮損傷者，須以大補腎、或大補陽處方施治，症狀緩解一段時日後正氣來復，可能表現化燥陽亢症狀，再以平肝降逆處方收攻。

臨床證型

■ 肝陽上亢型

- 表現：燥渴，終日失眠，焦躁易怒，莫名亢奮，心搏快，手抖。
- 處方：建瓴湯加方。

■ 氣血兩虛型

- 表現：頭暈目眩，虛弱乏力，面白無華。
- 處方：聖愈湯加理氣健脾藥。

■ 脾胃氣虛型

- 表現：胃脹痞，多溏便，眩暈，虛弱乏力。
- 處方：香砂六君子湯、或半夏白朮天麻湯，加炒杜仲、薑附桂，加重黃耆。

■ 肝風內動型

- 表現：反應遲緩，抽搐，手足麻，焦躁恐慌，體僵項強，詞不達意。
- 常見：急性高血糖，急性高血壓，血管痙攣性中風，腎上腺不足引起之虛亢。
- 處方：大補腎陰腎陽+疏肝緩肝+清熱。

■ 腎陽虛型

- 表現：腎虛脾虛，虛弱乏力，貧血，低蛋白血症。

- 處方：大補肝脾腎陽。
  > 熟地黃、山茱萸、炒杜仲、乾薑、附子、玉桂子、黃耆、黃柏、陳皮、砂仁。
  > 薑附桂劑量增加（3~5錢），黃耆劑量加重（15~20錢），加黃柏預防化燥。

病案介紹

案1 肝陽上亢型 → 腎陽虛 → 陰平陽秘

男性，43歲。長期過勞，平日工作輪三班制，常須值大夜班。
近三月發甲狀腺亢進，併發週期性麻痺，服西藥1月（Newmazole，Inderal）。
消瘦，近期體重驟減30kg，口燥渴，終日失眠，手抖，心搏快，心悸。
莫名亢奮，煩躁焦慮，胃脹痞，溏便/日2~3行，反覆發全身乏力、喘虛、下肢癱
軟。舌偏紅，脈弦緊數弱。

第一階段處方（以原發性甲亢論治）

處方 水煎劑

代赭石8錢　龍骨5錢　牡蠣5錢　白芍5錢　生杜仲8錢　懷牛膝8錢　蒼朮8錢　陳皮8錢
砂仁4錢　黃柏8錢（帖/日）
註：以上處方續服3周（共計21帖）後，有倦意，好眠。

〈治療思路〉
- 此際病人甲亢諸症俱起，又合併周期性麻痺，舌偏紅，脈弦緊數弱，屬陰虛陽
  亢階段，故以建瓴湯為主方，黃柏用八錢，配合諸藥重鎮安神，平肝降逆。
- 此案因長期過勞熬夜輪班，係屬因虛致實之虛亢，非實熱性陽亢，故不可因病
  人亢奮燥渴給予過多清熱藥，恐淪虛虛之害。但若見實熱性陽亢，以建瓴湯處
  方時，須再加黃芩、黃連。
- 以上諸症改善多，無再發周期性麻痺（全身乏力、喘虛、下肢癱軟）。但精神
  壓力大，情緒不穩，每日仍溏便數次。病人表示因工作關係，不方便每日服煎
  劑，遂改以水煎藥減半與科學中藥粉交替服用。

第二階段處方（以平肝降逆論治）

處方 水煎劑

柴胡4錢 白芍4錢 甘草1.5錢 陳皮8錢 砂仁4錢 蒼朮8錢 黃芩4錢 黃柏4錢 大棗8錢 生杜仲8錢 懷牛膝5錢 菟絲子5錢　7帖（2日/服1帖）

處方 科學藥粉

柴胡1.5g 白芍1.5g 甘草1g 砂仁1.5g 蒼朮1.5g 黃柏1.5g 菟絲子1.5g 杜仲1.5g 何首烏1.5g　2x7日（每日1包）

註：改水煎藥2日1劑，合併科學中藥粉每日1包。以上處方服二個月後，自述回診
　　西醫血檢皆正常，遂自行停服中藥。

〈治療思路〉

・經第一方處置，陽亢階段較緩和，但仍須平肝降逆，故以柴胡劑中，加入清熱
　藥，並加入補腎藥。以逍遙散處方精神，加清熱藥、懷牛膝、大棗，可達疏肝
　平肝緩肝降逆。

・陽亢後必損腎之根基，加入生杜仲、菟絲子、何首烏等補腎，腎不虛可協助改
　善肝氣橫逆。

停中藥三個月後再度復發，症狀二周，鉀低，乏力，脹氣，煩躁，失眠，手抖，
心搏過速，舌瘦薄紅，少苔，脈弦數弱。

第三階段處方（以大補腎陰腎陽論治）

處方 水煎劑

熟地黃5錢 山茱萸4錢 黃柏8錢 生杜仲4錢 炒杜仲4錢 附子3錢 玉桂子5錢 蒼朮5錢 陳皮5錢 懷牛膝5錢 黃耆10錢　7帖（2日/服1帖）

處方 科學藥粉

知柏地黃湯9g 蒼朮1.5g 肉桂1g 附子1g 牛膝1.5g　2x7日（每日1包）

註：以上處方共服14日，但之後病人自行停服中藥。
　　＞電話追蹤表示上述症象皆有改善。

〈治療思路〉

・因第二階段處方改善後即停服中藥，未接續調理至陰平陽秘，所以很快復發。

・此際雖見甲亢諸症，但其舌瘦薄紅少苔、脈弦數弱，故以大補腎陰腎陽施治。

- 可惜病人僅服7劑，及科學中藥7日，自覺改善後又停服中藥。
- 理應續服至症象全好、氣色佳、舌象恢復淡紅、脈象和緩有力，即不復發。

二年後，因過勞再度復發甲狀腺亢進、周期性麻痺。

血檢：K=4.2（3.5~5.5） FT4=2.95（<1.7） TSH=0.005（<4.7）

處方 水煎劑

熟地黃5錢 山茱萸4錢 黃柏8錢 生杜仲5錢 炒杜仲5錢 龍骨4錢 牡蠣4錢 蒼朮5錢
陳皮8錢 懷牛膝5錢 黃耆5錢（帖/日）

註：以上處方共服21劑，諸症改善，莫名焦躁亦改善。

處方 水煎藥

熟地黃5錢 山茱萸4錢 黃柏8錢 生杜仲5錢 炒杜仲5錢 附子1.5錢 玉桂子3錢 蒼朮
5錢 陳皮8錢 懷牛膝5錢 黃耆5錢（帖/日）

註：以上共服9劑。改善後自行停藥，追蹤至今10年無復發。

〈治療思路〉

- 以補腎處方，加龍骨、牡蠣改善腎虛陽亢。
- 焦躁緩和後，改以附子、玉桂子修復長期過勞及發病耗損之腎虛。
- 此時黃耆不宜過多，仍須預防化燥復亢。

案2 腎陽虛型 → 肝陽上亢 → 陰平陽秘

男，33歲。二尖瓣脫垂病史，長期過度熬夜逾8年。

甲狀腺亢進，消瘦，煩躁，失眠，心搏快但極乏力。

嚴重周期性麻痺，常突軟癱，原每周一發，現每晨必發，且日發數次。

每次發作全身軟癱乏力，下肢尤甚，須由家人按摩多時才能起身。

四肢畏冷，痿麻，知覺差，大便溏/日多行。

舌瘦薄暗紅/下瘀，脈弦細緊。

第一階段處方

處方 水煎劑

熟地黃5錢 山茱萸4錢 生杜仲5錢 炒杜仲5錢 白芍4錢 蒼朮8錢 乾薑1.5錢 附子

1.5錢 玉桂子3錢 黃耆8錢 陳皮8錢 砂仁4錢 黃柏5錢（帖/日）

註：以上處方續服6周（共35帖）

> 服藥期間，麻痺原從每日數發→漸每周發乙次→清晨將發不發→無發作。

> 曾經自行3日停服中藥=停藥期間每日發作2次。

> 服中藥期間，食披薩及汽水有發作，但症狀輕減。（過去必大發作）

〈治療思路〉

・病人長期過度熬夜損耗，致周期性麻痺反覆發作，已損傷神經、肌肉及心臟，屬腎陰陽兩虛階段，以補腎藥，加黃柏、乾薑、附子、玉桂子，腎陰陽兩補。

・生炒杜仲各5錢，強力補腎利腰間血但不致化燥（純用生杜仲補腎無力，純用炒杜仲恐化燥助邪），加蒼朮合併乾薑，改善甲亢多溏。加黃柏5錢可約制薑附桂之熱。加黃耆8錢，協助改善神經、肌肉及心臟因鉀離子失衡之損傷。

（回復本態性甲亢）

小發，眠淺，胸以上煩熱，五心熱，煩躁，溏便/日3行，脈滑弱。

第二階段處方

處方 水煎劑

代赭石8錢 龍骨5錢 牡蠣5錢 白芍5錢 生地黃5錢 懷牛膝5錢 蒼朮8錢 生杜仲8錢 黃柏5錢 生甘草1.5錢 大棗5錢 陳皮8錢 砂仁4錢（帖/日）

註：以上處方續服6周（共42帖）

> 諸症改善，好眠，無發作，之後藥量減半，續服共半年後停藥。

> 追蹤至今已逾10年，體態壯碩，症象善，不曾復發。

〈治療思路〉

・身體損傷修復後，病人回復本態性陽亢，故以建瓴湯再將陽亢調控下來，方能回復陰平陽秘健康狀態，因原本損傷已被修復，故漸進停藥後仍不會再復發。

・臨床常見有自體免疫體質，或長期熬夜損傷，或糖尿病患，原本症象進展至須以腎陰陽兩補法治療，病人各種症狀陸續改善，待身體進步到幾近健康時，可能會迅速反彈為本態性熱亢症象，此時要快速修正處方，改以建瓴湯或育生免疫過亢方處置，若拘泥於原方，常會治療失敗。

案3 補腎陰腎陽 / 甲亢＋飲料

男，38歲。甲狀腺亢進，消瘦，手抖，體熱，胸悶吸短，心搏快，入眠難。

口乾，面晦暗無華，常發周期性麻痺，多溏便。

舌絳紫/苔厚膩，脈弦弱。

無服西藥，過去常喝含糖飲料（日1箱）

血檢：T4=21（4.5~10.9），T3=311（60~181），K=4.1（3.5~5.5），
TSH=0.004（0.4~5.5）

處方　水煎劑

生地黃5錢　山茱萸4錢　生杜仲8錢　附子1.5錢　玉桂子3錢　黃芩5錢　黃連3錢　黃柏5錢　白芍5錢　青蒿4錢　地骨皮4錢　丹參4錢　蒼朮8錢　砂仁8錢（帖/日）

註：中藥續調三個月後，諸症改善，血檢正常。
　　＞之後中藥日半劑，再服三月後停中藥。
　　＞追蹤多年無復發（病人已戒嗜含糖飲料）。

〈治療思路〉

‧本案以補腎引火歸元+清熱養陰，可達到固本且穩定內分泌軸線，改善甲亢引起之發炎陰傷，如此甲亢症象及鉀離子不穩定之周期性麻痺皆可緩解。

‧多溏便，加蒼朮、砂仁改善腸胃症狀。

案4 腎虛型 / 工作過勞

男性，50歲。平日工作過勞（餐飲業/每日工作十多小時）。

慢性胃炎，胃酸逆流，脹痞甚，嘈雜，飢飽不舒，食後久不消化。

倦怠乏力，虛暈，腰痠，心悸，多汗，常在夜半或清晨兩腿僵痛軟癱。

舌質嫩紅/剝苔或無苔，脈弦細弱。

處方　水煎劑

陳皮8錢　砂仁4錢　萊菔子8錢　黃連1.5錢　黃柏4錢　何首烏5錢　山茱萸4錢　炒杜仲8錢　黃耆15錢　乾薑1.5錢　附子1.5錢　玉桂子3錢（帖/日）

註：以上處方斷續調理，囑咐病人常吃香蕉，無再發生腿僵軟癱。

〈治療思路〉

‧病人的各種腸胃症狀，看似胃弱脾虛，實屬腎陽虛衰，非補腎溫陽藥難改善。

289

- 以陳皮、砂仁、萊菔子，健脾理氣，改善腸胃症狀。
- 以補腎+補氣+溫陽，從根本改善腎陽虛諸症，則周期性麻痺可不復發。
- 黃連+萊菔子，改善胃酸過多。

案5 腎虛型 / 甲亢復發

女姓，48歲。

甲狀腺亢進=服西藥抑制劑2年（2日0.5顆）→自行停服1年→復發（日服4顆）。

體重快速減輕48kg→42kg。

入眠難/易醒/助眠劑。無華，掉髮，心悸，焦慮，低潮，近2周發數次周期性麻痺。

納差，大便/日1行，月經痛/周期28日

舌質淡暗紅/下瘀，脈弦弱。

110/3/27

處方 水煎劑

何首烏5錢 山茱萸4錢 炒杜仲8錢 菟絲子5錢 黃連1.5錢 黃柏5錢 白芍4錢 大棗8
錢 懷牛膝5錢 龍骨4錢 牡蠣4錢 陳皮8錢 砂仁4錢　7帖（帖/日）

110/4/3

睡眠及胃納改善。

處方 水煎劑

同110/3/27方　14帖（帖/日）

110/4/17

進步，大便溏/日2行，仍服西藥。

處方 水煎劑

何首烏5錢 山茱萸4錢 炒杜仲5錢 生杜仲5錢 菟絲子5錢 黃連1.5錢 黃柏5錢 白芍
4錢 大棗8錢 懷牛膝5錢 陳皮8錢 砂仁4錢 玉桂子1.5錢　14帖（帖/日）

110/4/28

ESR=11，T4=0.89，TSH=1.03

處方 **水煎劑**

何首烏8錢 山茱萸4錢 炒杜仲8錢 菟絲子8錢 黃連1.5錢 黃柏5錢 白芍4錢 大棗5
錢 玉桂子1.5錢 陳皮8錢 砂仁4錢 丹參4錢 7帖（帖/日）

110/5/14~110/6/25

同110/4/28方，再續服2個月。

註：諸症改善，體重回復48kg，順利減服西藥。

〈治療思路〉

· 長期西藥抑制復發甲亢者，屬因虛致實證，切莫見亢僅治亢，必有虛虛之害。

· 若中醫單純以建瓴湯類抑制，會導致病人漸進心衰、或更虛更亢……等壞症。

· 初期亢虛同現，以補腎+平肝重鎮+清熱+緩肝施治。

· 之後捨懷牛膝、龍骨、牡蠣等平肝重鎮藥，漸進加入玉桂子，鞏固療效。

案6 肝風內動 / 急性高血壓 + 鉀低 + 小中風 + 多紅疹

女性，69歲。病史=骨鬆，宮肌瘤，乳纖維囊腫。

注射新冠疫苗後=發病毒疣、蕁麻疹。

112/1/14突然間腰腿軟癱無力，榮總住院=急性高血壓+鉀離子低下+腦CT小中風。

112/2/14大發全身性膚癢+紅疹塊。

初診 112/2/25

血壓忽高低/西藥，燥渴，體熱，咽痛，倦怠，焦躁。

膚癢甚/紅疹塊/血枯膚晦暗。痞脹/不知飢，安眠。

舌瘦薄暗紅/下輕瘀，脈弦。

Platelet=535k，K=2.6（補鉀）ALT=68。

處方 **水煎劑**

何首烏8錢 炒杜仲4錢 生杜仲4錢 黃連1.5錢 黃柏5錢 青蒿5錢 丹參5錢 柴胡4錢
白芍3錢 黃耆8錢 陳皮8錢 砂仁4錢 7帖（帖/日）

二診 112/3/3

血壓110/70（無服西藥）

處方 水煎劑

同一診方 14帖

三診 112/3/17

血壓善，皮膚善，諸症漸緩解，仍易焦躁。

處方 水煎劑

何首烏8錢 炒杜仲8錢 黃連1.5錢 黃柏5錢 丹參5錢 柴胡4錢 白芍3錢 黃耆8錢 陳皮8錢 砂仁4錢 玉桂子1.5錢 大棗5錢 14帖（帖/日）

四診 112/3/31

BP=110-88/77-55，無服降血壓藥，有飢餓感，痞脹，心情較平和。

處方 水煎劑

何首烏8錢 炒杜仲8錢 黃柏5錢 丹參5錢 柴胡4錢 白芍3錢 黃耆8錢 陳皮8錢 砂仁5錢 玉桂子1.5錢 大棗5錢 14帖（帖/日）

五診 112/4/14

BP=110/60，無服降血壓藥，偶潮熱。

處方 水煎劑

何首烏8錢 山茱萸4錢 炒杜仲8錢 黃柏5錢 丹參5錢 白芍4錢 黃耆8錢 陳皮8錢 砂仁5錢 玉桂子1.5錢 大棗5錢 14帖

〈治療思路〉

· 初期腎陰虛夾瘀熱，以補腎+疏肝+清熱養陰+化瘀，穩定神經及內分泌軸線，清解熱瘀，則腎虛燥亢諸症及膚癢可漸改善，血壓漸穩，且無復發周期性麻痺。

· 陰虛改善後，漸進加入玉桂子及山茱萸，鞏固療效。

案 7 腎虛肝鬱型

女性，61歲。

平日易頭暈，失眠，心悸，虛喘吸短，乏力，乾渴，腰痠，易抽筋。

近半月凌晨或晨起常發生雙腿無力軟癱，頭面大汗。

舌質瘦薄紅，脈弦細數。

處方 水煎劑

熟地黃5錢 當歸4錢 山茱萸4錢 柴胡4錢 白芍4錢 陳皮5錢 砂仁4錢 黃連1.5錢 黃柏5錢 炒杜仲10錢 黃耆10錢 大棗8錢 玉桂子1.5錢（帖/日）

註：持續調養5周（35帖）後，未再發生周期性麻痺。

〈治療思路〉

・以補腎養肝血+疏肝緩肝，治療周期性麻痺及肝腎陰虛諸症。

Chapter

17

三叉神經痛

三叉神經痛

三叉神經痛，又稱痛性抽搐，是指三叉神經分支範圍內反覆發作的、短暫的、陣發性劇痛。

本病歸屬中醫「頰痛」、「面痛」、「面游風」、「齒槽風」等範疇。

疾病介紹

病因病理

■ 中醫病因病機

- 病因：主要為風、火、痰、瘀、虛，以風邪、火邪多見。
- 病機：由於外感或內傷，導致風邪侵襲面部三陽經脈。

  > 外感者，或熱化或寒化，侵犯頭面，血脈壅塞，氣機受阻而發疼痛。

  > 內傷者，或風熱上攻、或寒瘀氣滯、或氣陰兩虛。

  因肝膽鬱熱，或胃熱，或陽明經熱，或痰濁，以致風熱攻衝頭面，上擾清竅而作頭痛。

  頭面部氣滯血瘀，寒阻三陽經絡致痛。

  氣陰兩虛，病久不癒，持久性鈍痛。

■ 西醫病因

- 原發性三叉神經痛

  > 小腦上動脈及其分支於橋腦附近時，存在微小動脈瘤，或血管扭轉、打環，或因靜脈瘤、微小腫瘤、岩骨尖端、或出顱孔狹窄，壓迫三叉神經根所致。

> 三叉神經受壓迫後導致軸突神經脫髓鞘，產生放電異常之陣發性疼痛。

- 繼發性三叉神經痛
  > 有明確的病因，如後顱窩、橋小腦角、顱底等處，發生感染、免疫性發炎、梗塞、腫瘤等病變。
  > 病變如腦膜炎、腦幹梗塞、多發性硬化症、腫瘤壓迫（如膽脂瘤、聽神經瘤、腦膜瘤、鼻咽癌、轉移癌……等）。

■ **病理**

- 三叉神經的半月節內節細胞消失、炎性浸潤、動脈粥樣硬化、脫髓鞘改變（髓鞘碎裂、髓鞘增厚、軸突變形或消失）。

臨床表現

■ **原發性三叉神經痛**

- 疼痛性質
  > 短暫性、陣發性電灼樣、針刺樣、針鑿樣、刀割樣、撕裂樣……難以忍受的劇痛。
  > 可能伴隨面部發紅、結膜充血、流泪、流涎等自律神經症狀。
- 疼痛時間
  > 日間發作較重，夜間較輕。早期發作較輕且稀疏，後期加重且次數頻繁。
  > 痛時數秒或持續2分鐘，爆發驟止，間歇期如常人。
  > 常呈周期性，每次發作數日或數周，緩解期也可數日或數周甚至數年。
- 疼痛部位
  > 在三叉神經感覺支配區域內，以第二支及第三支疼痛較多。
  > 第一支（眼支）：眉弓、前額、上眼瞼。
  > 第二支（上頜支）：上唇、上齒齦、面頰、鼻翼、下眼瞼、顴部。
  > 第三支（下頜支）：下唇、下齒齦、頦部、舌部、耳顳部。
- 痛扳機點
  > 碰觸刺激：在三叉神經的分布區（如唇、鼻翼、臉頰、舌頭、齒齦……）碰觸，便可誘發疼痛發作，稱作「扳機點」。
  > 動作刺激：如咀嚼、洗臉、刷牙、說話，也可誘發疼痛。

- 痛性抽搐
  > 長期疼痛反覆發作，易引起顏面肌肉反射性抽搐，表情痛苦。

■ **繼發性三叉神經痛**

- 發作特徵與原發性三叉神經痛相似。但：
  > 疼痛症狀較輕，持續時間較長，進行性加重。
  > 亦多有「扳機點」和「痛性抽搐」。
  > 常有與病因相應的面部感覺減退、角膜反射減弱……等陽性體徵。
  > 因發病原因不同，而有相應體徵，如聽力減退、外直肌麻痺、口角歪斜……。

中醫治療思路

中醫治療三叉神經痛，須視外感或內傷，或其他疾病因素。

外感引起

■ **感冒誘發三叉神經痛**

- 會合併明顯外感症狀（上呼吸道症狀）。
- 如鼻塞、咽痛、咳嗽、發熱、頭痛、惡寒……等。
- 治療主方以葛根湯、或桂枝湯、或柴胡桂枝湯，加重清熱藥，酌加利濕藥，正氣虛加黃耆、或人參。

■ **感冒病毒侵犯三叉神經及腸胃道**

- 會合併吐瀉、痞脹、發熱、牙齦痛、肌熱……等陽明經及陽明腑證。
- 以柴胡、葛根、羌活、白芍、黃芩、黃連、陳皮、砂仁為主方，視虛實加減。

■ **皰疹病毒（帶狀皰疹）誘發三叉神經痛**

- 若侵犯第一支神經，會有失明的危險。
- 處方治療以感冒處方為主，但清熱藥與補氣藥須加重劑量。

- 以期快速抑制病毒複製，並降低神經與血管肌肉的發炎程度。

■ 風寒引起之三叉神經痛

- 常因虛勞冷風所致。
- 若無化燥，以補氣溫陽藥，如黃耆、當歸、乾薑、附子、桂枝。
- 甚至加入吳茱萸、細辛，須加入清熱藥預防化燥。

內傷因素

■ 風熱上攻

- 因肝膽鬱熱所致
  > 以疏肝+清熱化瘀施治。
  > 如加味逍遙散加黃芩、黃連、丹參、川芎。
- 因胃熱、陽明經熱所致
  > 以葛根、黃芩、黃連、陳皮、砂仁為主方。
  > 注意大便通暢，考慮加入柴胡、葛根，協助引經、解肌、散熱。
- 因痰濁化燥所致
  > 臨床可見糖尿病熱性階段、高脂血症表現瘀熱、膏粱厚味、喜食辛熱、痰熱體質誤食溫補……等。
  > 以清熱+化瘀+化痰施治，如黃芩、黃連、黃柏、丹參、川芎、骨碎補、陳皮、砂仁、半夏、銀杏葉，以期改善三叉神經及周圍血管肌肉的瘀腫。

■ 寒瘀氣滯

- 頭面部氣滯血瘀，寒阻三陽經絡致痛
  > 以補氣養血+溫陽+化瘀施治。
  > 如補陽還五湯、或聖愈湯，加丹參、川芎，加薑附桂，併加入清熱藥反制化燥。

■ 氣陰兩虛

- 病久不癒，表現持久性鈍痛
  > 以補腎+補氣養血+少量清熱養陰施治，或以補腎+補氣+柔肝養血+少量清熱養陰論治，皆可考慮加入少量溫陽藥。
- 表現氣陰兩虛

> 主要係因反覆發炎後，正虛邪戀。

> 以補氣養血、補腎、柔肝等法修復神經及周邊血管肌肉的退化損傷。

> 以少量清熱養陰藥改善慢性發炎，加入少量溫陽藥可改善供血供氧，加速修
復。

小動脈瘤或靜脈瘤壓迫神經根

■ 治則

・考慮以補氣養血+化瘀+少量利濕，補氣升提，改善血管塌陷乏力，促進動靜脈
瘤收縮。

・久服抗癲癇劑漸無效者，以寒瘀論治，考慮加入溫陽藥。

三叉神經脫髓鞘

■ 治則

・三叉神經受壓迫日久導致軸突神經脫髓鞘，以大補氣血法施治，若無效，加入
溫陽藥。

腫瘤壓迫

■ 治則

・膽脂瘤、聽神經瘤、腦膜瘤、鼻咽癌、轉移癌……等佔位性神經壓迫。

・以大劑活血化瘀藥為主，並加入清熱解毒及化痰飲藥物。

久服抗癲癇藥

■ 治則

・久服抗癲癇劑漸無效者，以寒瘀論治，考慮加入溫陽藥。

・若效果不佳，改以柔肝化瘀加補氣溫陽施治。

・須注意可能化燥，尤其是有潛在自體免疫病體質者，或原本是免疫疾病誘發三
叉神經痛者，因久服西藥控制導致寒瘀（神經損傷），一但正氣來復，可能化
燥反彈。

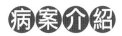

案1 氣虛寒瘀

男性，42歲。左側三叉神經痛，面抽搐，症狀持續五年，西醫囑咐手術。

溫度敏感，患處終日悶脹痠痛，稍晚服西藥即大痛甚。

（西藥=Gabapentin*6顆/Tizanidine*2顆/Alprazolam*0.5顆/Topiramate*0.5顆）

眠難/安眠藥8年，胃納及排便正常。舌質淡紅瘦薄，脈弦。

初診 103/7/19

處方　水煎劑

黃耆25錢　當歸3錢　川芎5錢　丹參4錢　黃芩5錢　黃柏5錢　乾薑5錢　附子5錢　玉桂子5錢（帖/日）

註：以上處方，接續調理。

> 共服7帖，痛有稍減。

> 共服14帖，抽搐及僵緊減輕

> 共服42帖，改善佳，西藥減半，已無痛及抽搐，僅唇周緊。

> 共服134帖，停服西藥1個月以上，症狀仍全無後，停服中藥。

〈治療思路〉

・本案顏面抽搐屬神經脫髓鞘性損傷，三叉神經痛久服西藥且稍晚服即大痛甚，以氣虛寒瘀論治，非大補氣血及大溫陽藥難以勝任。

・以補陽還五湯精神，加重黃耆劑量，並加入大劑量的薑附桂，改善動脈瘤對神經根的壓迫，並修復神經。

・黃芩、黃柏各5錢，預防大劑補氣溫陽藥化燥。

案2 氣虛寒瘀

男性，38歲。右三叉神經痛，近1年症顯，配服西藥/藥效漸差。

（癲通+止痛）/日3次。天冷或飲酒後痛復。

項肩強，眠淺/中夜醒難再。舌質淡薄紅，脈弦弱。

處方 科學藥粉

黃耆5g 桂枝1.5g 當歸1.5g 川芎1.5g 乾薑1.5g 附子1.5g 黃柏1.5g 3x7/日

註：每次疼痛難忍時，到院取科學中藥1~2周後改善。

〈治療思路〉

・以補陽還五湯精神，加薑附桂，改善對神經根的壓迫。

案3 聽神經瘤

女性，45歲。聽神經瘤病史，101年2.3cm/台大電腦刀。

複檢：103年=1.9cm，104年=1.6cm。

長期過勞，且於低溫環境下工作。

一診 105/8/20

近一個月，兩側三叉神經痛甚，翳風腫痛，遇熱痛顯，不能抬頭。

上周感冒後，疼痛更加劇。

胃痛/食油膩更痛。舌質淡紅/下輕瘀，脈浮數弱。

處方 水煎劑

柴胡4錢 白芍3錢 葛根4錢 桂枝5錢 黃芩5錢 黃連3錢 連翹5錢 黃耆15錢 當歸3錢 陳皮8錢 砂仁4錢 7帖（帖/日）

處方 科學藥粉

柴胡1.5g 葛根1.5g 桂枝1.5g 黃芩1.5g 黃連1.5g 連翹1.5g 黃耆2g 當歸1.5g 砂仁1.5g 2x7/日

註：以上處方共服1周（每日1帖水藥+2次藥粉）

二診 105/8/27

諸症狀=改善5成。

處方 水煎劑

柴胡4錢 白芍3錢 葛根4錢 桂枝5錢 黃芩8錢 黃連3錢 連翹5錢 黃耆15錢 丹參5錢 陳皮8錢 砂仁4錢（帖/日）

処方 科學藥粉

柴胡1.5g 葛根1.5g 桂枝1.5g 黃芩1.5g 黃連1.5g 連翹1.5g 黃耆2g 丹參1.5g 砂仁1.5g　2x7/日

註：以上處方共服1周（每日1帖水藥+2次藥粉）

> 二診處方續服28帖後，三叉神經已全不痛。

> 複檢聽神經瘤=維持1.6cm。

〈治療思路〉

· 本案雙側同時發作三叉神經痛，持續一個月，且翳風腫痛遇熱痛顯，可能是聽神經瘤誘發周邊神經發炎所致。

· 若是感冒誘發，會發生在明確的外感之後。

· 若是氣虛性血管壓迫，則應遇寒痛/遇溫緩解。

· 一診，因感冒後症狀加劇，遂以宣肺解表+清熱疏肝施治。

· 二診之後，加重清熱藥，並加入丹參化瘀，協助消腫消炎，並改善循環。

· 病人長期過勞，且於低溫環境下工作，加黃耆扶正。陳皮、砂仁改善胃痛。

案4 腫瘤壓迫

男性，58歲。舌癌及食道癌病史，胃造瘻。

左側=扁桃腺癌/壓迫神經，導致三叉神經痛甚，頭痛甚，耳痛。

服抗癲癇藥+強效止痛劑/日3次，仍痛如刀割。脈弦緊。

処方 水煎劑

丹參15錢 沒藥8錢 骨碎補10錢 茯苓4錢 澤瀉4錢 川芎5錢 黃芩10錢 黃連5錢 陳皮8錢 砂仁4錢（帖/日）

註：以上處方服14帖後，痛大減，刀割狀改善，僅麻感。

> 之後配服西醫抗癌標靶藥，接續中西醫合療。

〈治療思路〉

· 以大劑清熱+化瘀+利濕，直接削減腫瘤壓迫三叉神經。

案 5 風寒外感

女性，30歲。左側三叉神經痛/月餘（某日吹冷風後發作）。
現畏冷風，後頭痛，服抗癲癇藥+止痛劑/日2次。

102/11/20

處方 水煎劑

桂枝5錢 羌活3錢 川芎4錢 黃芩4錢 連翹4錢 乾薑5錢 附子5錢 陳皮8錢 黃耆20錢（帖/日）

註：以上處方服14帖後，諸症改善。

106/9/19

復三叉神經痛（雙顴周圍及下牙床），手足麻，晨起腰痠顯，面膚晦暗無華。

處方 水煎劑

桂枝5錢 川芎4錢 黃芩5錢 黃連3錢 乾薑1.5錢 附子1.5錢 陳皮8錢 黃耆20錢 丹參4錢 當歸4錢（帖/日）

註：以上處方服14帖後，改善多。

〈治療思路〉

‧吹冷風後發病，屬神經受寒邪所損之寒閉，故以補氣溫陽宣肺施治。

‧初次發病，因寒邪導致神經損傷較重，故重用薑附，並加入羌活，協助黃耆、桂枝溫通散寒。

‧4年後再發病，多因氣虛或過勞，故減少薑附劑量，加入當歸及丹參活血養血，改善循環。

案 6 風熱外感

女性，68歲。感冒後發左側三叉神經痛/灼熱痛，左面輕癱，症半月。
舌質紅，脈浮弦數。

處方 水煎劑

柴胡4錢 葛根4錢 桂枝5錢 白芍3錢 黃芩5錢 黃連5錢 黃柏5錢 陳皮8錢 茯苓5錢 黃耆15錢 川芎4錢（帖/日）

註：以上處方服8帖後痊癒。

〈治療思路〉

· 外感後誘發三叉神經灼熱痛，屬風熱性。

· 以柴胡桂枝湯精神宣散病毒，加茯苓及加重清熱藥，協助神經及血管消腫消炎，則可快速緩解三叉神經痛。

· 葛根解肌，川芎行血，二味皆有宣肺功能，且走少陽陽明，有引經及協同宣散疏通之功。

· 黃耆顧護正氣，協助解表藥增加抗菌抗病毒能力。

案 7 帶狀皰疹侵犯

女性，71歲。右側三叉神經痛甚（1、2支）/一周，將發帶狀皰疹/頭部發皰疹數處。眠難，頻尿，夜燥渴，胃酸，便秘/2日1行。舌質暗紅，脈弦弱。

101/4/6

處方 水煎劑

熟地黃5錢 當歸4錢 川芎4錢 白芍3錢 柴胡4錢 黃芩5錢 黃連1.5錢 黃柏5錢 陳皮8錢 砂仁4錢 大棗8錢 黃耆15錢（帖/日）

註：以上處方服14帖後，三叉神經痛及帶狀皰疹改善，頻尿及睡眠改善。

〈治療思路〉

· 以補氣養血藥增強免疫，可有效阻止皰疹病毒繁殖，並修復神經。

· 三叉神經病位屬少陽，且有頻尿眠難，加柴胡、白芍、大棗疏肝緩肝。

· 陳皮、砂仁，協同疏肝藥改善胃痛。

101/8/24 復發

左側三叉神痛甚（合併頭部及耳咽熱痛），服西藥半月仍痛顯。

燥渴，鼻塞黃涕，倦怠乏力。

處方 水煎劑

麻黃2.5錢 桂枝5錢 葛根5錢 白芷5錢 黃芩8錢 黃連4錢 連翹5錢 陳皮8錢 黃耆20錢（帖/日）

註：以上處方服14帖後改善。

305

〈治療思路〉

• 三叉神經痛合併耳咽熱痛,已明顯風熱化燥,故以補氣宣肺,加重清熱藥施治。

案 8 自體免疫性

女性,56歲。常發:舌糜及陰糜,唇疹,頻尿,口鼻熱,胃酸痞脹。

右側三叉神經痛1周,舌糜,虛倦,痞脹,大便常。舌質紅,脈弦弱。

101/8/10

處方 水煎劑

柴胡4錢 葛根4錢 羌活3錢 白芍3錢 黃芩5錢 黃連3錢 青蒿4錢 何首烏5錢 生杜仲8錢 陳皮8錢 黃耆15錢(帖/日)

註:以上處方服7帖後,三叉神經痛改善,仍輕舌糜,續調理。

〈治療思路〉

• 治療自體免疫性體質病患的三叉神經痛,忌用溫陽藥(如乾薑、附子、玉桂子或桂枝),且須謹慎補氣藥黃耆的劑量(不可太多)。

• 表風熱初發,以柴胡、葛根、羌活、白芍,宣肺解肌(避免用桂枝溫通),加清熱養陰藥改善發炎(須加青蒿)。加首烏、生杜仲補腎,改善舌糜。

• 初期正氣虛,黃耆用15錢,但若體力進步及症象稍有恢復,黃耆須盡速減量或捨去。

案 9 術後復發

男性,59歲。5年前(54歲)三叉神經痛/歷經神經阻斷術=改善4年。

近1年痛復發,痛時如電灼感、或如咬到舌頭感,不敢張口。

服癲通/日4次/漸無效。

舌質淡紅瘦薄/下瘀,脈弦弱。

初診 99/9/4

處方 水煎劑

黃耆20錢 丹參4錢 當歸4錢 川芎4錢 乾薑1.5錢 附子1.5錢 黃芩5錢 黃柏5錢 茯苓5錢 陳皮8錢　7帖（帖/日）

註：以上處方，持續調理。

> 服7帖後，癲通改服2次不痛（原日服4次仍痛）。
> 服42帖後，癲通改服1次，咬硬物會痛。
> 服56帖後，癲通全停，微痛感。
> 服77帖後，已近1月無發作，全停中藥。
> 停服中藥之後3年期間，復發4次，皆來院取藥14~21帖，改善後停服。

〈治療思路〉

· 以補氣養血活血+溫陽施治。
· 黃芩、黃柏、茯苓，預防化燥且消炎消腫，改善神經壓迫後的發炎水腫。

案 10 電腦刀及西藥難緩解

男性，63歲。病史=心臟繞道手術/60歲，左髖關節術。
左側三叉神經痛/台大H.電腦刀=緩解1個月後復痛甚。
三總H.抗癲癇藥=仍痛甚。
入眠難，燥渴，食不振，大便日1行。
舌質暗紅/下瘀，脈弦弱。

初診 102/10/14

處方　水煎劑

黃耆20錢 當歸4錢 川芎4錢 丹參4錢 陳皮8錢 黃芩4錢 黃柏4錢 附子3錢 玉桂子5錢 茯苓4錢　7帖（帖/日）

二診 102/10/28

鼻竇炎，黃綠涕。

處方　水煎劑

麻黃1.5錢 桂枝5錢 柴胡4錢 白芍3錢 黃耆20錢 川芎4錢 丹參4錢 黃芩5錢 黃連3錢 連翹5錢 陳皮8錢　7帖（帖/日）

三診 102/11/11

飲冷熱食物痛緩解，但咬第1口仍痛甚。

處方 **水煎劑**

黃耆20錢 當歸4錢 川芎4錢 丹參4錢 陳皮8錢 黃芩5錢 黃連1.5錢 黃柏5錢 乾薑3錢 附子3錢 玉桂子5錢 7帖（帖/日）

四診 102/11/25

原痛改善多/僅在咬食物時輕痛，昨日冷風後痛顯。

處方 **水煎劑**

黃耆20錢 當歸4錢 川芎4錢 陳皮8錢 黃芩4錢 黃連1.5錢 黃柏4錢 桂枝8錢 附子3錢 玉桂子5錢 麻黃1.5錢 7帖（帖/日）

五診 102/12/23

改善多，僅唇周輕痛，改科學中藥，接續調理。

〈治療思路〉

· 本案以補氣活血+溫陽+清熱利濕治療成功。

· 一診，重用黃耆及桂附，加速血管升提及神經修復。

· 二診，因感冒鼻竇炎，改以宣肺法，去溫陽藥，加重清熱藥。

· 三及四診，加重溫陽藥，並加重清熱藥預防化燥。

Chapter

18

顏面神經炎（麻痺）

顏面神經炎（麻痺）

概述

顏面神經炎，又稱顏面神經麻痺。常見病因為莖乳突孔內急性非化膿性面神經炎，引起的周圍性面癱，亦稱貝爾氏麻痺（Bell's palsy），常為急性發作。

顏面神經單獨受損，幾乎是核下性周圍性面神經麻痺，常見面神經炎、耳源性、外傷性、耳部帶狀皰疹、腫瘤壓迫所致。

本病隸屬中醫「口喎」、「口僻」、「喎僻」、「風口喎」、「口眼喎斜」、「吊線風」的範疇。

疾病介紹

病因病機

■ 中醫病因病機

· 正氣不足

> 正虛導致絡脈空虛，衛外不固，風邪入中經絡，氣血痺阻面部。

> 有寒熱之分。風寒證多有面部受涼，風熱證常繼發於感冒、聤耳之後。

· 痰瘀阻絡，經脈瘀滯失養

> 風邪入中經絡，日久與寒、熱、痰、瘀合邪，或內風與外風兼夾。

■ 西醫病因病理

· 感染因素

> 病毒或細菌感染，引起的免疫或變態性反應，即過敏反應（allergy）。

> 常見：皰疹（單純皰疹病毒第一型/水痘帶狀皰疹病毒）、腮腺炎、麻疹、流

感、巨細胞病毒……等。

- 顏面神經病變
  > 營養顏面神經的血管損傷，如受寒、外傷、中毒等因素，導致局部組織缺血、水腫、受壓迫等。
- 外周因素
  > 如莖乳突孔內病變，對面神經的壓迫或血循障礙，進而致使顏面神經麻痺。

臨床表現

■ 發病
- 起病突然，於數小時或1~2日內達到高峰。常因感冒、風寒著涼、疲勞等誘發。
- 大多數無自覺症狀，部分病人在病初出現耳廓後、耳內、或面部疼痛。

■ 典型表現
- 嘔吐，或噴射狀嘔吐。嚴重者常合併消化道出血。

■ 頭暈、眩暈
- 病側前額皺紋消失，眼閉合不全，流淚，法令紋變淺，口角歪向健側。
- 癱瘓側不能做皺額、蹙眉、露齒、鼓腮、吹口哨等動作。
- 貝爾（Bell）現象：用力閉眼時，病側眼球向外上方轉動，露出白色鞏膜。
- 侖謝亨特氏綜合徵（Ramsay Hunt syndrome）：此為水痘帶狀皰疹病毒感染，即耳內外、乳突部等發生劇烈疼痛，外耳道或鼓膜上出現帶狀皰疹。
- 面神經炎後遺：常產生面癱瘓肌的攣縮、痙攣、或聯帶運動。

■ 檢查方法
- 面神經為混合神經，運動纖維支配面部表情肌，感覺是舌前2/3的味覺。（副交感神經支配淚腺、舌下腺、下頜下腺的分泌。）
- 觀察靜止時，雙側的額紋、鼻唇溝是否對稱，如不明顯時，可令其做蹙額、聳鼻等動作。
- 令其皺眉、閉眼、露齒、鼓腮、吹口哨、笑一下等動作，觀察是否對稱。

鑑別

面神經核的背側區域（dorsal region）接受兩側大腦皮層衝動，腹側區域（ventral region）僅接受對側的大腦皮層衝動，由面神經核背側區域發出的纖維分布於眼以上，由面神經核腹側區域發出的纖維分布於眼以下的面部。

- **中樞性面癱**

- 核上性面癱
  > 僅侷限顏面下部表情肌癱瘓，並伴隨對側偏癱（含舌肌麻痺）。
  > 病側仍能閉眼，額紋仍存在。
  > 病因多是大腦半球腫瘤或腦血管疾病。

- **周圍性面癱**

- 核性面癱
  > 病灶額紋消失，眼裂增大，閉眼時病側眼球上翻及眼瞼閉不攏，鼻唇溝變淺或消失，嘴角歪向健側，不能鼓腮吹氣及露齒。
  > 常見於腦幹疾病，如腫瘤、炎症、血管疾病。

- 核下性面癱
  > 小腦橋腦角處損害：除面癱外，尚有三叉神經及其他神經障礙，多為小腦橋腦角處有腫瘤或蛛網膜炎。
  > 膝狀神經節處損害：除面癱外，還有膝狀神經節神經痛、鼓膜和外耳道有帶狀皰疹、患側味覺障礙。
  > 面神經管內損害：除面癱外，並有患側聽覺過敏及味覺消失。
  > 莖乳突孔以下損害：僅有面癱，無味覺障礙，多見於面神經炎（貝爾氏麻痺 Bell's palsy）、外傷、腮腺炎、麻瘋。

- **急性炎性多發性脫髓鞘性神經根病**

- 多有明確感染病史。
- 面神經麻痺可為雙側性。
- 伴隨對稱性四肢遲緩性癱瘓，或套式感覺障礙。

- **小腦橋腦角處顱底病變**

- 病因可能是聽神經瘤、橋腦小腦角腦膜瘤、蛛網膜炎、顱底腦膜瘤、鼻咽癌……等。

- 常同時伴隨第五、六、八對腦神經及小腦損傷。
- 小腦橋腦角處病變，除面癱外，常有三叉神經痛、複視、耳鳴、眩暈、眼球震顫、共濟失調。

■ **面肌痙攣**

- 面神經癱瘓後遺症。
- 病側面肌陣發性抽動，嘴角歪向病側。

中醫治療思路

中醫治療顏面神經麻痺，須視外感或內傷。

外感誘發

■ **風熱外感**

- 常合併明顯外感症狀（上呼吸道症狀）
  > 如鼻塞、咽痛、咳嗽、發熱、頭痛、惡寒……等。
- 治療主方以宣肺解表+清熱+補氣活血+利濕施治。
  > 宣肺解表如桂枝湯、葛根湯、柴胡桂枝湯……等，清除病毒，緩解邪正相爭。
  > 清熱藥如黃芩、黃連、連翹、黃柏……視程度擇用，改善身體及面神經發炎。
  > 補氣活血藥如黃耆、當歸、川芎、丹參……，增強免疫抗菌抗病毒，同時強力修復面神經損傷。
  > 利濕藥如茯苓、澤瀉、車前子，協同清熱藥消炎消腫，改善面神經因感染後發炎腫脹。

■ **風寒外感**

- 常因虛勞後受寒，或風寒襲面，或冷氣直吹顏面所致。
- 以補氣養血+溫陽施治。
  > 補氣養血如黃耆、當歸、川芎、熟地黃。

> 溫陽藥如乾薑、附子、玉桂子或桂枝。

> 須加入清熱藥反制，預防化燥。

內傷因素

■ 肝鬱氣滯

· 長期失眠，緊張焦慮，耗損神經氣血，神經失養損傷。

· 臨床常表現肝腎陰虛氣滯或肝陽上亢化火，亢虛同現。

· 以疏肝緩肝+滋腎+清熱養陰+補氣，或平肝重鎮+清熱潛陽+補氣治療。

> 疏肝緩肝+滋腎+清熱養陰+補氣，如加味逍遙散加何首烏、杜仲、黃柏、黃
  耆。

> 平肝重鎮+清熱潛陽+補氣，如建瓴湯加黃柏、黃耆。

■ 氣血兩虛

· 先天稟賦虛弱、貧血、營養不良、大病久病之後、長期抽菸酗酒等，導致神經
  失養損傷。

· 補氣養血處方，如聖愈湯、補陽還五湯。

■ 腎陰陽兩虛

· 老人體虛、長年過勞、各種原因，表現腎陰陽兩虛合併氣虛證型。

· 以補腎+補氣養血+少量清熱養陰施治，或以補腎溫陽+補氣+柔肝養血+少量清熱
  養陰論治。

> 皆可考慮加入溫陽藥，並加清熱藥反制。

■ 痰瘀熱毒

· 多屬腫瘤壓迫所致。

· 以大劑活血化瘀藥+清熱解毒+化痰飲施治。

> 如丹參、沒藥、骨碎補、皂刺、黃芩、黃連、黃柏、陳皮、半夏、茯苓、澤
  瀉。

其他

■ 陳舊性脫髓鞘

· 以寒瘀或血枯論治。

· 寒瘀：大補氣血＋活血＋溫陽。

> 如補陽還五湯、或聖愈湯，加丹參、川芎，加薑附桂，併加入清熱藥反制，預防化燥。

· 血枯：柔肝養血化瘀＋大補腎陽。

> 如何首烏、當歸、丹參、黃耆、乾薑、附子、玉桂子或桂枝、黃芩或黃柏。

■ 服大劑量類固醇

· 感冒誘發

> 初期服大劑量類固醇，尚有發炎性表證，仍以宣肺解表＋清熱＋補氣活血＋利濕施治。

> 服類固醇超過2周無效者，以寒瘀論治，以補氣養血活血＋溫陽施治。

· 腫瘤壓迫

> 初期服大劑量類固醇期間，以清熱＋化瘀＋疏肝＋利濕通便施治。

> 服大劑量類固醇之後，以清熱＋化瘀＋利濕通便＋補氣施治。

> 經化放療後遺，以小柴胡湯加黃耆、當歸、黃柏、茯苓、澤瀉。或半夏白尤天麻湯加黃耆、當歸、黃芩。

病案介紹

案1 外感後併發顏面神經麻痺

女性，76歲。

感冒後，併發右顏面神經麻痺，大眩暈，頭痛甚，口乾渴，陣咳甚。

胃痞脹嗝。舌質暗紅，脈弦弱。

一診 104/1/28

處方 水煎劑

柴胡4錢 桂枝5錢 白芍3錢 半夏4錢 黃芩5錢 黃連1.5錢 連翹5錢 乾薑1.5錢 附子1.5錢 黃耆15錢 川芎4錢 陳皮8錢 砂仁4錢 10帖（帖/日）

處方 科學藥粉

柴胡1.5g 桂枝1.5g 白芍1g 川芎1g 黃芩1.5g 黃連1g 連翹1.5g 乾薑1g 附子0.5g
黃耆2g 砂仁1.5g 2包x5日（每日服1包）

二診 104/2/7

諸症皆有明顯改善（約2/3）。

處方 水煎劑

柴胡4錢 白芍3錢 黃芩4錢 黃連1錢 連翹4錢 乾薑1錢 附子1錢 黃耆15錢 川芎4
錢 陳皮8錢 砂仁4錢 炒杜仲8錢 10帖（帖/日）

處方 科學藥粉

柴胡1.5g 桂枝1.5g 白芍1g 川芎1g 黃芩1.5g 黃連1g 乾薑0.5g 黃耆1.5g 砂仁1.5g
何首烏1.5g 杜仲1.5g 2包x5日（每日服1包）

註：諸症改善後停服中藥。於104/9/23復發大眩暈回本院調理。

〈治療思路〉

- 以柴胡桂枝湯加重清熱藥，和解表裏，疏肝宣肺，改善感冒發炎及邪正相爭。
- 加乾薑、附子、黃耆，補氣溫陽，增強免疫，協助抗菌抗病毒，修復氣管損傷
  陣咳甚及顏面神經麻痺。
- 川芎行血引經，陳皮、半夏、砂仁理氣化痰助消化。
- 炒杜仲、桂枝、附子補腎溫陽，協同補氣疏肝藥穩定內分泌–神經軸線，則大眩
  暈、頭痛甚可獲改善。
- 本案病人停服中藥太快，前庭神經尚未完全修復，故逢中秋節氣復發大眩暈。

案2 顏面神經麻痺 / 初期表未解

女性，44歲。右顏面神經麻痺/2周。
舌及懸雍垂右偏，面浮腫，舌咽腫脹，齒齦腫，頭痛，嗜睡。
舌質淡暗紅齒痕/下瘀，脈弦弱。

一診 103/10/4

處方 水煎劑

黃耆20錢 當歸4錢 川芎4錢 丹參4錢 麻黃1.5錢 桂枝5錢 葛根4錢 黃芩5錢 連翹5錢 茯苓4錢 陳皮8錢 7帖（帖/日）

二診 103/10/10

頭痛及嗜睡改善。

處方 水煎劑

黃耆20錢 當歸4錢 川芎4錢 丹參4錢 麻黃1.5錢 桂枝5錢 葛根4錢 黃芩5錢 連翹5錢 茯苓4錢 陳皮8錢 14帖（帖/日）

三診 103/10/24

面癱進步，舌咽及齒齦腫脹改善，面浮腫改善。

處方 水煎劑

黃耆20錢 當歸4錢 川芎4錢 丹參4錢 桂枝5錢 黃芩5錢 連翹5錢 乾薑3錢 附子3錢 陳皮8錢 14帖（帖/日）

四診 103/11/7

目可全閉，法令紋清楚，舌及懸壅垂回正。

處方 水煎劑

黃耆20錢 當歸4錢 川芎4錢 熟地黃5錢 炒杜仲8錢 黃柏5錢 乾薑1.5錢 附子1.5錢 玉桂子3錢 陳皮8錢 砂仁4錢 14帖（帖/日）

〈治療思路〉

· 前期以宣肺解表+補氣活血+清熱+利濕治療，後期諸症改善，以補腎溫陽+補氣養血收功。

· 舌咽腫脹、齒齦腫、頭痛，表未解也，以麻黃、桂枝、葛根、黃芩、連翹，宣肺解表清熱。面神經麻痺、嗜睡，腦部缺氧及神經損傷，以黃耆、當歸、川芎、丹參，補氣養血活血，修復損傷。補氣及宣肺藥搭配麻黃、茯苓氣化，宣肺利水，改善面浮腫，更有助神經傳導修復。

· 三診，面癱浮腫及發炎改善，去麻黃、茯苓，加乾薑、附子，加強修復神經。

· 四診，表證已解，改以補腎法鞏固療效。

案 3 顏面神經麻痺／無表證

男性，25歲。

左顏面神經麻痺/1周。青春痘/暗晦久不發，無華，唇紅，平日眠不足。

舌質紅/下瘀，脈弦。

處方 水煎劑

黃耆20錢 當歸5錢 何首烏5錢 川芎4錢 丹參5錢 麻黃1.5錢 乾薑1.5錢 附子1.5錢 黃芩4錢 連翹4錢 陳皮8錢（帖/日）

註：以上處方共服5周（35帖），面神經麻痺全改善，青春痘改善，面膚潤澤光華。

〈治療思路〉

・以補氣養血活血+溫陽+清熱，治療面神經麻痺及痘瘡暗晦。

・病人無表證，故直接以大劑黃耆補氣加活血養血及溫陽藥，修復面神經損傷，同時改善面膚晦暗及痘瘡久不發。唇舌紅及睡眠不足，以黃芩、連翹預防化燥。加麻黃通竅，促進神經傳導及修復。

案 4 顏面神經麻痺／兼頭部震顫

女性，62歲。左顏面神經麻痺（102/4/27）

面浮腫，乾渴，鼻塞，頭痛。

平日頭部輕度震顫/頻率高，記憶退，面膚晦暗無華/血枯。

舌淡暗紅/下瘀深，脈弱。

一診 102/4/29

處方 水煎劑

黃耆20錢 丹參4錢 川芎4錢 當歸4錢 麻黃1.5錢 桂枝5錢 葛根4錢 黃芩4錢 連翹4錢 茯苓4錢 陳皮8錢 10帖（帖/日）

二診 102/5/22

左面癱有進步，面浮腫改善，口和，諸症改善。

處方 水煎劑

黃耆20錢 丹參8錢 川芎4錢 當歸5錢 何首烏5錢 麻黃1.5錢 桂枝5錢 葛根4錢 黃

芩4錢 陳皮8錢　5帖（帖/日）

三診 102/6/10

左面癱已全改善，諸症皆善，仍頭部輕震顫/但頻率大減。

| 處方 | 水煎劑 |

何首烏5錢 當歸5錢 川芎4錢 丹參8錢 黃耆20錢 黃芩4錢 附子1.5錢 玉桂子3錢
陳皮8錢 炒杜仲8錢　7帖（帖/日）

〈治療思路〉

・一診，以宣肺解表+補氣活血+清熱+利濕治療。

・二診，面癱浮腫改善，無燥渴，減清熱藥，加何首烏，加重丹參，柔肝活血，
　改善腦血循環及促進腦細胞修復。

・三診，以柔肝+化瘀+補腎+溫陽，治療頭部震顫。

案5 顏面神經麻痺 / 虛亢同現

女性，58歲。右顏面神經麻痺/2周。
平日不能眠，發病後終夜不眠，焦慮煩躁。
糖尿病/服西藥半年。舌淡紅，脈弦緊。

| 處方 | 水煎劑 |

柴胡4錢 白芍5錢 黃連1.5錢 黃柏8錢 黃耆15錢 川芎4錢 龍骨5錢 牡蠣5錢 生杜
仲8錢 陳皮8錢（帖/日）

註：以上處方續服18帖後，面癱改善多，眠可/但仍多夢易醒。
　　再服42帖（共服60帖），面癱全改善，睡眠佳，血糖改善/停服西藥。

〈治療思路〉

・以疏肝+平肝+清熱潛陽，改善焦慮煩躁及失眠，同時改善血糖。睡眠及焦慮
　改善，則面神經麻痺可自緩一部分。黃耆、川芎，補氣活血，修復顏面神經損
　傷。

・柴胡、白芍、川芎=疏肝。龍骨、牡蠣、生杜仲、白芍=平肝。黃連、黃柏=清熱
　潛陽。

・此案陽亢與虛損同現，故平肝降逆與大劑補氣同用，但以柴胡、白芍疏肝，居
　中調和。

案6 顏面神經麻痺／腎陰陽兩虛

男性，24歲。

左顏面神經麻痺/已2月。平日抽菸飲酒多，手顫抖，手足逆冷。

手足膝肘以下痠麻痛且乏力/已半年。面膚晦暗，溏便/日1行。舌質瘦薄紅，脈弦弱。

處方 水煎劑

黃耆20錢 當歸4錢 川芎4錢 丹參4錢 何首烏5錢 山茱萸4錢 炒杜仲8錢 黃柏5錢 乾薑1.5錢 附子1.5錢 玉桂子5錢 陳皮8錢（帖/日）

註：以上處方續服8周（共56帖），面癱及諸症改善。

〈治療思路〉

‧ 病人平日菸酒多，舌質瘦薄，顏面、腦部、全身神經已明顯損傷，屬中醫腎陰陽兩虛階段，故以補氣養血+補腎溫陽施治。

案7 顏面神經麻痺／服類固醇

女性，41歲。

左顏面神經麻痺（106/4/4），現日服12顆類固醇。左側=項及頭痛，無法抬眉，目不能閉，嘴角無力，面僵。

入眠難/眠淺多夢，納可，痞脹。舌淡暗紅，脈弦弱。

一診 106/4/15

處方 水煎劑

柴胡4錢 桂枝5錢 白芍3錢 黃芩4錢 黃連1.5錢 黃柏4錢 乾薑1錢 附子1錢 大棗5錢 川芎4錢 黃耆20錢 當歸4錢 陳皮8錢　14帖（帖/日）

二~七診 （106/4/29~7/22）

處方 水煎劑

同一診方　共84帖（帖/日）

註：服中藥期間，囑咐病人漸減類固醇（至106/5/6全部停服）。
　　前後共服98帖，痊癒。

〈治療思路〉

· 發病10日後中醫介入，仍屬表未解，故以和解表裏+補氣養血施治。

· 病人服大劑量類固醇，容易掩蓋感冒症狀。

Chapter

19

頸項綜合徵

頸項綜合徵

概述

由於頸椎骨、關節及椎間盤組織退行性改變，及其繼發病理改變，累及神經根、脊髓、椎動脈、交感神經等，並出現相應臨床表現者。

臨床常表現為頸項僵硬、痠痛，上肢麻木，肌肉無力，眩暈，猝倒，汗出異常，步履蹣跚，甚至四肢癱瘓等症。

本病屬於中醫「痿證」、「痹證」、「眩暈」等範疇。

疾病介紹

病因病機

■ 中醫病因病機

本病為肝腎虧虛，正氣不足，合併風寒濕邪外襲，氣血運行不暢，經脈瘀阻而發病。

- 腎藏精主骨生髓，肝藏血主筋，中年以上，肝腎虛虧，不能充分濡養筋膜及骨骼，導致頸部筋骨韌帶鈣化退變。
- 陽氣虛，腠理空，衛陽不固，風寒濕外邪易犯太陽，出現惡風、頸項強痛、腰背攣急、頭頸轉動受限，此為頸椎病的早期階段。
- 風寒濕久滯，或長期勞損，致氣滯血瘀，經脈痹阻，而出現頸、肩、臂及手指等麻木、疼痛、重濁、屈伸不利之「痹證」階段，此為神經根型和脊髓型頸椎病的症狀。
- 病程進展，氣血兩虛，肝腎虧虛，夾血瘀、痰熱、陰虛、陽虛，致筋骨筋脈失

於濡養，筋膜遲緩，出現手足痿軟，肢體拘攣痿廢，甚至二便失禁，進入「痿證」階段。

・肝腎陰虛，肝陽上亢，或肝腎精血虛衰，腦失所養，皆會表現眩暈、頭昏、耳鳴等症。

■ 西醫病因病理

・病因

> 慢性勞損：不良睡姿、長期姿勢不良。

> 頭頸部外傷：頸椎挫傷、運動傷害、工作因素。

> 咽喉部炎症：咽頸部急性炎症，可直接刺激鄰近肌肉、韌帶，進而損傷。

> 頸椎先天畸形：椎管狹窄，先天性椎體融合，頸發育不全，棘突畸形。

・頸椎病三階段

> 椎間盤變性階段

-- 年齡增長，椎間盤纖維環變性（脫水與體積變小），椎間盤變薄，彈性與張力減退，椎間隙變窄，周圍韌帶（前縱和後縱）鬆弛退化。

> 骨刺形成階段

-- 髓核突出，椎節鬆動，導致韌帶與骨膜撕裂，形成局部血腫，進而骨化或鈣化。

> 繼發性改變

-- 髓核及骨贅：對脊髓造成刺激和壓迫。

-- 脊神經根：初期發炎水腫，後期因神經鞘膜粘連及纖維化而增粗，皆會產生神經缺血及受壓迫的相應症狀。

-- 脊髓：壓迫脊髓前方，產生椎體束徵。壓迫脊髓後方，產生感覺障礙。

-- 椎動脈：因壓迫產生曲折或痙攣，產生顱內供血減少相應症狀，甚至猝倒。

-- 自律神經：椎動脈周圍有大量交感神經纖維包繞，進而產生各種自律神經症狀。

臨床表現

■ 症狀與體徵

・早期症狀

325

> 單側或雙側頭頸肩部疼痛痠脹，頸部活動受限，周邊壓痛，或有「格格」響聲。

> 易疲勞，不能持久看書、寫作、或看電視。

- 頸神經根受累

  > 頭、頸項、肩背、上肢和手部的鈍痛、痠麻、灼痛、或電竄痛。

  > 咳嗽、噴嚏、如廁、深呼吸、頸部疲勞、枕頭不當，會使疼痛加劇。

  > 伴有手指和前臂麻木。

- 交感神經受累

  > 交感神經受刺激：眼球脹痛、畏光、流泪、視力減退、冒金星、飛蚊。

  > 交感神經麻痺：眼球下陷、眼瞼下垂、少泪、瞳孔縮小。

  > 內耳症狀：耳鳴、耳聾、眼球震顫。

  > 心血管症狀：心慌、心悸、心律不整、心區痛、心跳過速或過緩、血壓時高時低。

  > 其他：半側面部多汗或少汗，頭面部發熱、充血、麻木。

- 脊髓受累

  > 一側或雙側下肢神經機能障礙。

  > 如下肢麻木、疼痛、感覺異常、無力、肌張力增加、腱反射亢進……等。

  > 亦可能出現尿瀦留、二便失禁等。

- 椎動脈受累

  > 眩暈、噁心嘔吐、耳鳴、耳聾。眼球震顫。

  > 意識障礙，猝倒，TIA。

■ 臨床分型

- 頸型

  > 最常見。頭頸肩疼痛，相應部位壓痛。

  > 當機體通過調整及代償，建立新的平衡，上述症狀可消失。

- 神經根型

  > 神經痛多在脊神經所支配的區域內，並向肩、上臂、前臂、手指、胸部放射。

- 交感神經型

  > 頭暈、頭痛、眼花、耳鳴、手麻、心動過速或過緩、血壓時高時低。

- 脊髓型

  > 有脊髓壓迫的表現，區分中央型及周圍型。

> 中央型發病：從上肢開始向下肢發展。

> 周圍型發病：從下肢開始向上肢發展。

中醫治療思路

■ 急性期

・創傷性：活血化瘀+消炎消腫+開竅醒腦。

> 治則：活血化瘀+清熱利濕通腑+開竅醒腦。

> 例：丹沒四物湯+黃芩、黃連、黃柏、茯苓、澤瀉、大黃+麻黃

・發炎性：消炎消腫+開竅醒腦。

> 治則：解表清熱+開竅醒腦+通腑利濕。

> 例：葛根湯+黃芩、黃連、黃柏、大黃、茯苓、澤瀉。

・缺血缺氧性：補氣養血+淡滲利濕。

> 例：補陽還五湯+茯苓、澤瀉、麻黃。

■ 緩解期

・頸椎神經急性損傷緩解後，屬餘熱未盡期。

> 餘熱未盡的範疇：包括再灌流的傷害，自由基誘導細胞傷害，交感神經功能紊
亂，細菌或病毒殘存，自體免疫攻擊，腫瘤細胞分泌毒素，代謝廢物阻滯，
藥物的灼傷或過敏。

・以少陽熱論治

> 補氣活血+疏肝+利濕+清熱養陰。

> 例：補陽還五湯+柴胡、黃芩、黃柏、青蒿、知母、地骨皮、茯苓、澤瀉。

■ 退化萎縮期

・神經細胞萎縮、硬化、壞死、代謝廢物阻滯。

・治則：補氣活血+補腎陰腎陽+開竅醒腦。

・例：右歸飲＋黃耆、黃芩、麻黃、川七。

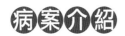

案 1 跌挫後發生頸項綜合徵

女性，48歲。頸椎退化病史。

急性跌挫後發生頸項綜合徵，經神經外科醫師診斷，建議手術，病人執意服中藥。

臨床表現：

頸以下癱軟乏力，步履遲緩，頸周暨耳後腫熱，面紅熱，咽痛，吞嚥困難，

耳鳴，耳痛，頭痛，頭暈，嘔吐，體麻肢麻，心悸，心搏速，焦躁，易怒，口乾舌

燥，便秘

舌質紅，脈弦數。

<急性期>

處方 水煎劑

葛根8錢 麻黃3錢 桂枝5錢 赤芍5錢 甘草4錢 生薑3片 大棗8錢 黃芩10錢 黃連5錢
陳皮5錢 半夏5錢 茯苓8錢 澤瀉8錢 沒藥5錢 桃仁5錢 大黃1錢 川七3錢（帖/日）

註：以上處方續服14帖後，諸熱痛及癱軟改善，隨即進入緩解期調理。

<緩解期>

處方 水煎劑

依臨床症狀，給予：

半夏白朮天麻散、柴胡桂枝湯、補陽還五湯、聖愈湯、十全大補湯……等為主
方，視情況加減，如利濕、疏肝、清熱、化瘀、健脾、溫陽、通便。

〈治療思路〉

• 急性期頸神經損傷暨頸項周圍嚴重瘀腫熱，以葛根湯+清熱+化瘀+利濕+通腑，
  快速清除代謝產物，消炎消腫清瘀，保護頸神經。

• 緩解期以修復頸神經損傷為主，依臨床表現，頭暈脾胃虛弱給予半夏白朮天麻
  湯，感冒時給予柴胡桂枝湯，氣血兩虛時給予補陽還五湯或聖愈湯，逆冷乏力
  時給予十全大補湯。

• 本案病患有一定程度的自律神經損傷，故常須加入疏肝緩肝藥，並視情況做其
  他的處方加減。

案2 顱腦挫傷 + 頸項綜合徵

女性，34歲。

車禍，頭部–頸椎–胸背/挫傷，顱內壓升高，頸項綜合徵。

頭面瘀腫，頭暈頭痛，噁心嘔吐，頸周紅腫熱痛/項圈固定，胸背腫痛，虛弱乏力，咽腫痛/吞嚥困難，便秘。舌偏紅，脈弦滑數。

初診 101/8/1

處方 水煎劑

柴胡4錢 白芍3錢 半夏4錢 黃芩8錢 黃連5錢 丹參8錢 沒藥4錢 延胡索4錢 桃仁5錢 麻黃1.5錢 陳皮8錢 砂仁4錢 大黃1錢 茯苓4錢 澤瀉4錢　7帖（帖/日）

二診 101/8/10

輕咽痛，仍多處痛，頭暈，嘔吐，大便日2行。

處方 水煎劑

半夏4錢 陳皮8錢 砂仁4錢 茯苓4錢 天麻5錢 黃芩5錢 黃連4錢 丹參8錢 沒藥4錢 川芎4錢 桃仁4錢 麻黃1.5錢 黃耆10錢　7帖（帖/日）

三診 101/8/18

頭痛改善，頸周紅腫痛改善，仍暈吐/頻率減，多處痛，耳鳴，乏力。

處方 水煎劑

半夏4錢 陳皮8錢 砂仁4錢 茯苓4錢 天麻5錢 黃芩5錢 丹參8錢 沒藥4錢 川芎4錢 桃仁4錢 黃耆20錢　7帖（帖/日）

四診 101/8/25

復頸周灼熱感。暈吐改善，體痛減，體力進步。

處方 水煎劑

半夏4錢 陳皮8錢 砂仁4錢 茯苓4錢 黃芩8錢 黃連3錢 丹參8錢 沒藥4錢 川芎4錢 桃仁4錢 黃耆20錢　7帖（帖/日）

五診 101/9/12

頸周灼熱感改善，諸症改善，改科學藥粉接續調理。

科學藥粉

桂枝湯9g 黃耆2g 黃芩1.5g 葛根1.5g　3包x7日

〈治療思路〉

· 頭部及頸椎挫傷，急性期頭部及頸周必發炎紅腫、交感神經亢進、腦壓升高、神經傳導紊亂，中醫治療須能快速消炎、消腫、消瘀、降低腦壓、解除交感亢奮、清除代謝廢物。

· 初診以疏肝+通竅+清熱+化瘀+利濕通便施治。清熱化瘀及通利二便，改善發炎瘀腫並清除代謝廢物。疏肝改善交感紊亂。加麻黃宣肺通竅，促進神經傳導。

· 二診之後，交感神經亢進緩解，改以健脾理氣+清熱+化瘀+利濕治療。隨著瘀腫熱改善，漸進減少清熱及利濕藥，漸進增加補氣藥，加天麻改善腦損傷後遺。

案3 頸神經壓迫

男性，62歲。病史=高膽固醇血症，腎結石/反覆碎擊。

搬運工作多年/搬貨時低頭力頂。

近1月終日項強痛，起臥頭暈，頭重痛，不能轉側。

後頭及項肩=緊悶痠脹痛/熱浴後或至郊外稍緩解。

MR=頸神經壓迫，TG=371（家族性）。

大便日2行。舌質淡暗紅/下瘀，脈弦緊。

處方 水煎劑

麻黃1.5錢 桂枝5錢 葛根4錢 天麻5錢 黃耆15錢 川芎4錢 丹參5錢 骨碎補8錢 炒杜仲8錢 黃芩4錢 陳皮8錢（帖/日）

註：以上處方，接續調理9周（共63帖），諸症改善後停服。

〈治療思路〉

· 本案以開竅醒腦+補氣+化瘀+堅筋骨，共同改善頸椎勞損退化諸症。

· 麻黃促神經傳導，桂枝擴張血管，葛根宣發頸項肌表，天麻促腦神經修復，共同達成開竅醒腦之功。

案 4 低頭後發病

男性，54歲。MR=C3神經壓迫。

因於自家中長時間低頭粉刷油漆後，突發頸背肩項疼痛甚，頸周腫熱，不能轉側，右上肢手臂和手指痠麻痛，如電流感。

處方 水煎劑

丹麻黃1.5錢 桂枝5錢 葛根8錢 黃芩8錢 茯苓8錢 丹參8錢 川芎4錢 乾薑3錢 附子3錢 黃耆10錢 陳皮8錢（帖/日）

註：以上處方續服3周（21帖），諸症改善後停服。

〈治療思路〉

· 以開竅醒腦+補氣+清熱+化瘀+溫陽，清理代謝廢物，並積極修復頸神經。

· 黃芩、茯苓、乾薑、附子，寒熱互用，既消炎消腫清瘀，同時修復神經損傷。

案 5 C5/6 神經壓迫

男性，45歲。檢=C5/6神經壓迫。

頸椎乏生理曲線，稍仰頭即痛甚，痛延膏肓、肩外俞、雙臂尺側，右手1.2.3指麻。

近日疼痛甚，終日無緩解，止痛效果差，溫覆可稍緩解。

口不渴，大便溏/日2行。舌質暗紅/齒痕/下脈瘀深，脈弦。

處方 水煎劑

桂枝5錢 丹參5錢 川芎5錢 黃芩5錢 黃耆15錢 骨碎補8錢 炒杜仲8錢 乾薑3錢 附子3錢 陳皮8錢（帖/日）

註：以上處方續服7周（49帖），諸症改善後停服。

〈治療思路〉

· 以補氣+溫陽+活血+堅筋骨，強力修復因神經受壓迫的項肩背疼痛。

案 6 頸椎骨折術後軟癱

女性，81歲。

一年前跌挫後C5骨折/手術固定，手術後1個月恢復良好，但之後漸進四肢軟癱。

張力強，四肢乏力，痠麻脹痛，胸悶緊繃感，逆冷。

失眠/服安眠，潮熱汗，夜煩熱，心悸，頭暈頭痛，血壓忽高低。

胃納少，大便日1行。舌質紅絳，脈弦弱。

處方　水煎劑

熟地黃5錢　當歸4錢　川芎4錢　炒杜仲8錢　丹參4錢　黃柏5錢　乾薑1.5錢　附子3錢　玉桂子5錢　黃耆15錢　陳皮8錢　砂仁4錢（帖/日）

註：以上處方接續治療。

> 續服6周（共42帖），諸症改善進步，能寫字。
> 續服8周（共56帖），溫覺改善，左手可握，右手功能恢復。
> 續服12周（共84帖），因神經功能恢復過程張力太強，憂鬱低潮遂停服。

〈治療思路〉

· 本案以補氣養血+補腎溫陽施治。

· 神經嚴重損傷後，在修復改善的過程，常表現張力過強，如胸憋悶束緊、走路僵緊、齒輪狀關節等，病人常因此困擾抱怨，若能寬心跨越，則進步會更快。

· 若張力過強，可考慮降低補氣溫陽藥的劑量（如黃耆、薑附桂），加疏肝、緩肝藥（如柴胡、白芍、大棗），並加重清熱潛陽藥（如黃柏）。

案7　頸椎間盤突出 /C4~7

男性，40歲。修車行老闆（長期姿勢不正確）。

頸椎間盤突出/C4~7。神經壓迫，左側胸腹至腿=抽痛、冷痛、痠麻。

雙手3.4.5指麻至肘/冷熱知覺差。二便知覺較差。

諸症明顯發作已近3月。

睡間腿顫，虛倦，乾渴，眠難/易醒難再，大便日2行。

舌質暗紅/下瘀深，脈弦。

處方　水煎劑

黃芩5錢　黃連1.5~3錢　黃柏5錢　丹參8錢　炒杜仲8錢　骨碎補8錢　黃耆15錢　陳皮5錢　砂仁5錢（茯苓4錢　澤瀉4錢）（帖/日）

註：以上處方續服10周（70帖），諸症改善後停服。

〈治療思路〉

· 以<u>清熱化瘀利濕+補氣堅筋骨</u>，在清除代謝廢物的同時，改善修復頸神經根。

· 前14帖瘀熱較明顯，黃連劑量較重，並加入茯苓、澤瀉。

· 14帖之後瘀熱改善，減黃連劑量，並捨棄茯苓、澤瀉。

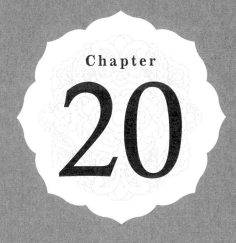

Chapter

20

坐骨神經痛

坐骨神經痛

概述

坐骨神經是由腰4~薦3神經根組成，經坐骨大孔出小骨盆腔，下降至臀部於坐骨粗隆和股骨大轉子之間下行。在膕窩上方分出脛神經和腓總神經，再分別沿小腿後面和前外側達足底和足背。坐骨神經支配大腿後面及小腿的感覺。坐骨神經痛係指其神經通路及分布區的疼痛綜合徵，按病因區分原發性及繼發性，按病損部位區分根性及幹性。

本病隸屬中醫「腰痛」、「腰胯痛」、「腰腿痛」、「痹證」等範疇。

疾病介紹

病因病理

■ 中醫病因病機

・外感風寒或濕熱。

・感受寒濕

　＞久居濕冷之地、或涉水冒雨、或勞汗當風、或衣著濕冷等。

　＞感受寒濕之邪，痹著腰部阻滯經絡。

・感受濕熱

　＞穢氣濕熱行令、或寒濕鬱久化熱，侵襲膀胱經脈。

・內傷腎虛

　＞先天稟賦不足，或後天勞役失養，腎精虧虛，無以濡養經脈。

・跌撲損傷，或閃挫，氣滯血瘀。

■ **西醫病因**

　　<原發性坐骨神經痛>

‧ 少見，即坐骨神經炎。

‧ 病因

　＞ 常因體內其他組織受感染後發炎蔓延引起，如流感及牙齒、鼻竇感染等。

‧ 病理表現

　＞ 坐骨神經有明顯的發炎細胞浸潤、節段性脫髓鞘等。

　　<繼發性坐骨神經痛>

‧ 多見，主要因坐骨神經通路受周圍組織病變刺激或壓迫等引起，依病變部位可分為根性及幹性。糖尿病、酒精或砷鉛中毒等也可能導致坐骨神經痛。

‧ 根性坐骨神經痛（病變部位在椎管內）

　＞ 腰椎間盤突出、椎管內病變（腫瘤、蛛網膜炎、血管畸形）、腰椎管狹窄、脊椎關節炎、椎體轉移癌、腰椎結核、腰椎骨折或脫位、腰椎畸形（脊柱裂、腰椎骶化、骶椎腰化）等。

　註：腰椎骶化、骶椎腰化皆屬腰薦椎轉變椎體（Lumbosacral Transitional Vertebra，LSTV）。

‧ 幹性坐骨神經痛（病變部位在椎管外）

　＞ 薦髂關節炎、薦髂關節結核、盆腔內腫瘤、子宮附件炎、妊娠子宮壓迫、臀部外傷等。

‧ 病理表現

　＞ 髓核變性及纖維環損傷或破裂，導致髓核膨出引起急性坐骨神經痛（年輕時纖維環開始變性，但髓核正常且張力高），或非典型坐骨神經痛（老年後髓核、纖維環、軟骨均變性，受損及突出較細小）。

　＞ 腰椎管腔狹窄，導致馬尾神經根受壓迫及根動脈受壓迫之供血障礙，可引起馬尾性間歇性跛行及腰腿痛。

　＞ 病理表現：神經脫髓鞘、不同程度的軸突損傷、神經外膜（Epineurium）水腫等。

臨床表現

■ **根性坐骨神經痛**

- 先有下背部或腰部疼痛，向下放射至大腿後側、小腿外側及足部，可有針刺或麻木感。
- 腰椎生理曲線消失，腰點壓痛明顯，椎旁肌肉緊張，彎腰動作受限。
- 常於咳嗽、噴嚏、屏氣用力時疼痛加劇。

■ 腰椎間盤突出

- 有反覆腰痛史或勞動族群，常在一次提舉重物，彎腰勞動，挑重或跌撲後突發劇痛。
- 臥床休息可緩解，但常因勞動或彎腰復發。

■ 幹性坐骨神經痛

- 亞急性或慢性起病。
- 腰薦壓痛不明顯，臀部以下坐骨神經通路壓痛較明顯。

■ 腰椎管狹窄

- 屬根性坐骨神經痛，可累及坐骨神經及馬尾神經根。
- 臨床表現行走或長時間站立發生單側下肢疼痛，停止活動可緩解。

■ 坐骨神經炎

- 因身體感染經血液侵犯坐骨神經外膜而發病。
- 可先出現腰部痠痛，逐漸加重為劇烈疼痛，1~2周後減輕，但可能變為慢性，反覆疼痛。

中醫治療思路

中醫治則

■ 主要治則

- 以補腎+補氣+堅筋骨為主要治則。
- 改善髓核變性，修復神經壓迫性損傷，強化脊椎韌帶，進而改善坐骨神經痛。

- 處方如：熟地黃、山茱萸、炒杜仲、黃耆、當歸、川芎、骨碎補、續斷……等。

■ 臨症運用

- 若遇天冷或受寒，疼痛加劇
  > 加乾薑、附子、玉桂子，或再加吳茱萸，加黃柏反制，避免化燥。
- 若腰腿痛呈灼熱樣
  > 加黃芩、黃柏。
- 若合併舌質紫暗/舌下瘀
  > 加重丹參、沒藥劑量。
- 若遇疲勞則症狀加劇
  > 黃耆劑量加大。
- 若合併身體水濕
  > 加加茯苓、澤瀉、蒲公英。
  > 黃耆劑量加大，或再加入溫陽藥助氣化。

病案介紹

案1 左臀腿嚴重萎縮

男性，53歲。搬運木材工作/長年持重。

坐骨神經痛，左側臀及腿明顯嚴重萎縮。MR=神經壓迫/西醫囑手術。

近二周終日抽痛甚，天冷抽筋頻，止痛藥難緩解。

舌淡暗紅，脈緩。

處方　水煎劑

黃耆20錢　懷牛膝5錢　熟地黃5錢　當歸4錢　炒杜仲8錢　骨碎補8錢　黃柏5錢　乾薑1.5錢　附子3錢　玉桂子5錢　陳皮8錢（帖/日）

註：以上處方續服14周（共計98帖），腰腿痛改善，臀腿長肉，回復職場工作。

再服5帖（共19帖），神經功能改善多，接續調理。

案 2 免疫性坐骨神經痛

女性，74歲。病史=氣喘，乳癌（68歲）。國中時期不明原因軟癱=休學5年。

突發性腰腿痛甚，雙側腰部、薦椎至臀腿至足底=皆痛甚，臥床，不能起身行走。

檢=L4/5滑脫/2度，僵直性脊椎炎，HLA–B27$^+$。

發病之前，病人因家庭變故，長期高壓、過勞及悲傷。

西醫囑住院=類固醇注射劑+口服=病人無西醫治療/純服中藥。

處方 水煎劑

黃芩5錢 黃連3錢 黃柏8錢 青蒿8錢 地骨皮8錢 懷牛膝8錢 何首烏8錢 炒杜仲8錢 骨碎補8錢 陳皮8錢（帖/日）

註：以上處方續服1周（7帖），痛稍減緩。
   > 續服3周（共計21帖），起坐進步，可散步1300步。
   > 續服4周（共計28帖），微痛，可散步2000步。
   > 續服5周（共計35帖），餘尾骶骨周邊痛，走路微痛，無服止痛（原須服止痛劑）。
   > 接續調理。

案 3 L2/3/4 = 骨刺 + 椎間盤突出

男性，57歲。

MR：腰椎L2/3/4=骨刺+椎間盤突出，神經壓迫，西醫囑手術。

腰腿痛甚，平躺坐起尤甚，近3周顯。左臀腿酸麻脹緊痛

呼吸中止症，睡眠、胃納、二便正常。

處方 水煎劑

黃耆20錢 丹參4錢 炒杜仲8錢 骨碎補8錢 懷牛膝5錢 黃柏5錢 附子1.5錢 玉桂子5錢 陳皮8錢（帖/日）

註：以上處方續服5周（35帖），腰腿痛改善，起身較舒。
   續服9周（共計63帖），腰腿痛改善多，呼吸中止症亦改善。

案 4 L4/5 腰椎間盤突出

男性，49歲。

L4/5腰椎間盤突出，右側=坐骨神經痛，腰腿至足底僵痛麻。

處方 水煎劑

黃耆20錢 當歸4錢 川芎4錢 炒杜仲8錢 懷牛膝5錢 黃柏5錢 乾薑3錢 附子5錢 玉桂子5錢 陳皮8錢（帖/日）

註：以上處方續服28帖，腰腿痛改善多，已不痛，餘足底麻。

案 5 腰椎間盤突出 / 甲狀腺癌 + 高血壓

女性，49歲。病史=甲狀腺癌，高血壓。補充甲狀腺素/日1粒，已停經。

檢=椎間盤突出，腰腿痠麻脹，配合復健。

血壓偏高，左項強，二便常。舌質淡暗紅，脈弦。

處方 水煎劑

熟地黃5錢 川芎4錢 懷牛膝5錢 炒杜仲8錢 骨碎補8錢 黃柏5錢 玉桂子5錢 丹參8錢 黃耆15錢　14帖（帖/日）

註：以上處方續服14帖，腰腿痛有改善。

再服28帖（共計42帖），腰腿痛改善多，血壓改善，停服中藥。

案 6 腰椎間盤突出

男性，39歲。腰椎間盤突出。

左側=坐骨神經痛顯，臀肌萎縮，小腿常抽筋，症半年。

溫覆可稍緩解。舌質淡紅，脈弦弱。

處方 水煎劑

黃耆20錢 熟地黃5錢 當歸4錢 炒杜仲8錢 懷牛膝5錢 黃柏5錢 乾薑3錢 附子5錢 玉桂子5錢 陳皮8錢（帖/日）

註：以上處方，續服5周（35帖），腰腿痛明顯改善，接續調理。

案7 腰椎手術後仍痛甚

女性，70歲。腰椎壓迫性骨折/服止痛藥多年。

近期腰椎手術後=仍雙腿無力、酸重痛麻、抽筋頻/左腰腿症顯，夜間症顯。

便秘/3日1行，溲不暢。舌質暗紅，脈弱。

處方　水煎劑

黃耆15錢　川芎4錢　當歸4錢　丹參4錢　懷牛膝5錢　炒杜仲8錢　骨碎補8錢　黃柏4錢
附子1.5錢　桂子5錢　大黃1.5錢　陳皮8錢　　10帖（帖/日）

註：以上處方續服10帖，酸重痛及抽筋改善，仍雙腿麻、左腿僵。
　　　再服15帖（共計25帖），腿麻及腿僵改善，接續調理。

案8 不明原因坐骨神經痛

男性，28歲。左側坐骨神經痛，腰腿肌腱及肌肉痛，症已半年，查無原因。

近日突然痛甚，稍站及坐=即痛甚，須趴臥，不能行。

平日久坐，常翹腿，常熬夜，工作壓力大，口乾渴，二便常。

舌質暗紅/下瘀深，脈弦。

處方　水煎劑

懷牛膝8錢　黃耆10錢　當歸4錢　白芍4錢　黃柏8錢　骨碎補8錢　炒杜仲8錢　丹參8錢
陳皮8錢　　14帖（帖/日）

註：以上處方續服14帖，腰腿痛改善多。

案9 產後腰腿痛

女性，36歲。椎間盤突出病史/左側坐骨神經痛。

產後50日，左側坐骨神經僵痛甚（妊娠後期起發病）。

檢=神經壓迫。睡眠、胃納、二便常。

舌質偏紅，脈弦弱。

處方　水煎劑

熟地黃5錢　當歸4錢　山茱萸4錢　炒杜仲8錢　懷牛膝5錢　黃耆20錢　黃柏5錢　乾薑3

錢 附子5錢 玉桂子5錢 陳皮8錢　14帖（帖/日）

註：以上處方續服14帖，腰腿痛改善多，接續調理。

案 10 舌癌 + 腰腿痛

男性，44歲，甲亢史。

L4滑脫/右腿麻痛甚，不能多行（西醫建議手術）/轉求診中醫。

舌癌2期（109/5月手術）/潰瘍型/淋巴廓清/無化放療。

反覆口角炎，自盜汗顯，虛倦，腹脹大，反應遲鈍，胃納及二便常。

舌質暗紅/下瘀深，脈弦弱。

處方　水煎劑

何首烏5錢　山茱萸4錢　炒杜仲8錢　骨碎補8錢　黃連1.5錢　黃柏5錢　陳皮5錢　砂仁5錢　丹參10錢　附子1錢　玉桂子1.5錢（帖/日）

註：以上處方續服35帖，體力進步，反應佳，諸症改善，可行走1公里腿才稍麻。
　　接續調理。

案 11 腰腿痛 / 攝護腺癌 + 慢性心衰 + 耳中風 + 眩暈

男性，62歲。61歲攝護腺癌=手術+注射柳培林。

高血壓20多年，56歲置心臟支架，UA=7。

左耳中風（2月前）/目前=隆音大+轉頭行走即眩暈甚。

左腰腿麻/行400公尺即不舒/神經壓迫/西醫囑手術。

虛倦，稍行即喘，全身體胖水氣，眠淺多夢，胃納及二便常。

體重胖，行動遲緩，表情及反應呆滯。舌質瘦薄暗紅/下瘀，脈弦細弱。

處方　水煎劑

柴胡4錢　白芍3錢　黃連1.5~3錢　黃柏5錢　熟地黃5錢　炒杜仲8錢　骨碎補8錢　丹參8錢　附子1錢　玉桂子1.5錢　陳皮8錢　砂仁4錢　黃耆15錢　茯苓4錢　天麻4錢（帖/日）

註：以上處方持續調理3個月，反應及體態漸靈活，腰腿麻痛改善，回復職場。
　　109/12停荷爾蒙治療，110/10=PSA<0.04。
　　本案處方主要治療目標=慢性心衰+耳中風+腰腿痛+攝護腺癌+體胖水氣

Chapter

21

雷諾氏現象

雷諾氏現象

概述

雷諾氏現象（Raynaud's phenomenon），又稱肢端動脈痙攣症，是由於支配周邊血管的交感神經功能紊亂，引起的肢端小動脈痙攣性疾病。本病於1862年由雷諾首先提起故名。臨床特徵為陣發性四肢遠端（手指為主）對稱性的間歇蒼白→紫紺→潮紅→正常等皮膚顏色變化及感覺異常、疼痛。若屬原發性者稱雷諾氏現象，繼發於其他疾病引起者稱雷諾綜合徵。

依臨床表現，歸屬於中醫「血痺」、「寒痺」、「脈痺」等範疇。

疾病介紹

病因病理

■ 中醫病因病機

・陽虛寒凝
  > 勞倦或久病，損傷脾陽腎陽，復加寒邪外襲，則四肢血脈凝澀不暢。

・氣滯血瘀
  > 情志不暢，肝鬱氣滯，瘀血阻滯經絡，肢末失於榮養。

・氣血虧虛
  > 素體虛弱，氣血不足，或久病氣血虧損，腠理空疏，風寒之邪深入血脈。

・瘀熱阻絡
  > 濕熱蘊結絡脈，則見肢端腫脹發紅，灼熱疼痛，甚至日久肉腐而見潰瘍或壞疽。

■ **西醫病因病理**

· 寒冷刺激
> 寒冷刺激誘發動脈痙攣、肢端皮膚蒼白。

· 神經興奮
> 交感神經敏感、或功能亢進，引起肢端血管痙攣及局部缺血。

· 內分泌功能紊亂
> 本病女性在月經期間病情加重，動脈痙攣發作頻繁和時間延長，而妊娠期病情減輕。

· 免疫功能紊亂
> 本病患者多存在免疫異常，血清中可能存在有抗原抗體免疫複合物，能直接通過神經傳導介質作用於交感神經終板，引起血管痙攣。
> 許多免疫性疾病，如SLE、RA、硬皮病、多發性肌炎、皮肌炎等，常伴隨併發雷諾氏現象。

· 其他因素
> 家族遺傳因素、血液黏稠度高、長期吸菸、兒茶酚胺代謝異常……等。

臨床表現

■ **症狀與體徵**

· 發病
> 起病緩慢，受寒冷刺激，或手足接觸低溫後發作，冬季多發。
> 病人情志因素，興奮、衝動、多疑、鬱悶、憂傷等，可誘發本病。
> 免疫性疾病急慢性發作期，隨併發雷諾氏現象，身體同時出現發炎及手足逆冷紫紺。

· 症狀
> 發作經過之肢端皮膚變化：蒼白→紫紺→潮紅→正常。
> 呈對稱性、間歇性發作，伴有局部冷、麻、酸、脹、針刺樣痛、燒灼感。
> 輕者局部溫暖即可恢復，重者必須全身暖和，寒顫感消除後方能緩解。
> 病程進展緩慢，但病情逐漸加重，甚至春夏日每當溫度或情緒變化亦可引起發

作。

> 肢端皮膚萎縮或光滑或增厚，指紋及指肉消失，指甲縱向彎曲或脆裂，指端潰瘍或壞疽。

■ 臨床分期

・缺血期

> 肢端冷白如蠟樣，伴隨麻木、脹痛。

> 持續數分鐘或數小時，可自動消退。

・缺氧期

> 肢端呈紫紺色，皮膚逆冷，伴隨疼痛。

> 持續數小時或數日，然後消退或轉入充血期。

・充血期

> 動脈充血，溫度上升，皮膚潮紅。

> 伴有刺痛與肢端腫脹，之後恢復正常。

・壞死期

> 見於重症病例晚期。

> 長期反覆發作後出現營養障礙，肢端潰瘍或壞疽。

中醫治療思路

■ 治則

中醫治療雷諾氏現象，須區分陰陽寒熱虛實：

・可能是脾腎陽虛之純寒瘀證型。

・可能是在應激壓力下，啟動交感神經導致末稍動脈血管痙攣。

> 降若體力正常（腎氣足），未化燥，屬肝鬱氣滯。

> 若體力偏弱（腎氣虛），未化燥，屬腎虛肝鬱。

> 若體力偏弱（腎氣虛），已化燥，屬腎虛肝鬱化火。

- 可能是合併自體免疫病之免疫過亢證型。
- 肢端病灶會引起血循環不良及水腫現象，考慮加入化瘀、利濕藥。

■ 常見證型

- 寒瘀型
  > 以補氣養血處方，加大劑溫陽藥。
  > 黃耆、當歸、桂枝、白芍、丹參、乾薑、附子、細辛、吳茱萸。黃芩反制化燥。
- 腎虛肝鬱型
  > 以補腎處方，加疏肝、清熱藥，加少量桂附引火歸元。
  > 熟地黃、山茱萸、炒杜仲、黃耆、當歸、柴胡、白芍、大棗、附子、玉桂子、黃柏。
- 腎虛肝鬱化火型
  > 以補腎處方，加疏肝、清熱藥。
  > 熟地黃、山茱萸、炒杜仲、黃耆、當歸、柴胡、白芍、大棗、黃連、黃柏。
- 免疫過亢型
  > 急性發炎期：大劑清熱養陰+疏肝
  （黃芩、黃連、黃柏、青蒿、地骨皮、柴胡、白芍）
  > 已服類固醇：大劑清熱養陰+疏肝+補氣養血+少量桂附
  （黃芩、黃連、黃柏、青蒿、地骨皮、柴胡、白芍、黃耆、當歸、少量桂附）

病案介紹

案 1 妊娠後發病 / 寒瘀型

女性，42歲。P2（第1胎妊娠毒血症/第2胎本院調理後順產）
雷諾氏現象/手足紫暗逆冷。
平日易頭暈頭痛（自初經起），產後月經先期/經量時崩時少。
平日鼻過敏，清涕多，易感冒。胃納可，口和，二便常。舌質暗紫，脈弦弱。

100/12/23

處方 水煎劑

桂枝5錢 白芍3錢 川芎4錢 乾薑5錢 附子5錢 細辛3錢 黃耆20錢 當歸4錢 丹參5錢 黃芩5錢 陳皮8錢（帖/日）

註：以上處方續服4週（28帖）後，
手足逆冷紫暗改善多，諸症改善，下次月經/經期及經量正常。

〈治療思路〉

・以補氣養血+溫陽，當歸四逆湯精神治療。

案2 更年期間發病 / 寒瘀型

女性，51歲。甲狀腺手術/30歲，子宮術除（肌瘤）/45歲。

雷諾氏現象，手足逆冷紫暗，手麻，指關節腫痛/退化性。

萎黃無華，易口糜，倦怠乏力，頭暈頭痛。

腰痛顯/僵緊酸楚甚/（無痛分娩時注射處）。

諸症天冷症顯。舌質淡紅/下瘀，脈弦細弱。

處方 水煎劑

熟地黃5錢 炒杜仲8錢 當歸4錢 黃柏5錢 桂枝5錢 乾薑5錢 附子5錢 吳茱萸5錢 黃耆15錢 枳實5錢（帖/日）

註：斷續服藥，每逢天冷發病，來院取藥14~28帖，改善後停服。

〈治療思路〉

・更年期間，以腎虛論治。故以補腎+補氣養血+溫陽施治。

案3 雷諾 + 甲狀腺癌 + 血球增多症 / 腎虛肝鬱化火型

女性，59歲。甲狀腺乳突癌/50歲=術除+補充甲狀腺素。

全血球增多症/曾經放血治療無效/現服化療藥。

雷諾氏現象/逆冷痛麻紫暗/冬季症顯。

平日入眠極難/中夜醒難再。口乾，足底熱，納便常。

舌質暗紅/下瘀，脈弦細緊。

處方 水煎劑

熟地黃5錢 山茱萸4錢 炒杜仲8錢 懷牛膝8錢 白芍5錢 大棗8錢 黃連3錢 黃柏5錢
丹參8錢 陳皮8錢（帖/日）

註：以上處方服7帖後，睡眠及手足逆冷有改善，接續治療。

〈治療思路〉

・以補腎+平肝降逆+清熱+化瘀治療。

・本案已屆更年，又補充甲狀腺素，屬腎虛表現。因腎虛血熱合併肝鬱氣滯，故
有血球增多、睡眠障礙、血管痙攣之雷諾氏現象、口乾、足底熱……等寒熱及
虛亢同現諸症。

・以熟地、山茱萸、炒杜仲，補腎固本，釜底抽薪，截斷因虛致亢之源。加黃
連、黃柏清熱潛陽，協助改善骨髓躁動之全血球增多症。懷牛膝、白芍、大
棗，平肝降逆緩肝，協助諸藥，令荷爾蒙–神經–免疫軸線，快速回復安定平衡
狀態，則諸亢虛逆亂可自行調解。

・加丹參8錢，改善血球增多症之高血凝及預防乳突癌復發。

・本案忌見虛補虛（以單純溫陽法施治），恐增惡血球增多症及乳突癌。

案4 雷諾 + 白斑 / 腎虛肝鬱型

女性，29歲。雷諾氏現象+白斑（手部皮膚顯）。

面膚晦暗/血枯，色素深淺不均勻，手部白斑多。手足逆冷紫暗。

眠難/眠淺/須多眠，口乾渴，煩躁。大便硬/2日1行。

舌瘦薄暗紅/下瘀，脈弦細弱。

處方 水煎劑

何首烏8錢 當歸8錢 黃連1.5錢 黃柏5錢 炒杜仲8錢 柴胡4錢 白芍4錢 黃耆10錢
大棗8錢 丹參5錢 大黃1錢 附子1錢 玉桂子1.5錢（帖/日）

註：以上處方，持續調理3個月（每日1帖），諸症改善，少逆冷，皮膚健康/白斑
較減輕。

〈治療思路〉

・以補腎（引火歸元）+柔肝+疏肝+補氣+清熱潛陽施治。

・大劑何首烏、當歸柔肝，改善皮膚血枯晦暗及色素不均。

- 補腎+疏肝+清熱潛陽，改善睡眠及煩躁口渴，睡眠充足則交感不亢，末梢小動脈自然舒張。
- 黃耆、丹參，協助血循運行通暢。
- 本案重點在處方的平衡協調，同時補–和–通–清，糾正身體失衡逆亂。

案5 心悸膚癢＋雷諾 / 腎虛肝鬱型

女性，29歲。雷諾氏現象/手足逆冷青紫。心悸，眠難/易醒難再。

經期30/經痛/經量過少/常排卵出血。口不渴，納便常。

近日食辣多/發大紅疹，膚癢。

舌質暗紅/下瘀深，脈弦弱。

處方　水煎劑

熟地黃5錢　當歸4錢　白芍4錢　炒杜仲8錢　黃耆15錢　丹參8錢　黃連1.5錢　黃柏4錢　荊芥4錢　附子1.5錢　玉桂子1.5錢　陳皮8錢（帖/日）

註：以上處方接續調理三個月後，諸症改善進步。

〈治療思路〉

- 本案以補氣補腎（引火歸元）+疏肝+清熱化瘀施治。
- 心悸、排卵出血、經少、脈弱屬氣虛腎虛，眠難、經痛屬肝鬱氣滯夾瘀，故以補氣補腎+疏肝，改善肢端動脈血管痙攣。
- 舌質暗紅且瘀屬血瘀體質，血中有免疫複合體易誘發膚癢，加丹參、荊芥，協同清熱藥宣散疏通。

案6 經痛不孕＋雷諾 / 腎陽虛肝鬱型

女性，30歲。雷諾氏現象/手足逆冷紫暗/指關節腫痛顯。

血枯膚晦，唇黑。頭暈頭痛/前額痛顯，虛弱倦怠，易紫斑。6歲前常暈厥（TIA）。

經痛顯/須止痛，經量過少/僅來2日護墊即可。婚3年不孕/高溫期6日。

易腹痛/便秘或溏便或黏便。常口糜齦炎，膚癢多年/血枯膚晦。

夜尿2行，眠淺，緊張焦慮。舌質瘦薄暗紅/下瘀，脈弦弱。

處方 水煎劑

熟地黃5錢 炒杜仲8錢 丹參8錢 黃連1.5錢 黃柏5錢 乾薑3錢 附子3錢 柴胡4錢 白芍4錢 桂枝5錢 黃耆15錢 陳皮8錢（帖/日）

註：以上處方加減，持續調理一年後，諸症改善，順利受孕，改安胎處方。

〈治療思路〉

· 本案以補氣補腎＋溫陽＋疏肝＋化瘀治療。

· 雷諾氏現象及諸虛不足症狀，加上子宮內膜過薄，須以大補陽（補氣＋補腎＋溫陽），方能逆轉。

· 緊張、眠淺、腹痛秘或溏、肢端血管痙攣，屬肝鬱氣滯，故加柴胡、白芍疏肝。

· 口糜齦炎，以補腎＋清熱可癒。血枯膚癢，黃耆、熟地、丹參，補氣柔肝化瘀可改善。

案7 胸腹癲癇＋雷諾／腎虛肝鬱型

女性，59歲。甲狀腺癌/全切＋碘131＝補充甲狀腺素。

雷諾氏現象/逆冷紫暗，四肢神經脫髓鞘，指關節腫痛，足底筋膜痛/趾根處痛顯。

膝退化腫痛。入眠難/易醒難再，脹痞，大便日4次/成形。

胃腹癲癇/氣上衝咽/發作身體僵縮後仰。舌暗紅/下瘀深，脈弦弱。

處方 水煎劑

何首烏5錢 炒杜仲8錢 黃連1.5錢 黃柏5錢 柴胡4錢 白芍4錢 陳皮8錢 砂仁4錢 附子1.5錢 玉桂子3錢 大棗8錢 丹參8錢 骨碎補8錢（帖/日）

註：以上處方接續調理8周（共56帖），諸症皆明顯改善多。

〈治療思路〉

· 本案以補腎（引火歸元）＋疏肝緩肝＋清熱化瘀治療。

· 胃腹癲癇，氣上衝咽，乃自律神經失調作用在胃腹及橫膈膜上，屬中醫奔豚範疇，持續以補腎＋疏肝理氣治療可緩解並治癒。

· 補腎疏肝，截斷因腎虛導致肝氣橫逆之血管痙攣，從而增進末梢血流，改善雷諾氏現象。

· 舌質見瘀象，加丹參化瘀增進療效，同時預防甲狀腺腺癌復發。

案 8　雷諾氏現象 +SLE+ 硬皮病 / 免疫過亢型

女性，25歲。雷諾氏現象+SLE+硬皮病。

雷諾氏現象，逆冷紫暗/夏日觸冷水即冰冷。指端傷口癒合不良。

98~102年期間/斷續中西醫結合治療，已全停服類固醇，並且諸症改善穩定。

103/1/8

因感冒症狀且發燒逆冷，診斷雷諾氏現象復發，類固醇/日8粒。

檢IgG=1907，ALB=3.2，WBC=3600

大便2~3日1行。舌暗紅/下瘀，脈滑數。

處方　水煎劑

黃芩5錢 黃連3錢 黃柏5錢 青蒿8錢 知母5錢 地骨皮8錢 陳皮8錢 大黃1.5錢 黃耆15錢 附子1.5錢 玉桂子3錢（帖/日）

註：以上處方接續調理。

> 服6周（共服42帖）後，類固醇改服2粒。

> 再續服3周（共服63帖）後，類固醇全停。

> 雷諾氏現象改善，無逆冷，僅月經期間面較紅。持續中醫調理。

〈治療思路〉

· 凡自體免疫性疾病快速進展期間，肢端末稍可能分泌高量的「冷凝蛋白」，故常見雷諾氏現象與其他自體免疫並存。此際必以治療自體免疫病為主，而非單純聚焦雷諾氏現象。

· 以清熱+養陰，改善SLE、硬皮病之免疫過亢。以補氣+溫陽，協助減服類固醇，同時改善雷諾氏現象。

· 本案病人數年來反覆發病，常服類固醇，本次發病後又服大劑量類固醇，體內自身分泌固醇的反饋力已漸遲鈍衰退，在中醫屬腎陽虛。

· 若免疫病初發，急性期初服類固醇，身體尚未呈現反饋無能，中醫在協助減服時，須加重清熱養陰藥，不可加補氣或溫陽藥。

Chapter

22

不安腿綜合徵

不安腿綜合徵

概述

不安腿綜合徵（restless legs syndrome，RLS），又稱不寧腿綜合徵，或夜間性肌陣攣症候群。

臨床表現一側或兩側小腿深部肌肉難以言狀的酸、麻、脹、痛、灼熱感、蟲行感等感覺異常，多在休息時尤甚。常在夜間發作，影響睡眠，經活動、擠壓、捶打局部肌肉，可使症狀暫時緩解，常反覆發作。

本病隸屬中醫「痹病」範疇。

疾病介紹

病因病理

■ 中醫病因病機

- 氣血不足
  - ＞素體虛弱，或久病失養，或產後血虛。
  - ＞導致氣血虧虛，經脈肌肉失養。
- 肝腎虧虛
  - ＞先天稟賦不足，或年老體衰，或久病失養。
  - ＞導致肝腎虧虛，經脈肌肉失養。
- 瘀血阻絡
  - ＞氣虛不能行血，或寒濕內侵，或外傷等。
  - ＞導致使血瘀脈絡，經絡不暢。
- 寒濕痹阻

> 素體陽虛，或年老陽氣虛衰，或久居寒濕之地。
> 導致寒濕阻滯經脈肌肉。

■ **西醫病因病理**

· 遺傳因素
· 局部缺血
> 局部組織血液循環障礙，導致組織缺氧及代謝產物蓄積所致。
· 代謝障礙
> 本病多併發於貧血、糖尿病、尿毒症、酒精中毒、癌症、慢性肝炎、類風濕關節炎、妊娠期婦女，可能因代謝障礙引起代謝性末梢神經病變。
· 血管運動功能失調
> 在精神緊張、勞累、受涼或外傷時，交感神經亢進，導致血管痙攣，局部組織缺氧及代謝廢物堆積。

■ **發病機制**

· 與多巴胺傳遞不足，黑質神經元鐵儲備下降，脊髓功能異常有關。

臨床表現

■ **症狀**

· 本病好發於中年以上，女性多於男性。部分有家族性病史。
· 患者在休息尤其是清晨與夜間時，小腿深部肌肉痠、麻、脹、痛、灼熱、蟲行感等難以言狀、不可忍受的異常不安，經活動、揉搓、捶打局部肌肉後症狀緩解，反覆發作。

■ **區分三期**

· 輕度期：單下肢。
· 中度期：雙下肢。
· 重度期：雙下肢深部異常不適感，如酸癢、酸脹、麻刺、蟲行或搔癢等感覺，休息時或夜間為顯著，需拍打、按摩或下床活動才能緩解。

中醫治療思路

治療思路

- 中醫治療本病以辨證為主。
- 依臨床證型表現，如氣血兩虛、腎虛肝鬱、肝腎陰虛、痰濕熱瘀……，給予補氣養血、補腎疏肝、滋養肝腎、清熱利濕化痰等處方，但常以補氣養血、補肝腎為主藥治則。
- 處方中可考慮加入活血、堅筋骨藥物，活血藥物如川芎、丹參等，堅筋骨藥物如懷牛膝、骨碎補、炒杜仲、續斷等，可令效果加倍。
- 治療時仍須依臨床表現作加減，如合併氣虛、血瘀、濕熱、寒濕……等，加入相應的藥物。

辨證治療

■ 氣血兩虛型

- 不安腿症狀，合併面白無華，神疲乏力，舌淡白，脈細弱。
- 治療：
  > 補氣養血+堅筋骨
  > 熟地黃、當歸、川芎、白芍、黃耆、懷牛膝、炒杜仲、茯苓、陳皮。

■ 腎虛肝鬱型

- 不安腿症狀，合併平日腰痠乏力，緊張焦慮，煩躁失眠，舌紅少苔，脈弦細數。
- 治療：
  > 補腎疏肝+堅筋骨
  > 生地黃或何首烏、當歸、白芍、柴胡、甘草、大棗、黃柏、懷牛膝、炒杜仲、骨碎補、陳皮。

■ 氣滯血瘀型

- 不安腿症狀，合併疼痛明顯，舌質紫暗/舌下絡瘀，脈弦澀。

- 治療：
  > 活血化瘀+堅筋骨
  > 丹參、沒藥、桃仁、當歸、川芎、白芍、懷牛膝、炒杜仲、骨碎補。

■ **濕熱瘀型**

- 不安腿症狀，合併酸重痛且煩熱，下肢腫脹水氣，舌質暗瘀，脈弦滑。
- 治療：
  > 清熱化瘀利濕+補氣養血+堅筋骨
  > 黃芩、黃連、黃柏、丹參、沒藥、茯苓、澤瀉、黃耆、當歸、懷牛膝、炒杜仲。

■ **寒瘀型**

- 不安腿症狀，合併四肢逆冷，畏寒，無華，疼痛明顯，腰腿乏力。
- 治療：
  > 溫經散寒+補氣養血+堅筋骨
  > 懷牛膝、當歸、川芎、丹參、黃耆、乾薑、附子、玉桂子、羌活、獨活、茯苓。

病案介紹

案 1 腎虛陽亢性不安腿症

男性，66歲。病史：不安腿症，高脂血症。本院治癒。

一診 112/7/5

入眠難已3月，復發不安腿症，黃昏後兩腿酸麻脹痛，夜間更甚。

憂鬱低潮，焦慮不安，胸悶吸短，消瘦，胃納差。下午以後坐立難安。

服安眠及抗焦慮西藥/仍眠淺易醒，或終夜失眠。

乾渴，大便日1行。舌質淡紅/下瘀深，脈弦緊。

處方 水煎劑

懷牛膝8錢 黃柏8錢 白芍5錢 大棗8錢 何首烏8錢 炒杜仲8錢 玉桂子1.5錢 川楝子4錢 陳皮8錢 砂仁4錢　7帖（帖/日）

二診 112/7/14

諸症進步，腿症減輕，可睡6小時/臥床0.5小時可入睡。

處方 水煎劑

懷牛膝8錢 黃柏8錢 白芍5錢 大棗8錢 何首烏8錢 炒杜仲8錢 玉桂子1.5錢 川芎4錢 陳皮8錢 砂仁4錢　14帖（帖/日）

三診 112/8/25

好眠，諸症改善，納佳，長肉，心情愉悅。囑遞減安眠藥。

處方 水煎劑

懷牛膝8錢 黃柏8錢 白芍5錢 大棗10錢 何首烏8錢 炒杜仲8錢 川芎4錢 陳皮8錢 砂仁4錢 黃連1.5錢　14帖（帖/日）

〈治療思路〉

・本案以平肝+潛陽+補腎+堅筋骨治療。

案2 透析後不安腿症

男性，58歲。

病史：心臟置3支架/53歲，C肝，（胃出血、盲腸破裂）/手術，高血壓，血液透析2年。

透析後=不安腿症/終夜不舒。眠淺/易醒難再（因呼吸中止症→震跳後醒）。

胃納可，二便可。舌質暗紅/下瘀，脈弦弱。

處方 水煎劑

黃耆15錢 當歸4錢 丹參4錢 川芎4錢 懷牛膝5錢 炒杜仲8錢 玉桂子5錢 黃柏4錢 蒲公英4錢 龍膽草4錢 茯苓4錢 陳皮8錢（帖/日）

註：以上處方續服4周（28帖），不安腿症改善，呼吸中止→震跳/減少，體力進步。

〈治療思路〉

· 本案以補氣活血+溫陽+清利濕熱，改善不安腿，並修復諸虛症。

案 3 妥瑞＋不安腿

女童，12歲。

筋骨弱/脊椎側彎，氣喘史，眼鼻過敏，肺活量低，妥瑞眨眼頻。

不安腿症，晚間兩腿痠痛麻顯，臟躁/常莫名悲哭，眠難。

容易感冒，胃腹痞痛，納少，皮膚暗沉，大便日1行。

舌質淡紅嫩，脈弦細。

處方 水煎劑

陳皮8錢 砂仁4錢 焦山楂4錢 熟地黃5錢 當歸5錢 柴胡4錢 白芍3錢 炒杜仲8錢 黃耆15錢 大棗8錢 黃柏5錢（帖/日）

註：斷續服藥皆有療效，每次諸症復發取藥7~14帖。

〈治療思路〉

· 本案以補氣養血+疏肝緩肝+堅筋骨治療，同時改善青少年氣血虛弱，腦神經發育遲緩，所導致的妥瑞、臟躁、筋骨弱、不安腿諸症。

案 4 更年後不安腿症

女性，61歲。

不安腿症，日間久坐或睡前，雙腿酸麻脹痛顯，須用力敲打，夜間尤甚。

足逆冷，多汗/吹風易感冒，無華，輕水腫，體多脂，入眠難/不寧腿因素。

舌淡暗/裂痕，脈弦弱。

處方 水煎劑

何首烏8錢 炒杜仲8錢 骨碎補8錢 附子1錢 玉桂子1.5錢 黃柏5錢 柴胡4錢 白芍4錢 黃耆10錢 當歸4錢 陳皮8錢 14帖（帖/日）

註：以上處方服14帖後，不寧腿症有改善/日間久坐無不適，夜間時發作（過去日間、睡前發作）。

〈治療思路〉

・本案以補腎+堅筋骨+疏肝+補氣養血，治療更年期後腎虛氣虛及肝鬱。

Chapter

23

糖尿病神經病變

糖尿病神經病變

概述

糖尿病神經病變係因長期高血糖，導致全身代謝障礙，而累及神經系統的病變。
以周圍神經病變為最多見，自主神經病變次之，腦神經病變更次之。
因臨床表現複雜，可歸屬中醫多種病症，如「消渴」、「痹證」、「萎證」、「鬱證」、「癡呆」等。

疾病介紹

病因病機

■ 中醫病因病機

· 陰虛燥熱，耗傷元氣，日久導致脾胃氣虛、腎氣虛等諸症象。

· 氣血同源，氣虛不足則營血難生，而見諸虛退化症象。

· 因氣虛或燥熱導致血瘀絡阻，而有胸悶胸痛，肢痛頑麻諸症。

· 氣虛不化聚濕成痰，或燥熱煉液為痰，而有痰濁痹阻經脈，上蒙清竅諸證。

· 久病陰損及陽，終至命門火衰，陰陽兩虛諸證。

■ 西醫病因病理

· 缺血缺氧

　＞高血糖導致全身微血管病變。

　＞神經內膜微細血管內皮細胞增生，基底膜增厚，糖蛋白沉積，管腔狹窄。

· 代謝障礙

　＞長期高血糖狀態，引起代謝紊亂。

> 多元醇路徑活性增高：致使神經細胞腫脹變性，傳導速度減慢。

> 肌醇減少：改變了鈉、鉀、ATP酶的活性，引起神經能量代謝失常，軸突變性，神經傳導障礙。

> 蛋白質糖基化：導致軸突逆行傳輸障礙，干擾神經細胞蛋白質合成，軸突萎縮，傳導障礙。

> 脂代謝異常：因胰島素缺乏，致神經組織內脂質沉著，形成永久性病理變化。

- 其他病因
  > 自體免疫、遺傳因素、維生素缺乏、神經生長因子缺乏……等。

臨床表現

■ 糖尿病周圍神經病變

- 對稱性多神經病變
  > 發病較緩慢，遠端感覺障礙，下肢比上肢重。
  > 表現：手套襪樣，對稱性肢體麻木、蟻行、燒灼、電擊樣、鈍痛……等感覺異常。
  > 體徵：跟腱及膝反射減弱或消失，震動感及位置感減弱或消失。
- 非對稱性多神經病變
  > 起病較急，以侵犯肢體近端，出現肢體無力運動障礙為主，無明顯感覺障礙。
  > 好發：上肢＝臂叢神經、正中神經。下肢＝股神經、閉孔神經、坐骨神經。

■ 腦神經病變

- 動眼神經
  > 單發性病變最常見，症見眼瞼下垂、眼球運動障礙，但瞳孔不受影響。
- 眼肌麻痺
  > 突然起病，清晨時發現，伴有眼眶劇痛。發病前有頭痛或眶後痛先兆。
- 其他
  > 三叉神經、外展神經、滑車神經……等亦可能發生。

■ 自律神經病變

- 心血管系統

> 休息時心律增快，四肢逆冷，體位性低血壓，無痛性心肌梗塞。

- 胃腸道

> 納呆噁心，胃酸逆流，痞脹悶痛，排空遲緩，慢性膽囊炎，便秘或溏泄。

- 泌尿生殖系統

> 無張力性膀胱，殘尿增多反覆感染，慢性腎衰，陽痿，逆行性射精。

- 泌汗功能障礙

> 下半身無汗或少汗，頭及上半身多汗，餐時明顯。

- 瞳孔調節失常

> 兩側瞳孔不對稱、不等大、不等之痙攣縮小，對光反射減弱。

■ 中樞神經系統病變

- 脊髓神經病變

> 假性脊髓癆

-- 步態蹣跚不穩，如踩棉花樣感覺，易摔倒，閉目或黑暗處不敢行走。

> 後及側索硬化症

-- 全身無力，對稱性肢體遠端麻木、燒灼、發冷，下肢尤甚。

-- 廣泛性肢痛、神經炎症。

-- 脊髓側索變性時，下肢張力增高，腱反射亢進，錐體束徵。

-- 後索變性時，深感覺減退，下肢共濟失調，肌張力和腱反射減弱。

- 腦部病變

> 急性病變

-- 多見於糖尿病酮酸中毒伴隨昏迷、高血糖高滲透壓狀態（HHS）、重度低血糖昏迷……等。

-- 在脫水、電解質失衡、酸鹼平衡紊亂、三大營養素代謝紊亂基礎上，腦細胞嚴重損傷。

-- 表現：神智淡漠遲鈍、偏癱、癲癇、反射亢進或消失，可併發腦水腫或昏迷。

> 慢性病變

-- 多伴有腦動脈硬化之腦血管病變，易發生腦梗塞或腦軟化。

-- 表現：易緊張激動焦慮，注意力不集中，健忘、恐懼，或抑鬱、幻覺、譫語。

中醫治療思路

治則

治療糖尿病神經病變，須把握本虛標實的思路。

- 在腎虛及氣血兩虛基礎上，給予補腎或補氣養血藥。
- 考慮自律神經損傷及末梢血管痙攣之肝鬱氣滯或肝鬱化火，而給予疏肝藥。
- 因虛致實所導致痰濕瘀代謝產物，而給予化痰利濕化瘀藥。
- 糖尿病本身屬伏火，清熱養陰藥須貫穿治療全程，初期表現熱證明顯則劑量較多，中晚期退化久虛則劑量遞減。
- 補氣溫陽藥可能誘發化燥及血糖升高，須給予一定劑量的清熱養陰藥反制。

■ 本虛

- 以補氣血、或腎陰陽兩補、或溫補脾腎、或柔肝養血，修復周圍神經或腦神經損傷。
- 如：熟地黃、何首烏、當歸、川芎、白芍、黃耆、陳皮、砂仁、白朮、附子、玉桂子。

■ 標實

- 熱毒：糖尿病本身屬伏火，易燥熱傷陰，初期以清熱養陰為主，中後期亦須加入清熱藥。
- 血瘀：表現舌暗或舌下瘀、肢端疼痛、肌膚晦暗甲錯，加丹參、桃仁、川芎等化瘀藥。
- 痰濁：表現淋巴硬腫，加銀杏葉、丹參、茯苓。
- 水濕：表現水腫，加茯苓、澤瀉。

■ 疏肝

- 末梢血管痙攣：於主方中加柴胡、白芍。
- 自律神經損傷：以補腎+疏肝緩肝+清熱+少量桂附。
  > 熟地黃、山茱萸、炒杜仲、當歸、丹參、黃耆、柴胡、白芍、大棗、黃連、黃柏。

- ■ 預防化燥
- ・補氣、補腎、溫陽等藥，可能誘發血糖升高或化燥現象。
- ・若原本體虛，經補養處方治療後，正氣漸復，症狀改善，須謹慎會快速化燥。
- ・病人表示：口苦、口乾、眠難、齦腫、膚癢、胸悶、項強……等症其中一、二，即警示化燥。
- ・須去除溫陽藥、減少補氣藥，並加重清熱藥，加柴胡、白芍和解疏肝。

治療對策

■ 周圍神經病變
- ・補氣養血+化瘀+清熱
  > 黃耆、當歸、丹參、黃芩。
- ・效果不佳，加溫陽藥
  > 乾薑（慎用）、附子、桂枝或玉桂子。

■ 自律神經病變
- ・補腎+疏肝緩肝+清熱+少量桂附（引火歸元）
  > 補腎：熟地黃、山茱萸、炒杜仲、黃耆、當歸。
  > 疏肝緩肝：柴胡、白芍、大棗。
  > 少量：附子、玉桂子。

■ 脊髓神經病變
- ・補腎+疏肝+清熱+化瘀+少量桂附（引火歸元）
  > 補腎：熟地黃、山茱萸、炒杜仲、黃耆、當歸。
  > 疏肝：柴胡、白芍。
  > 清熱化瘀：黃芩、黃連、黃柏、丹參、川芎（擇用）。
  > 少量：附子、玉桂子。

■ 腦部病變
- ・急性病變：大劑=補腎補氣+溫陽+疏肝+清熱
  > 熟地黃、山茱萸、炒杜仲、黃耆、當歸、柴胡、白芍、附子、玉桂子、黃連、黃柏。

- 慢性病變：補腎+補氣養血+疏肝+清熱
  > 熟地黃、山茱萸、炒杜仲、黃耆、當歸、柴胡、白芍、黃連、黃柏。

病案介紹
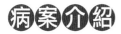

案 1 心衰＋腎衰＋周圍神經病變

女，76歲。慢性心衰及腎衰，糖尿病多年。10年前曾患下肢脫疽來院治癒。
近二年重聽，面腫，全身水腫，兩腿腫痛，四肢麻痛。
目黏，行喘，心悸，納少，溲少，乏力，冷風癢咳，便秘，Cr=3.6，BUN=45
舌質暗紅，脈弦弱代。

處方　水煎劑

黃耆15錢　當歸4錢　丹參5~8錢　何首烏5錢　山茱萸4錢　黃連3錢　黃柏5錢　附子3錢
玉桂子5錢　麻黃1錢　茯苓8錢　澤瀉8錢　大黃1錢　陳皮8錢　砂仁4錢（帖/日）

〈治療思路〉

- 以補氣+補腎+溫陽+利水+清熱+化瘀施治。
- 病人證屬心脾腎陽虛，故以補氣+補腎+溫陽，改善心衰、腎衰及糖尿病周圍神經併發症。補氣補腎溫陽藥可增進心腦腎及周圍神經的血氧供給，在身體條件及功能逐漸恢復下，血糖亦可漸獲改善，並減服降糖西藥。
- 茯苓、澤瀉利濕，配合溫陽藥清除水濕瀦留，改善神經傳導及促藥物推動。
- 黃連、黃柏，協助改善血糖。丹參活血增進療效。大黃配合桂附及黃耆，屬溫瀉法。麻黃促進神經傳導。

案 2 肢端抽痛甚 / 併發周圍神經病變

女，65歲，糖尿病20年/控制不良。
雙手自腕以下抽痛甚，雙側坐骨神經疼痛甚。
肘以下皮膚粗糙晦暗/手背及指膚尤甚。

面膚無華，晦暗血枯。體胖，動喘，乏力，二便常。

舌質瘦薄淡白，脈細弱。

處方　水煎劑

黃耆20錢　當歸5錢　白芍3錢　川芎3錢　桂枝5錢　乾薑3錢　附子3~5錢　何首烏5錢　山茱萸4錢　炒杜仲8錢　黃芩4錢　黃柏4錢　陳皮8錢　茯苓4錢（帖/日）

註：治療半年諸症改善，病人全停西藥，血糖正常身輕體健，經二年追蹤仍善。

〈治療思路〉

‧以補氣養血+補腎+溫陽+清熱施治。

案3　併發自律神經病變

男性，73歲。糖尿病/注胰島素（晨晚各40單位）。

高血壓，梅尼爾症，心悸，恐慌，緊張焦慮，動喘/坐即喘，左側乏力。

虛弱甚，起身即突大暈，動則大汗淋漓，耳鳴20年，溲/多泡且浮油，萎黃無華。

舌質暗紫齒痕/下瘀深，脈弱微/近無脈。

初診 111/6/18

處方　水煎劑

何首烏8錢　山茱萸4錢　炒杜仲8錢　丹參8錢　黃耆15錢　柴胡4錢　白芍3錢　黃連1.5錢　黃柏5錢　陳皮8錢　砂仁4錢　附子1.5錢　玉桂子3錢（帖/日）

註：以上處方加減，接續調理。

> 7/9起身暈減，坐不喘，囑胰島素改35單位（acglu=170內）

> 7/23耳鳴減/但悶脹，體力進，胰島素35單位（acglu<160），血壓120/60=囑減服西藥。

> 10/1耳悶脹改善，行路喘減，納善，胰島素32單位，停降血壓西藥。

> 11/12諸進步，輕快，胰島素28單位，接續調理。

〈治療思路〉

‧本案以補腎（引火歸元）+疏肝+清熱+化瘀治療成功。

案4 併發中樞神經病變

女性，74歲。

現病史：

腦動脈瘤破裂（108年手術），慢性腎衰（2度），免疫性濕疹，糖尿病，高血壓。

曾2次缺血性中風（104年/109年），均是發生在冬日寒流來襲時。

平日血糖acglu=140~160/無服西藥。

112/1/13

血糖突然升高，acglu=231，莫名躁煩，適逢冬冷寒流來襲。

囑咐=須預防再發生中風，須配服降血糖西藥。

處方 水煎劑

黃芩4錢 黃連3錢 黃柏4錢 陳皮5錢 砂仁5錢 何首烏10錢 炒杜仲10錢 黃耆15錢
附子3錢 玉桂子5錢 7帖（帖/日）

〈治療思路〉

・血糖突然升高，係逢冬冷寒流，體虛應激儲備不足導致升糖荷爾蒙分泌增加，
 若無快速修復體虛，必啟動交感神經及大腦，之後演變急性高血壓、高血糖、
 血管痙攣，甚至中風、癲癇、暈厥……等壞症，即腎虛→肝風內動→厥逆。

・以補氣+補腎溫陽+清熱施治。補氣及補腎溫陽，穩定生命儲備所須（腎氣
 足），則大腦及交感神經可穩定無虛陽浮越，則諸症可緩解。加清熱藥改善血
 糖。

112/1/18

其夫來電=自112/1/14起服西藥即自停中藥，血糖更高，acglu=303/血壓200以上。

終日嗜睡，記憶差，神識紊亂，反應遲鈍，囑咐=快服回1/13日所開中藥（加重劑
量，日服/1.5帖）

〈治療思路〉

・停服中藥4日，虛陽更浮越，腦中樞損傷加重，故配服降糖西藥血糖不降反升，
 且併發急性高血壓及腦部病變。此際中藥劑量須加重（日1.5帖），才能撥亂反
 正，力挽狂瀾。

112/1/20

acglu=180 反應改善。

處方 水煎劑

黃芩4錢 黃連3錢 黃柏4錢 陳皮5錢 砂仁5錢 熟地黃5錢 山茱萸4錢 炒杜仲8錢 黃耆15錢 附子3錢 玉桂子5錢 川芎4錢 10帖（日服/1.5帖）

112/1/28

acglu=157~184，血壓151/86，膝腿乏力，恐慌焦慮。

處方 水煎劑

黃連3錢 黃柏4錢 陳皮5錢 砂仁5錢 熟地黃5錢 炒杜仲10錢 黃耆15錢 附子3錢 玉桂子5錢 川芎4錢 7帖（帖/日）

〈治療思路〉

· 去山茱萸/降低腎上腺啟動，增加炒杜仲劑量利腰脊間神經，改善腰腿無力。

112/2/3

acglu=130~160，記憶力減退，腿有力。

處方 水煎劑

同1/28方 7帖（帖/日）

112/2/10

虛倦，acglu=136~150，BP=165/90。

處方 水煎劑

同1/28方 7帖（帖/日）

112/2/17

體力進步，視力模糊，手足麻。

處方 水煎劑

黃連3錢 黃柏5錢 陳皮5錢 砂仁5錢 熟地黃5錢 炒杜仲8錢 黃耆20錢 附子1.5錢 玉桂子3錢 山茱萸4錢 丹參5錢 7帖（帖/日）

112/2/24

acglu=140（無服西藥），視力模糊。

處方 水煎劑

黃連3錢　黃柏5錢　陳皮5錢　砂仁5錢　熟地黃5錢　炒杜仲8錢　黃耆15錢　附子1.5錢　玉桂子3錢　丹參5錢　當歸5錢　7帖（帖/日）

註：接續調理。

案5　全身抽痛 / 併發周圍神經病變

女性，62歲。糖尿病多年/家族性，血糖控制不良。

易口糜，齒齦腫痛，眠難，腰背痠痛，常伏感（溫差調節不適，表現煩躁肌熱睏倦眠難）。

109/3/27~4/10

全身遊走性抽痛甚，多關節痛，胸肋痛至雙手，四肢逆冷/冷脹抽痛甚，症已3月，止痛藥難緩解。感冒久不癒，喘暈虛。acglu=160，HbAlc=7.8。

舌質淡紫暗濁齒痕/下瘀，脈弦弱。

處方 水煎劑

熟地黃5錢　當歸4錢　川芎4錢　黃耆20錢　黃連1.5錢　黃柏5錢　乾薑1.5錢　附子1.5錢　玉桂子3錢　陳皮8錢　砂仁4錢　茯苓5錢（帖/日）

註：以上處方，持續服3周（共21帖），諸疼痛有明顯減緩，無須服止痛劑。

〈治療思路〉

・以補氣養血+溫陽+清熱+利濕治療糖尿病周圍神經病變。

109/4/17~5/22

諸疼痛有明顯減緩，無須服止痛劑。

唯雙肩仍痛，近3日手復腫脹痛/服止痛，發燥渴。

處方 水煎劑

熟地黃5錢　當歸4錢　川芎4錢　黃耆20錢　黃連3錢　黃柏5錢　附子1.5錢　桂枝5錢　陳皮8錢　砂仁4錢　茯苓5~8錢　7帖（帖/日）

註：以上處方

> 續服7帖，肩痛減，指痛時好壞/夜痛。acglu=140，HbAlc=7。

> 再服7帖，痛僵減緩，但會痠麻。

> 再服7帖，雙肩臂痛已完全改善。但胸乳痛。

〈治療思路〉

・全身及多關節疼痛減緩，但仍肩痛，持續以前方精神處置。

・手復腫脹痛，去玉桂子改以桂枝引經，加茯苓利濕消腫。

・發燥渴，去乾薑，並加重黃連劑量。

・須時時注意血糖值是否升高，當正氣來復時（症狀及體力改善），可能會快速
化燥。

109/5/29

近幾日胸乳暨腋下及上臂痛顯，腰膝痛。

處方 水煎劑

丹參8錢 沒藥4錢 柴胡4錢 川芎4錢 枳殼5錢 砂仁5錢 黃柏5錢 黃耆15錢 炒杜仲
8錢 骨碎補8錢（帖/日）

註：以上處方續服14帖後，痛大減/僅微痛，再服7帖，疼痛改善。

〈治療思路〉

・病人舌質紫暗瘀，諸多神經痛改善，但復胸乳暨腋下及上臂疼痛顯，必因氣滯
血瘀所致，故以大劑化瘀藥加疏肝理氣藥施治。

・骨碎補、炒杜仲，協助補腎堅筋骨，改善腰膝痠痛。

Chapter

24

免疫疾病的神經損傷

免疫疾病的神經損傷

免疫功能與反應

免疫功能

- **免疫系統功能**
- ·防禦人體免受外來病毒、細菌、真菌等微生物、寄生蟲的侵襲。
- ·免疫系統不僅能消滅外來的病原體，而且能辨認並消滅內源性癌細胞、清除衰老或凋亡的細胞。

- **免疫系統的組成**
- ·免疫系統由免疫器官、免疫細胞、免疫分子組成。
    - > 免疫器官：脾臟、骨髓、胸腺、淋巴結、扁桃體等。
    - > 免疫細胞：淋巴細胞、吞噬細胞等。
    - > 免疫分子：細胞激素（Cytokines）、免疫球蛋白、溶菌酶等。

- **免疫三防線**
- ·物理屏障
    - > 第一道防線：皮膚、皮下組織、黏膜等物理屏障。
    - > 透過眼淚、口水、呼吸道黏膜纖毛運動、皮膚油脂、汗水、唾液、陰道分泌物等，進行抗菌或移除異物。
- ·先天免疫（Innate immunity）
    - > 第二道防線：屬於廣泛、非專一性的機制，白血球藉由體內的血液及淋巴系統移動執行任務。
    - > 主要功能：辨識敵我，抵抗消滅病原體，監視正常細胞是否變性或癌化。
    - > 包括多形核白血球、吞噬細胞、自然殺手細胞……等，這些細胞又可分泌許多

化學物質，如細胞[激]素、干擾素、介白質、發炎物質，參與免疫反應。

> 透過發炎、補體、白血球系統，達到免疫屏障。

· 後天免疫（Adaptive immunity）

> 具專一性。屬白血球中的淋巴細胞，T細胞（參與細胞免疫）及B細胞（參與體液免疫）。

> 經抗原呈現過程來活化輔助T細胞（Th1及Th2）及細胞毒性T細胞（Cytotoxic T cell）。Th2可促使B細胞分化成漿細胞（Plasma cell）製造大量專一性抗體。

> 產生免疫記憶，當再次遇到相同抗原時，能快速辨識且消除之。

免疫反應

■ 即發性過敏反應（Immediate hypersensitivity）

· 體內對過敏原產生特異性抗體IgE，其Fc部位與肥大細胞或嗜鹼性球相接，當過敏原與IgE結合時，導致細胞釋出化學媒介物（發炎介質，如組織胺），引起平滑肌收縮，並使血管通透性增加，引起組織傷害。

· 如：喉咽部水腫或支氣管痙攣引起嚴重呼吸困難、過敏性鼻炎、急性哮喘、過敏性休克、血管神經性水腫。

■ 細胞毒性反應（Cytotoxic hypersensitivity）

· 抗體直接作用於某些細胞表面，刺激這些細胞，使其生物活性增強。

· 具有組織特異性的抗體（IgM或IgG），附著在細胞表面上的抗原，誘導補體促動現象使該細胞溶解（活化補體產生溶解作用），也可以誘導吞噬細胞或殺手細胞攻擊。

· 有一種是不經細胞毒性的機轉，由抗體直接與目標細胞的受體結合，干擾正常細胞功能。

· 如：自體免疫溶血性貧血、溶血性輸血反應、橋本氏甲狀腺炎、葛瑞夫茲氏病、重症肌無力、急性腎炎（Goodpasture症候群）、免疫性血小板低下紫斑症。

■ 免疫複合體過敏（Immune–complex hypersensitivity）

· 抗原與抗體形成免疫複合體後，隨著血液循環經過各器官組織堆積，激活補體引起嗜中性白血球聚積及血小板凝集。嗜中性白血球釋放溶體酶（lysosomal enzymes）引起組織傷害，血小板凝集導致血栓和纖維蛋白形成或各種胺的釋放（血小板聚集，尤其是在微血管中造成局部血栓形成，導致斑狀出血）。

- 如：免疫複合物型腎絲球腎炎、紅斑性狼瘡、類風濕性關節炎、血管炎、過敏性紫斑症（IgA血管炎）。

■ 遲發性過敏反應（Delayed hypersensitivity）

- T細胞表面接受器受到特定抗原刺激，釋放出各種細胞激素，產生發炎反應。巨噬或細胞毒性T細胞集中到抗原侵入部位，攻擊抗原。
- 如：結核菌素注射引起皮膚反應、異體器官移植排斥、長期腹瀉或便秘、長期咳嗽、鼻竇炎、鼻過敏、氣喘、濕疹、蕁麻疹、皮膚乾燥、接觸性皮膚炎、發炎性腸道疾病、多發性硬化症、Type I 糖尿病……等。

免疫病理

■ 初期

- 發炎反應，血管舒張，血管通透性增加、血漿蛋白滲漏導致組織水腫，淋巴細胞浸潤，巨噬細胞浸潤、單核細胞浸潤，膠原或纖維母細胞增生，代謝廢物及免疫媒介物產生。

■ 中期

- 大量巨噬細胞，免疫複合體、免疫媒介物導致組織破壞，代謝廢物，膠原或纖維母細胞增生。

■ 後期

- 組織損傷、萎縮、喪失功能，纖維化。

免疫疾病神經損傷

■ 可能侵害部位

- 中樞神經、脊神經、脊椎韌帶、關節、肌腱、肌肉、結締組織。
- 皮膚、血管、神經纖維、神經肌肉突觸受體、細胞離子通道。

■ 免疫疾病神經損傷

- 中樞神經
  > 大腦、小腦、腦幹、脊髓。
  > 例：多發性硬化症、紅斑性狼瘡。
- 周圍神經
  > 腦神經、脊神經（感覺、運動、自主）。
  > 例：格林–巴利症候群（Guillain–Barré syndrome，GBS）。
- 脊椎肌腱韌帶
  > 例：後縱韌帶骨化症（Ossification of the Posterior Longitudinal Ligament，
  OPLL）、僵直性脊椎炎。
- 神經肌肉接合（Neuromuscular junction）受體
  > 例：重症肌無力。
- 關節與肌腱
  > 例：類風濕性關節炎、血清陰性關節炎。
- 肌肉
  > 例：骨骼肌（進行性肌營養不良）、橫紋肌（肌強直）。
- 肌肉與結締組織
  > 例：骨化性肌炎（Myositis ossificans）。
- 肌肉與皮膚
  > 例：皮肌炎、結節性紅斑、硬皮症。
- 血管
  > 例：雷諾氏現象（交感神經）、紅斑性肢痛症（Erythromelalgia）（自主神
  經）、脈管炎。
- 細胞離子通道
  > 例：周期性麻痺。

免疫疾病例舉

中樞 / 多發性硬化症

概述

中樞神經系統（腦與脊髓）原發性脫髓鞘疾病。

本病在中樞神經系統（腦與脊髓）白質散在多發性不規則的脫髓鞘、硬化斑塊，及膠質增生炎性病灶，病程呈現反復緩解與復發。

- 急性期
  > 大腦軟腦膜輕度充血、輕度腦水腫。脊髓呈節段性腫脹，軟脊膜充血。
- 慢性期
  > 軟腦膜增厚，侷限性腦萎縮。脊髓呈節段性萎縮變細。
- 病理三階段
  > 早期：以炎性反應及髓鞘溶解為主。
  > 中期：大量吞噬細胞，將脫失的髓鞘和壞死的產物分解清除。
  > 晚期：星形細胞增生，大量網狀纖維和膠質纖維增生，形成硬化斑。
- 臨床症狀
  > 首發：任何一種神經功能障礙。
  > 運動障礙：肢體無力、癱瘓、肌張力增高、共濟失調。
  > 感覺障礙：肢體麻木、蟻行、奇癢、燒灼、束帶感。
  > 精神症狀：欣快、抑鬱、焦慮。
  > 腦神經損害：複視、面癱、吞嚥困難、構音障礙。

全身 / 紅斑性狼瘡

概述

- 係因免疫調節紊亂，結締組織發炎性疾病，侵犯中樞及周邊神經系統。
- 累及神經系統，包括包括中樞（腦及脊髓）、周圍神經、自主神經、肌肉等，引起神經精神症狀。

<神經損傷症狀>

- 精神症狀
  > 記憶缺陷，注意不集中，認知障礙，頭痛。
  > 易怒、失眠、多夢、遲鈍、焦慮、憂鬱、妄想。
- 癲癇
  > 疾病前中後期發生。
- 腦血管病變
  > 栓塞、梗塞、出血。
- 腦膜炎
  > 頭痛、頸項強直、腦膜刺激徵。
- 異常運動
  > 不自主運動和共濟失調–舞蹈症、震顫麻痺。
- 脊髓損害
  > 橫貫性損害–脊髓閉塞引起脊髓軟化。
  > 急性發病，受損平面以下感覺、運動、自主神經功能障礙。
  > 如雙下肢無力、對稱性感覺障礙、二便障礙、截癱。
- 顱內壓增高
  > 頭痛、眩暈、噁心、嘔吐。
- 周邊神經損害
  > 多發性神經炎、單神經炎、多發性單神經炎。
  > 格林–巴利症候群、坐骨神經痛、尺橈神經炎。
- 肌肉損害
  > 疼痛、痿軟、無力。
  > 肌萎縮、張力低、反射弱。
- 自主神經症狀
  > 低熱、低血壓、心搏緩、嗜睡。
  > 交感神經刺激=目突、瞳孔散大。

脊神經 / 格林－巴利症候群

概述

- 急性炎性、脫髓鞘性、多發性神經根神經病變。
- 侵犯
  > 脊神經根、脊神經節、脊神經、腦神經。
  > 呈急性、上行性、對稱性、弛緩性癱瘓。
- 病理
  > 早期：神經水腫，淋巴細胞、巨噬細胞浸潤。
  > 中期：神經內膜纖維細胞明顯增生。
  > 後期：許旺氏細胞增生。
  > 嚴重：腦膜血管充血、腦水腫。
  <症狀>
- 運動障礙
  > 雙下肢無力，自遠端起向上發展，四肢呈現對稱性弛緩性癱瘓，下肢重於上肢。
  > 輕者尚可行走，重者四肢完全癱瘓。
  > 急重症者，快速進展成呼吸肌麻痺，呼吸困難，聲嘶，無力咳嗽，缺氧。
- 腦神經損害
  > 舌咽-迷走神經，吞嚥困難，嗆咳，構音障礙。
  > 顏面神經、三叉神經損害。
- 感覺障礙
  > 麻、蟻行、燒灼、針刺、痠痛，襪套樣。
- 自主神經
  > 皮膚潮紅或蒼白，血壓不穩，心搏不穩。
  > 尿瀦留或失禁，便秘或腹脹或腹瀉。

脊椎韌帶 / 後縱韌帶骨化症

概述

・脊椎後縱韌帶逐漸鈣化變厚，甚至骨化。

・初為血管性纖維化，之後軟骨增生，薄板骨生成，礦物質沉澱，逐漸骨化。

・臨床表現

  > 逐漸惡化的脊髓病變。有神經缺損、四肢麻痺，嚴重者導致四肢癱瘓。

  > 初期僅有頸部痠痛僵緊或手麻，中期後頸部脊髓壓迫的症狀如肢體無力、軀幹緊繃感、走路不穩，嚴重者四肢癱瘓、二便滯留或失禁。

突觸 / 重症肌無力

概述

・自體抗體所致，病變主要累及神經肌肉接合突觸後膜上的乙醯膽鹼受體，致神經肌肉接合傳導功能障礙。

・臨床表現

  > 異常疲勞，受累骨骼肌如眼肌、咀嚼肌、咽喉肌、肋間肌、四肢肌肉等活動後極易疲勞。

  > 出現眼瞼下垂、吞嚥無力、呼吸困難。

  > 疾病特點是朝輕暮重。

・病理

  > 骨骼肌：晚期肌肉萎縮，肌纖維凝固、壞死。

  > 神經肌肉接合：免疫複合體沉澱，突觸後膜崩解。

  > 胸腺：胸腺瘤、胸腺增生或胸腺萎縮。

肌肉與結締組織 / 骨化性肌炎

概述

・進行性骨質結構在骨骼肌和結締組織內沉積，引起肌肉的硬化、趾和拇指畸形的疾病。

- 臨床表現
  > 骨骼肌腫脹、變硬、關節活動受限。亦可見創傷性骨化肌炎。
- 病理
  > 早期肌肉有明顯的間質內水腫和結締組織增生，之後肌纖維萎縮變性，軟骨化生，鈣鹽沉積，最終骨化。

肌肉與皮膚 / 皮肌炎

概述

- 皮膚及肌肉發炎，肌纖維變性，皮膚損害。
- 四肢近端、頸肌、咽部肌肉：無力、壓痛。
  > 血中肌肉相關酵素，如：CPK、LDH、AST會上升。
- 症狀
  > 皮膚：發炎性皮疹。
  > 肌肉：對稱性的四肢近端肌肉進行性無力和萎縮，晚期吞嚥困難及呼吸困難。
  > 肺部：肺臟發炎及纖維化。
  > 其他：關節腫痛、雷諾氏現象、心臟衰竭等。

肌肉與皮膚 / 硬皮症

概述

- 皮膚及其他器官因為大量的膠原蛋白沉積而變硬，甚至變得像石頭一樣，對稱性分布。
- 病變分為三期
  > 水腫期：皮膚光滑、發亮、腫脹。
  > 硬化期：皮膚纖維化、堅實、不能折。
  > 萎縮期：皮膚萎縮變薄，伴以色素沉著。

血管 / 雷諾氏現象

概述

- 支配周邊血管的交感神經功能紊亂，引起的肢端小動脈痙攣性疾病。
- 症狀
  > 發作經過之皮膚變化：蒼白→紫紺→潮紅→正常。
  > 呈對稱性、間歇性發作，伴有局部冷、麻、酸、脹、針刺樣痛、燒灼感。
- 病因
  > 寒冷刺激、自主神經紊亂、內分泌因素、遺傳、自體免疫。
  > 引起肢端血管痙攣及局部缺血。
- 臨床分期
  > 缺血期：肢末冷白如蠟樣，伴隨麻木、脹痛。
  > 缺氧期：肢末呈紫紺色，皮膚逆冷，伴隨疼痛。
  > 充血期：動脈充血，溫度上升，皮膚潮紅，伴有刺痛與肢端腫脹，之後恢復正常。
  > 壞死期：見於重症病例晚期。長期反覆發作後出現營養障礙，肢端潰瘍或壞疽。

細胞離子通道 / 周期性麻痺

概述

- 周期性反覆發作，骨骼肌弛緩性無力或癱瘓。
- 發作時肌細胞內K^+增多，細胞外液K^+減少，細胞內外K^+濃度差過大，致使細胞靜止膜電位過極化，靜止膜電位下降，而引起肌無力或癱瘓。
- 症狀
  > 反覆發作性四肢軟癱，近端重於遠端，下肢重於上肢，嚴重者呼吸肌麻痺。
- 誘發因素
  > 疲勞、受涼、精神刺激、酗酒、飽餐、飢餓、劇烈運動後。

中醫治療思路

中醫治療思路（以紅斑性狼瘡為例）

中醫治療自體免疫疾病，須區分純中醫治療、或中西醫合療，使用類固醇劑量及時程，或使用免疫抑制劑，或各階段病程，須隨時參考實驗數據，並依臨床症象辨證，考慮清除代謝廢物及修復損傷，以上力求全面且更有效的診斷與治療。以下僅就紅斑性狼瘡的治療要點闡述之：

純中醫治療

■ **急性發作期**

・抗體升高，全身性發炎狀態，可能合併發燒、身重痛、頭痛、喘咳、噁心、心搏急速、便秘、水腫、亢躁、腦壓高、水腫…，及身體各處受免疫攻擊的病灶。

・屬表風熱、表裡三焦實熱、免疫過亢、實熱陽亢。

・治療以大柴胡湯、或育生免疫過亢方、或黃連解毒湯、或建瓴湯。

・須加入大劑量的清熱養陰藥，並注意通利二便（疏肝+利濕+通腑）。

■ **非急性發作期**

・免疫疾病遷延，反覆糾結，常因感冒、月經、情緒、勞倦、失眠，諸症復起。

・屬少陽熱、陰虛勞熱、氣血兩虛合併骨蒸。

・治療以小柴胡湯、或柴胡桂枝湯、或育生免疫過亢方、或知柏地黃湯、或加味逍遙散。

・必加清熱養陰藥，考慮加入補腎藥（熟地黃或何首烏、杜仲、菟絲子，或再加少量桂附引火歸元），斟酌加入補氣養血藥（黃耆、當歸）。發炎後易形成高血凝，加化瘀藥以利推動，注意清除痰濕瘀代謝廢物。

■ **治療後緩解期**

・進入萎縮退化階段，可能是氣血兩虛夾熱、脾腎兩虛夾熱，或陰虛（氣陰兩虛、腎陰虛，合併血枯夾瘀）。

- 治療以補氣養血、或補腎補氣、或補腎溫陽、或補腎養陰處方。
- 加入清熱養陰藥避免化燥，加柔肝化瘀藥，如何首烏、當歸、菟絲子、丹參，修復損傷，糾正間質細胞發炎期過度表現，促進正常細胞再生。

中西醫合療

■ 使用類固醇（非大劑量）

- 屬氣陰兩虛、或免疫過亢。
- 氣陰兩虛者以補氣養血加清熱養陰、或補腎養陰加清熱藥，如以聖愈湯加黃連解毒湯加青蒿、知母、地骨皮，或知柏地黃湯加方。
- 免疫過亢者，以育生免疫過亢方加減。

■ 使用大劑量類固醇前期

- 仍屬免疫過亢。
- 治療以清熱養陰為主，如育生免疫過亢方加減。

■ 使用大劑量類固醇中期

- 屬氣血兩虛或腎虛，合併陰虛血熱。
- 治療以補氣養血加清熱養陰，或補腎滋陰加清熱藥。
- 如聖愈湯加黃連解毒湯加青蒿、知母、地骨皮，或知柏地黃湯加方。

■ 使用大劑量類固醇中後期，萎縮退化狀態，仍補體偏低/Cr、BUN升高

- 屬腎陽虛、氣血兩虛、脾腎陽虛。但皆夾大熱。
- 治療以補腎陽、補氣血、補脾胃處方。如右歸飲加方、補陽還五湯加乾薑、附子、玉桂、黃芩，或香砂六君子湯加方、聖愈湯加方，並加入清熱利濕藥。
- 脾陽虛兼氣虛：以香砂六君子湯，加乾薑、附子、玉桂、黃芩。
- 肺氣虛兼陽虛：以補中益氣湯或歸耆建中湯加方。
- 心陽虛兼氣虛與寒瘀：以育生補陽還五湯加方。
- 氣血兩虛兼陽虛：以十全大補湯加方。
- 肝血虛兼陽虛寒瘀：以育生血枯方加方。
- 腎陽虛兼寒瘀：以右歸飲加方。

- **使用大劑量類固醇緩解後遷延期，促使停用類固醇階段**
  - 屬氣陰兩虛、或少陽熱。
  - 治療處方如聖愈湯加方、小柴胡湯加方、柴胡桂枝湯加方。
  - 必加清熱養陰藥，斟酌加入柔肝化瘀藥。

- **使用大劑量類固醇經中醫調理，恢復本態階段**
  - 平日調理，可用知柏地黃湯、小柴胡湯、柴胡桂枝湯，必加清熱養陰藥。
  - 免疫反彈（過亢），以育生免疫過亢方加減。

配合血檢診斷

- **抗體快速升高，補體正常**
  - ANA、Anti–dsDNA、ESR、CRP快速升高，補體正常，此時多外感誘發。
  - 屬表裡三焦實熱、大熱兼有表風熱、血熱兼有表證、陰虛陽亢。
  - 治療處方可用育生免疫過亢方加減、或黃連解毒湯等，以大劑苦寒退熱藥為主。

- **造血抑制、補體降低、肝腎損傷**
  - 大量類固醇、免疫抑制劑、中醫苦寒藥長期大量使用一段時日後，補體降低、造血受抑制、肝腎發炎、慢性腎衰等階段。
  - 屬氣陰兩虛合併餘熱未盡、真寒假熱、寒多熱少。
  - 治療以大補氣血、脾腎兩補、補腎溫陽等處方，加清熱養陰藥，酌加化瘀通腑利濕諸藥，通利二便，協助清除代謝廢物。

- **長期類固醇、免疫抑制劑，補體偏低，抗體仍高**
  - 如C3自正常參考值低標80降至75，此時須注意加強營養。
  - 若降至30~40則屬氣虛寒瘀、或腎陽虛合併餘熱未盡。

- **補體稍微偏低，抗體輕高**
  - 臨床常見為營養不良，反覆飢餓減肥，特殊藥癮，中醫治療宜補脾胃。
  - 處方如歸脾湯、參苓白朮散、香砂六君子湯，不應驟予免疫抑制劑。

- **抗體微高，補體正常**

- 屬外感後遺的餘熱未盡。
- 中醫治療可以柴胡桂枝湯、小柴胡湯，不應驟予免疫抑制劑。

■ 其他血檢

- 抗心磷脂抗體（Anti-Cardiolipin）高為血熱，主方中再加入丹皮、赤芍、梔子、藕節、側柏葉…等清熱涼血藥。
- 影響造血：Hb、WBC、PLT會下降。
- 影響腎臟：BUN、Cr會上升。
- 發炎：CRP、ESR、LDH、CPK會上升。

〈西藥戒斷時機〉

- 不可驟停西藥，否則會導致症狀急性反彈，身體基本功能突然消失的各種「危象」，如：腎上腺危象、低電解質危象、高電解質風暴、乙醯膽鹼危象、甲狀腺低下危象、毒性甲狀腺風暴……等。
- 若患者服用奎寧（Quinine）與移護寧（Imuran）等免疫抑制劑，待病情穩定後，血檢如：C3、C4、Hb、WBC、PLT、Total protein皆正常，此時可戒斷，較不會有反彈。
- 類固醇須慢慢戒斷，長期服用者若冒然驟停，可能產生腎上腺危象、腦水腫、中樞神經病變、甚至突發死亡。

病案介紹

案 1 SLE + 乾燥症 + 臂叢神經損傷

女性，42歲。左臂自天宗至手臂至指關節＝痠麻/知覺弱/手腫緊。

變天即鼻腔糜爛，脂漏性膚炎，濕疹，面紅腫癢且脫屑，頭皮癢痛糜爛，掉髮。

食燥即不舒，口乾渴，自幼中夜醒不能再眠，足乏力。

易感冒，痞脹，多處痠痛，關節痛，目酸澀，盜汗，寒熱不舒，虛倦，頭暈。

經期22天/經常量，食慾及二便正常。脈弦弱，舌淡暗紅。

西醫診斷：SLE+乾燥症病史。

一診

處方 水煎劑

當歸5錢 白芍4錢 白朮4錢 甘草4錢 柴胡4錢 黃連1.5錢 黃柏5錢 陳皮5錢 何首烏5錢 玉桂子3錢 附子1.5錢 黃耆15錢　14帖（帖/日）

二診

手臂症狀進步，運動過度後痠痛。

處方 水煎劑

當歸5錢 白芍4錢 白朮4錢 甘草4錢 柴胡4錢 黃連1.5錢 黃柏5錢 陳皮5錢 何首烏5錢 玉桂子3錢 黃耆10錢 骨碎補5錢 炒杜仲5錢　14帖（帖/日）

三診

感冒，燥熱，脹痞。手臂症狀進步。

處方 水煎劑

桂枝5錢 白芍3錢 甘草3錢 柴胡4錢 黃芩5錢 黃連3錢 陳皮8錢 砂仁4錢 當歸4錢 何首烏4錢 黃耆10錢 骨碎補5錢　14帖（帖/日）

四診

經間腰痠，血枯，濕疹，煩熱。手臂症狀更進步。

處方 水煎劑

桂枝5錢 黃芩5錢 黃連3錢 陳皮8錢 當歸8錢 何首烏8錢 黃耆10錢 炒杜仲5錢 骨碎補5錢　14帖（帖/日）。

〈治療思路〉

・本案以臂神經叢損傷症狀為主要愁訴，但病人另外有SLE及乾燥症病史。

・病人屬免疫病遷延期少陽熱階段，易因感冒、月經、情緒、勞倦、失眠……等加重。

・以柴胡桂枝湯精神，加補氣養血、補腎堅筋骨藥，修復臂叢神經，並兼顧免疫疾病。

- 須時時注意是否化燥，適時減少補氣溫陽藥，加重清熱養陰藥。
- 若無免疫疾病的神經損傷，可以大補氣血+大補陽藥，修復速度更快。

案 2 低熱 + 家族血癌史 / 平補後化燥

女性，60歲。

腰腹下墜感且痛（膀胱/子宮下垂）/西醫囑術。手足無力且刺麻，膝關節痛。

體胖，心悸，動則大汗，頭暈，虛弱，乏力，口乾渴，低潮，大便不暢。

多夢，眠淺/入眠難/易醒難再/多年。

腎1/3結石（101年術，遺傳）。舌質淡暗胖大/齒痕，脈弦細弱。

一診

處方 水煎劑

當歸3錢 白芍4錢 白朮4錢 甘草3錢 柴胡4錢 黃連1.5錢 黃柏5錢 大棗8錢 陳皮5錢 炒杜仲8錢 黃耆10錢　7帖（帖/日）

服上方後睡眠及體力有改善，但另有新症狀：

子宮頸發炎/黃白帶多/穢味。膝痛，燥渴，五心煩熱。

自薦椎起熱上衝胸（平日即有，近日更不舒）。

經詢問：

家族有血癌病史，平日會無由高熱。

二診改方

處方 水煎劑

黃芩8錢 黃連5錢 黃柏8錢 甘草3錢 白芍3錢 枳實4錢 砂仁4錢 青蒿5錢 知母5錢 地骨皮5錢 懷牛膝5錢 生杜仲5錢 骨碎補5錢（帖/日）

註：服二診處方後，燥渴煩熱及熱上衝胸諸症改善，接續調理。

〈治療思路〉

- 本案病人失眠及自律神經退化，屬腎虛+肝鬱氣滯，又因腰腹重墜及手足麻，表現一派中氣下陷的虛象，故以疏肝緩肝+清熱+補腎+補氣處方施治。
- 素有鬱伏（家族血癌病史+無由高熱），故在黃耆劑量10錢下快速化燥，正所謂虛不受補也。

- 二診處方改以<u>清熱養陰+平肝+補腎</u>，燥渴煩熱及熱上衝胸諸症得以緩減，成功治療鬱伏並防治免疫疾病反撲。

案 3 結節性紅斑

女性，58歲。

<u>全身性叢發暗紅色結節，高出皮面，約2~5cm，甚者大如雞卵。疼痛，觸之痛甚。</u>

患病六年，常因感冒誘發，過去抗生素可緩解，本次持續三個月，諸治效差。

脊背惡寒，發熱，疼痛，咽痛，筋骨酸痛，虛弱，口糜。

眠難，盜汗，便秘，尿黃赤。<u>每至午後亢躁且發燒，至清晨熱退。</u>

舌質暗紅絳/下瘀深，脈弦數。

處方 水煎劑

黃芩8錢 黃連5錢 黃柏8錢 甘草3錢 青蒿8錢 知母8錢 地骨皮8錢 丹參8錢 砂仁4錢 陳皮8錢（帖/日）

<處方加減>

感冒：加柴胡、桂枝、羌活。

體虛：加黃耆、當歸。

註：持續治療1.5年後諸症緩解，之後斷續服藥終獲治癒。

〈治療思路〉

- 本案以<u>大劑清熱+養陰+化瘀</u>，成功治癒。

案 4 脊椎後縱韌帶骨化症

男性，35歲。日本人，日醫診斷=脊椎後縱韌帶骨化症。

經歷多次脊柱管減壓擴大手術=C3、4、5、6。

目前仍手足麻痛，左側症顯，行動軟癱乏力，尚無肌肉萎縮。

平日燥渴，自汗、盜汗、頭汗、疲倦，睡眠6~7h，大便日3行。

化學藥品工作15年。

預計三個月後接續進行分次胸椎手術。日本醫師發給重大傷病證明。

處方 水煎劑

黃耆15錢 黃芩5錢 黃連3錢 黃柏5錢 青蒿5錢 地骨皮5錢 骨碎補8錢 炒杜仲8錢 蒼朮4錢（帖/日）

註：以上處方共服用360劑痊癒。

　　無須再次減壓手術，日本醫方取消重大傷病證明。

〈治療思路〉

· 本案以清熱養陰+補氣+堅筋骨治療成功。

· 黃芩、黃連、黃柏、青蒿、地骨皮，清熱養陰，直接調節免疫細胞攻擊脊椎韌帶，釜底抽薪也。

· 黃耆補氣，骨碎補、炒杜仲堅筋骨，改善並修復脊椎韌帶的損傷。蒼朮改善溏便。

案5 大補後免疫反撲

男性，56歲。

椎間盤髓核急性脫出，L4/5=101年術。

至今已二年仍雙下肢輕度萎縮，膝以下僵緊，刺冷，足跟僵痛，無法久站。

入眠難，口乾，二便常。舌質暗紅/下瘀深，脈弦。

處方 水煎劑

黃耆20錢 山茱萸4錢 川芎3錢 丹參4~8錢 懷牛膝5錢 黃芩5錢 炒杜仲5錢 骨碎補5錢 玉桂子1.5~5錢 附子1.5錢 陳皮5錢 黃柏4錢（帖/日）

註：病人服以上處方效果佳，諸症改善，睡眠好，亦無感覺口乾渴。

　　續服66劑後，腰腿痛明顯改善/約7成，卻突發性口腔嚴重潰瘍糜爛。

中藥誘發貝西氏症，口糜甚。

處方 水煎劑

黃芩5錢 黃連5錢 黃柏5錢 甘草3錢 白芍3錢 枳實4錢 砂仁4錢 青蒿5錢 知母5錢 地骨皮5錢 懷牛膝5錢 生杜仲5錢 骨碎補5錢　14帖（帖/日）

口腔潰瘍改善後，改方如下：

黃耆10錢 黃芩4錢 黃柏4錢 甘草3錢 懷牛膝5錢 生杜仲8錢 地骨皮8錢 陳皮5錢
熟地黃5錢 丹參5錢（帖/日）

〈治療思路〉

· 本案初期以大劑補氣養血+補腎+溫陽+堅筋骨，神經損傷得以快速修復。

· 當正氣來復時，亦可能是化燥之時。故隨著腰腿痛改善，發免疫性口糜潰瘍。
  遂立即改以清熱養陰+堅筋骨處方施治。此時若仍沿用補氣溫陽藥，必誘發更嚴
  重免疫疾病。

· 口腔潰瘍改善後，改以平補法收功。

案6 中樞神經性 SLE

女性，35歲。

因感冒誘發中樞神經性SLE。ICU，昏迷，呼吸器，鼻飼。

腦壓高，血壓高，高熱不退，全身性水腫，四肢瘀紫逆冷，腹脹硬，二便秘，脈沉
實數。

初期處方

處方 水煎劑

表裡三焦實熱證，大柴胡湯加方。

柴胡6錢 枳實5錢 赤芍5錢 甘草4錢 生薑3大片 大棗5錢 大黃3錢 黃芩8錢 黃連8
錢 黃柏8錢 茯苓8錢 澤瀉8錢 桃仁5錢 川七3錢（帖/日）

中期處方

意識清醒，正常進食、呼吸及交談，但胸椎以下癱軟無知覺，下肢水腫，二便秘。

處方 水煎劑

氣虛＋腎陽虛＋水濕停聚。

黃耆20錢 當歸4錢 赤芍4錢 川芎3錢 丹參4錢 桃仁4錢 乾薑5錢 附子5錢 玉桂子
5錢 黃芩5錢 茯苓8錢 澤瀉8錢 麻黃1.5錢 陳皮5錢 大黃3錢（帖/日）

中後期處方：促類固醇戒停階段

處方 水煎劑

氣陰兩虛+免疫過亢，聖愈湯加方。

黃耆15錢 丹參4錢 生地黃5錢 當歸4錢 赤芍4錢 川芎3錢 黃芩5錢 黃柏5錢 青蒿5錢 地骨皮5錢 附子1.5錢 玉桂子3錢 陳皮4錢 砂仁4錢（帖/日）

後期處方：類固醇戒停約半年後

處方 水煎劑

返回本態性治療，育生免疫過亢方加方。

黃芩5錢 黃連3錢 黃柏5錢 青蒿5錢 地骨皮5錢 柴胡4錢 白芍3錢 生地黃5錢 生杜仲8錢 丹參5錢 陳皮8錢 砂仁4錢（帖/日）

～參考書目～

（1） 孫儀、楊任民主編：實用中西醫結合神經病學，人民衛生出版社，北京，2000。

（2） 羅忠悃、陳榮基等編著：神經診斷學。護望出版有限公司，台北市，2001。

（3） 陳獻宗編著：當代神經學。橘井文化，台北市，2003。

（4） 李政育、鄭淑鎂著：中西醫結合治癌新法。元氣齋出版社，台北，2016。

（5） 李政育、鄭淑鎂著：危急重症難治之病，中醫治則與臨床例舉。養沛文化館，台北，2017。

（6） 鄭淑鎂著：中西醫結合中醫婦科診治心法。宏道出版社，台北，2021。

（7） 鄭淑鎂、簡鸞瑤著：中西醫結合中醫常見內分泌疾病診治心法。宏道出版社，台北，2022。

（8） 鄭淑鎂、簡鸞瑤、陳俐蓉著：中西醫結合新辨證論治學。宏道出版社，台北，2023。

（9） 劉茂才、黃培新主編：中醫臨床診治神經科專病。人民衛生出版社，中國北京，2000。

（10） 張天鈞總編輯：當代醫學期刊。橘井文化出版社。

（11） 曾嶔元等編譯：Robbins病理學，疾病的基礎。合記出版社，台北，2005。

（12） 吳德朗總校閱編譯：哈里遜內科學。合記圖書出版社，台北。

（13） 陳建和、楊沂淵、呂思潔編譯：實用免疫學。藝軒出版社，台北，2000。

（14） 陸青節編著：萬病醫藥顧問。大中國圖書公司，台北，1993。

（15） 林偉平、翁明耀、陳育智編著：臨床檢驗項目。藝軒出版社，台北，2010。

Note

Note

Note

國家圖書館出版品預行編目資料

中西醫結合 中醫常見神經科疾病診治心法/鄭淑鎂著.
-- 初版. -- 新北市：宏道文化事業有限公司, 2024.03
400面；23x17公分. -- (中醫寶典；4)

ISBN 978-986-7232-97-7(精裝)

1.CST: 神經系統疾病 2.CST: 中醫診斷學
3.CST: 中醫治療學 4.CST: 中西醫整合

413.2   112019845

中醫寶典 04

中西醫結合
中醫常見神經科疾病診治心法

作　　者／鄭淑鎂
總 編 輯／徐昱
封面設計／陳麗娜
執行美編／造極彩色印刷製版股份有限公司
封面書名題字／鄭淑鎂
封面‧內頁插圖／宛兒爺‧shutterstock

發　　行／社團法人新北市中醫師公會
地　　址／新北市板橋區板新路107號3樓
網　　址／http//www.tcm.org.tw
電子信箱／ntccmda@gmail.com或 tcm.org@msa.hinet.net
電　　話／02-2964-6009
傳　　真／02-2956-3878

出 版 者／宏道文化事業有限公司
郵撥帳號／19934714
戶　　名／宏道文化事業有限公司
地　　址／新北市板橋區板新路206號3樓
電子信箱／sv@elegantbooks.com.tw
電　　話／02-8952-4078
傳　　真／02-8952-4084

初版一刷　　2024年3月

定價 800 元